临床技能培

U0237217

内科外科实践技能
操作手册

主　编　董　强　文富强

副主编　陈晓平　徐建国　蒲　丹

编　者（按姓氏笔画排序）

万　春　马　林　马　钦　王　业　王　岚　王　娟　王　斯
王贝宇　王宏治　文富强　卢春燕　田攀文　刘　艺　刘　苓
刘　枫　刘　凯　安　静　李江波　李宏宇　杨　纲　杨金荣
杨朝华　肖海涛　岑筱敏　何　森　张　昕　张丹凤　张雨薇
张铭光　陈　洁　陈立宇　陈佳妮　陈晓平　罗德毅　孟文建
孟庆滔　钟册俊　袁　丁　袁　勇　夏　霖　徐建国　高　慧
郭　勇　梁斌苗　彭　勇　董　强　蒋　欣　曾　莉　蒲　丹
蒲国蓉　谭庆华　潘　峻　魏　欣

秘　书　周　舟　孟庆滔

编写单位

四川大学华西医院/华西临床医学院

人民卫生出版社

图书在版编目（CIP）数据

内科外科实践技能操作手册/董强,文富强主编
.—北京:人民卫生出版社,2021. 9
（临床技能培训丛书）
ISBN 978-7-117-27853-9

Ⅰ.①内⋯ Ⅱ.①董⋯②文⋯ Ⅲ.①内科-疾病-诊疗-技术培训-教材②外科-疾病-诊疗-技术培训-教材 Ⅳ.①R5②R6

中国版本图书馆 CIP 数据核字（2019）第 007713 号

人卫智网　www.ipmph.com　医学教育、学术、考试、健康,
购书智慧智能综合服务平台
人卫官网　www.pmph.com　人卫官方资讯发布平台

临床技能培训丛书

内科外科实践技能操作手册

主　　编:董　强　文富强
出版发行:人民卫生出版社（中继线 010-59780011）
地　　址:北京市朝阳区潘家园南里 19 号
邮　　编:100021
E-mail:pmph @ pmph.com
购书热线:010-59787592　010-59787584　010-65264830
印　　刷:中农印务有限公司
经　　销:新华书店
开　　本:850×1168　1/32　印张:15.5
字　　数:388 千字
版　　次:2021 年 9 月第 1 版　2021 年 9 月第 1 版第 1 次印刷
标准书号:ISBN 978-7-117-27853-9
定　　价:63.00 元
打击盗版举报电话:010-59787491　E-mail:WQ @ pmph.com
质量问题联系电话:010-59787234　E-mail:zhiliang @ pmph.com

前 言

为推进医学生临床实践教学改革、全面提高本科生、研究生、低年资住院医师的内外科临床实践技能操作水平，根据国家卫计委 2014 年制定的《住院医师规范化培训内容与标准》、2016 年《临床执业医师实践技能考试大纲》要求及操作项目，以教育部全国临床技能竞赛考试范围为基础，参考《中国医学生临床技能操作指南》（第 2 版）并结合我校长期实施开展的内外科临床技能项目，编写本套相对完整、实用性较强的临床技能培训丛书，以满足培养高素质临床医学专业人才的需求。

本操作手册系统地阐述了内外科常见临床技能操作规程，侧重实践要点的阐述，编入最新、最前沿的相关内容，有助于医学生将所学实践技能熟练地运用到临床实际工作中；为在课程学习、实习、竞赛及执业医师资格考试等各阶段的医学生提供便捷、指导性和实用性较强的学习资料。

希望本系列丛书的出版能多层次、全方位对医学生的内外科技能操作进行指导。由于编写经验和时间的关系，恳请各位读者及同道对本丛书的不足予以指正，以期再版时完善。

董 强 文富强
2021 年 5 月

目 录

第一章

内　科

第一节　症状学

一、咳嗽与咳痰

【定义】

咳嗽是机体为清除气道内分泌物或进入气道内的异物表现出的一种保护性反射动作。咳痰是通过咳嗽把痰液（即呼吸道内病原体、粉尘颗粒、病理性分泌物等形成的混合物）排出的一种病态现象。

【发生机制】

咳嗽反射的发生机制具体见图 1-1。

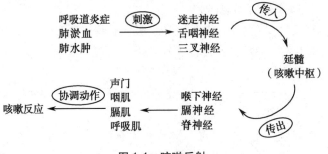

图 1-1　咳嗽反射

【常见病因】

1. **呼吸系统疾病**

呼吸道：感染最常见。咽喉炎、气管-支气管炎、喉结核、支气管结核、肿瘤、异物（物理因素）、化学、过敏因素的刺激。

肺实质：肺部感染、肺间质纤维化、肿瘤。

胸膜：胸膜炎、气胸、胸膜间皮瘤、胸腔穿刺。

2. **心血管疾病**　肺血栓栓塞、左心衰竭（肺淤血、肺水肿）、二尖瓣狭窄。

3. **中枢神经系统**　脑炎、脑膜炎、分布三叉神经的鼻黏膜和舌咽神经支配的咽峡部黏膜受到刺激。

4. **其他因素**　咳嗽变异性哮喘、服用血管紧张素转化酶抑制剂（ACEI）类降压药（如卡托普利）、胃食管反流、上气道咳嗽综合征/鼻后滴流综合征。

【临床特点】

1. **咳嗽的性质**

干性咳嗽/刺激性咳嗽：无痰或极少痰（咽喉炎、喉癌、急性支气管炎初期、肺结核、支气管肿瘤、气管受压、气管异物、胸膜疾病、特发性肺动脉高压、二尖瓣狭窄等）。

湿性咳嗽：伴有痰液（急慢性支气管炎、肺炎、空洞型肺结核、肺脓肿、支气管扩张、肺水肿等）。

2. **咳嗽的时间规律**

突发性（急性）：急性炎症、吸入异物或刺激性气体等。

长期性（慢性）：慢性支气管炎、慢性阻塞性肺疾病、支气管扩张、肺结核、哮喘、肿瘤等。

反复发作性咳嗽：咳嗽变异性哮喘、支气管结核、百日咳等。

晨起咳：支气管扩张、慢性肺脓肿等。

夜间咳：左心衰竭、慢性支气管炎、肺结核等。夜间肺淤血加重、迷走神经兴奋性增高。

季节性：哮喘。

3. 咳嗽的音色　即咳嗽的声音发生的改变。

金属音调：气管受压（如纵隔肿瘤、支气管肿瘤、气管异物）。

鸡鸣样音调：喉部病变或气管受压（如百日咳、白喉）。

嘶哑音调：声带受累（如炎症、肿瘤、结核、喉返神经受压）。

声调低微或无声：声带麻痹、严重肺气肿、全身衰竭等。

4. 痰液的特征

（1）痰液的性状

浆液性：稀薄、泡沫状（如肺淤血、肺水肿）。

黏液性：半透明、白色、稀糊状（如急慢性支气管炎、大叶性肺炎初期、哮喘、肺结核）。

脓性：脓性、多为黄色、黏稠（化脓性细菌性下呼吸道感染），静置后可分三层（泡沫层、浆液或浆液脓性层、坏死物质层）（图1-2）。

（2）痰液的颜色

黄色：细菌感染。

黄绿色/翠绿色：铜绿假单胞菌感染。

砖红色胶冻状：肺炎克雷伯杆菌感染。

巧克力色：阿米巴肺脓肿。

白黏痰且牵拉成丝：白色念珠菌感染。

红色：血痰（如肺结核、支气管扩张、肺癌）、铁锈色痰（大叶性肺炎）、粉红色泡沫痰（肺水肿）。

（3）痰液的气味

恶臭味：厌氧菌感染。

（4）痰液的量：一般每口痰量为 1～2ml。痰量增多见于支气管扩张、肺脓肿、慢性肺结核、细支气管肺泡癌（大量

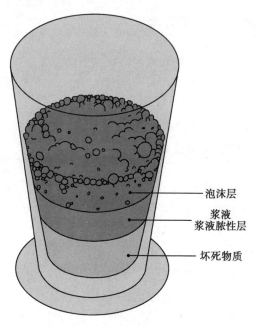

图 1-2　痰液静置分层现象

浆液性泡沫痰)、肺棘球蚴病（大量稀薄浆液性痰）等。

【伴随症状】

1. 发热　肺结核、胸膜炎等呼吸系统感染。

2. 胸痛　气胸、肺炎、胸膜炎、肺癌。

3. 突发呼吸困难　喉头水肿、气管异物、气胸。

4. 发作性呼吸困难和/或喘鸣音　支气管哮喘、心源性哮喘。

5. 咯血　支气管扩张、肺结核、肺癌、支气管动脉-肺动脉瘘。

6. 杵状指　慢性阻塞性肺疾病、肺间质纤维化、支气管扩张、肺癌、慢性肺脓肿。

【辅助检查】

胸部影像学［X 线检查、计算机断层扫描（CT）］、血常规、红细胞沉降率、痰涂片及培养。对于怀疑气管异物、支气管内膜结核或性质不明包块时需行纤维支气管镜，以获取病原学、病理学等进一步证据。

二、咯　血

【定义】

咯血是指喉以及喉以下部位的支气管树或肺组织出血并经口咯出。咯血是常见的呼吸道急症，主要见于呼吸系统和心血管系统疾病。不同的疾病所致的咯血的程度、伴随症状等临床表现不尽相同，迅速、大量的咯血可引起窒息、失血性休克等严重后果，威胁患者生命。

以下情况不属于咯血：①喉以上部位（鼻、咽、口腔）出血；②上消化道出血误吸入呼吸道再咳出；③肺内有出血，但未咳出。

【发生机制】

支气管毛细血管通透性增高；炎症或肿瘤损伤支气管毛细血管；支气管静脉曲张破裂等。

【常见病因】

支气管扩张、支气管炎、肺部肿瘤、肺炎、肺结核、肺部真菌感染、肺脓肿、肺尘埃沉着病、肺隔离症、肺血管栓塞、肺动静脉瘘、二尖瓣狭窄、心力衰竭等。其中，支气管扩张症、肺结核和肺癌是咯血最常见的病因。临床上判断病因时需结合患者年龄、吸烟情况等综合考虑。

【临床特点】

1. 咯血的年龄

青少年：肺结核、支气管扩张、二尖瓣狭窄。

超过 40 岁且长期吸烟者：肺癌。

2. 咯血的量

少量咯血：<100ml/d。

中量咯血：100~500ml/d。

大量咯血：>500ml/d，或100~500ml/次。

3. 咯血的颜色、性状

鲜红色：支气管扩张、肺结核、肺脓肿、凝血功能障碍性疾病。

铁锈色：肺炎球菌性肺炎、肺泡出血。

砖红色胶冻样：克雷伯杆菌肺炎。

粉红色泡沫痰：急性左心衰竭。

【咯血与呕血的鉴别】

具体见表1-1。

表1-1 咯血与呕血的鉴别

	咯血	呕血
出血前症状	咽部不适、胸闷、咳嗽	上腹部不适、恶心、呕吐
出血方式	咯出	呕吐
血中的混杂物	泡沫痰液	食物残渣
酸碱性	碱性	酸性
出血后症状	有血丝痰数日、无黑便	无痰、有黑便数日
病因	支气管扩张、肺结核、肺癌、二尖瓣狭窄	胃溃疡、急性胃黏膜糜烂、肝硬化所致食管胃底静脉曲张

【辅助检查】

胸部影像学检查，对于怀疑支气管扩张者首选高分辨率CT。血常规、凝血常规、纤维支气管镜、支气管动脉造影、心脏彩超等检查。

三、呼吸困难

【定义】

患者主观上感到空气不足、呼吸费力，客观上表现为呼吸运动用力，常常有呼吸频率、呼吸节律和呼吸深度的改变，严重时可出现口唇发绀、鼻翼扇动、端坐呼吸等。

【病因及分类、临床特点】

1. 肺源性呼吸困难

（1）吸气性呼吸困难

病因：喉部、气管、主支气管狭窄或阻塞。

临床特点：吸气费力、呼吸深而慢，可伴高调吸气相喘鸣音，严重可有"三凹征"，即胸骨上窝、锁骨上窝、肋间隙在吸气相明显凹陷。

常见疾病：喉癌、白喉、支气管异物、支气管肿瘤、甲状腺巨大肿块等。

（2）呼气性呼吸困难

病因：小支气管痉挛、狭窄、肺泡弹性减弱所致。

临床特点：呼气费力、呼气时间长，可伴有呼气相干啰音或哮鸣音。

常见疾病：慢性阻塞性肺疾病、支气管哮喘等。

（3）混合性呼吸困难

病因：肺及胸腔病变、呼吸肌麻痹等影响换气，胸廓运动受限。

临床特点：吸气与呼气均费力，呼吸浅、快、弱，可伴病理性呼吸音。

常见疾病：弥漫性肺间质纤维化、肺实变、肺不张、肺栓塞、气胸、大量胸腔积液、重症肌无力、肋骨骨折或胸廓严重畸形、膈肌麻痹、大量腹水。

2. 心源性呼吸困难　左心衰竭呼吸困难、右心衰竭呼吸困难、心脏压塞。

（1）左心衰竭呼吸困难

病因：左心衰竭→肺淤血、肺水肿→肺泡弹性降低→肺顺应性下降。

临床特点：

1）劳力性呼吸困难：活动时出现或加重，休息后缓解，见于心功能不全早期。

2）夜间阵发性呼吸困难：熟睡时发生，可伴喘鸣、咳嗽，坐起后十余分钟症状消失。

3）急性肺水肿：面色苍白、口唇发绀、四肢湿冷、咳大量粉红色泡沫痰、听诊心脏有奔马律、双肺底湿啰音。

常见病因：风湿性心脏病二尖瓣狭窄、急性心肌梗死等。

（2）右心衰竭呼吸困难

其他病因：糖尿病酮症酸中毒（Kussmaul 呼吸）、吗啡类药物中毒、严重颅脑疾病等。

吸气性呼吸困难分四度。

一度：安静时无呼吸困难，活动时出现。

二度：安静时有轻度呼吸困难，活动时加重，但不影响睡眠和进食，无明显缺氧。

三度：明显吸入性呼吸困难，喉鸣音重，三凹征（肋骨间、胸骨、锁骨上的软组织内陷，像抽走空气的皮球一样）明显，缺氧和烦躁不安，不能入睡。

四度：呼吸极度困难，严重缺氧和二氧化碳增多，嘴唇苍白或发绀、血压下降、大小便失禁、脉细弱，进而昏迷、心力衰竭，直至死亡。

呼吸困难分级：根据呼吸困难与活动量的关系分为Ⅰ、Ⅱ、Ⅲ、Ⅳ、Ⅴ级。

【辅助检查】

影像学检查（X 线检查、CT 检查等）、心脏彩超检查、动脉血气分析、血糖检查等。

（万 春）

四、胸 痛

胸痛（chest pain）是临床上常见的症状，主要由胸部疾病所致，少数由其他疾病引起。胸痛的程度因个体痛阈的差异而不同，与疾病病情轻重程度不完全一致。

【病因与发生机制】

引起胸痛的原因主要为胸部疾病。常见的有：

1. 胸壁疾病　急性皮炎、皮下蜂窝织炎、带状疱疹、肋间神经炎、肋软骨炎、流行性肌炎、肋骨骨折、多发性骨髓瘤、急性白血病等。

2. 心血管疾病　冠状动脉硬化性心脏病（心绞痛、心肌梗死）、心肌病、二尖瓣或主动脉瓣病变、急性心包炎、胸主动脉瘤（夹层动脉瘤）、肺栓塞（梗死）、肺动脉高压以及神经症等。

3. 呼吸系统疾病　胸膜炎、胸膜肿瘤、自发性气胸、血胸、支气管炎、支气管肺癌等。

4. 纵隔疾病　纵隔炎、纵隔气肿、纵隔肿瘤等。

5. 其他　过度通气综合征、痛风、食管炎、食管癌、食管裂孔疝、膈下脓肿、肝脓肿、脾梗死等。

各种化学、物理因素及刺激因子均可刺激胸部的感觉神经纤维产生痛觉冲动，并传至大脑皮层的痛觉中枢引起胸痛。胸部感觉神经纤维有：①肋间神经感觉纤维；②支配主动脉的交感神经纤维；③支配气管与支气管的迷走神经纤维；④膈神经的感觉纤维。另外，除患病器官的局部疼痛外，还可见远离该器官某部体表或深部组织疼痛，称放射痛（radiating pain）或牵涉痛。其原因是内脏病变与相应区域体表的传入神经进入脊髓同一节段并在后角发生联系，故来自内脏的感觉冲动可直接激发脊髓体表感觉神经元，引起相应体表区域的痛感。如心绞痛时除出现心前区、胸骨后疼痛外也可放射至左肩、左臂内侧或左颈、左侧面颊部。

【临床表现】

1. 发病年龄　青壮年胸痛多考虑结核性胸膜炎、自发性气胸、心肌炎、心肌病、风湿性心瓣膜病，40 岁以上则须注意心绞痛、心肌梗死和支气管肺癌。

2. 胸痛部位　大部分疾病引起的胸痛常有一定部位。例如胸壁疾病所致的胸痛常固定在病变部位，且局部有压痛，若为胸壁皮肤的炎症性病变，局部可有红、肿、热、痛表现；带状疱疹所致胸痛，可见成簇的水疱沿一侧肋间神经分布伴剧痛，且疱疹不超过体表中线；肋软骨炎引起胸痛，常在第一、二肋软骨处见单个或多个隆起，局部有压痛、但无红肿表现；心绞痛及心肌梗死的疼痛多在胸骨后方和心前区或剑突下，可向左肩和左臂内侧放射，甚至达环指与小指，也可放射于左颈或面颊部，误认为牙痛；夹层动脉瘤引起疼痛多位于胸背部，向下放射至下腹、腰部与两侧腹股沟和下肢；胸膜炎引起的疼痛多在胸侧部；食管及纵隔病变引起的胸痛多在胸骨后；肝胆疾病及膈下脓肿引起的胸痛多在右下胸，侵犯膈肌中心部时疼痛放射至右肩部；肺尖部肺癌（肺上沟癌、Pancoast 癌）引起疼痛多以肩部、腋下为主，向上肢内侧放射。

3. 胸痛的程度和性质　胸痛的程度可呈剧烈、轻微和隐痛。胸痛的性质可有多种多样。例如带状疱疹呈刀割样或灼热样剧痛；食管炎多呈烧灼痛。肋间神经痛为阵发性灼痛或刺痛；心绞痛呈绞榨样痛并有重压窒息感，心肌梗死则疼痛更为剧烈并有恐惧、濒死感；气胸在发病初期有撕裂样疼痛；胸膜炎常呈隐痛、钝痛和刺痛；夹层动脉瘤常呈突然发生胸背部撕裂样剧痛或锥痛；肺梗死亦可突然发生胸部剧痛或绞痛，常伴呼吸困难与发绀。

4. 疼痛持续时间　平滑肌痉挛或血管狭窄缺血所致的疼痛为阵发性，炎症、肿瘤、栓塞或梗死所致疼痛呈持续性。如心绞痛发作时间短暂（持续1~5分钟），而心肌梗死疼痛持续时间很长（数小时或更长）且不易缓解。

5. 影响疼痛因素 主要为疼痛发生的诱因、加重与缓解的因素。例如心绞痛可在劳力或精神紧张时诱发，休息后或含服硝酸甘油或硝酸异山梨酯后于1~2分钟内缓解，而对心肌梗死所致疼痛则服药无效。食管疾病多在进食时发作或加剧，服用抗酸剂和促动力药物可减轻或消失。胸膜炎及心包炎的胸痛可因咳嗽或用力呼吸而加剧。

【伴随症状】

1. 胸痛伴有咳嗽、咳痰和/或发热 常见于气管、支气管和肺部疾病。

2. 胸痛伴呼吸困难 常提示病变累及范围较大，如大叶性肺炎、自发性气胸、渗出性胸膜炎和肺栓塞等。

3. 胸痛伴咯血 主要见于肺栓塞、支气管肺癌。

4. 胸痛伴苍白、大汗、血压下降或休克 多见于心肌梗死、夹层动脉瘤、主动脉窦瘤破裂和大块肺栓塞。

5. 胸痛伴吞咽困难 多提示食管疾病，如反流性食管炎等。

【问诊要点】

1. 一般资料 包括发病年龄、发病急缓、诱因、加重与缓解的方式。

2. 胸痛表现 包括胸痛部位、性质、程度、持续时间及其有无放射痛。

3. 伴随症状 包括呼吸、心血管、消化系统及其他各系统症状和程度。

五、心 悸

心悸（palpitation）是一种自觉心脏跳动的不适感或心慌感。当心率加快时感到心脏跳动不适，心率缓慢时则感到搏动有力。心悸时，心率可快、可慢，也可有心律失常，心率和心律正常者亦可有心悸。

【病因】

1. 心脏搏动增强　心脏收缩力增强引起的心悸，可为生理性或病理性，生理性者见于：①健康人在剧烈运动或精神过度紧张时；②饮酒、喝浓茶或咖啡后；③应用某些药物，如肾上腺素、麻黄碱、咖啡因、阿托品、甲状腺片等。病理性者见于下列情况：

（1）心室肥大：高血压性心脏病、主动脉瓣关闭不全、二尖瓣关闭不全等引起的左心室肥大，心脏收缩力增强。动脉导管未闭、室间隔缺损回流量增多，增加心脏的负荷量，导致心室肥大，也可引起心悸。此外脚气性心脏病，因维生素缺乏，周围小动脉扩张，阻力降低，回心血流增多，心脏工作量增加，也可出现心悸。

（2）其他引起心脏搏动增强的疾病：①甲状腺功能亢进，由于基础代谢与交感神经兴奋性增高，导致心率加快。②贫血，以急性失血时心悸为明显。贫血时血液携氧量减少，器官及组织缺氧，机体为保证氧的供应，通过增加心率，提高排出量来代偿，心率加快导致心悸。③发热，此时基础代谢率增高，心率加快、心排血量增加，也可引起心悸。④低血糖症、嗜铬细胞瘤等引起的肾上腺素释放增多，心率加快，也可发生心悸。

2. 心律失常　心动过速、过缓或其他心律失常时，均可出现心悸。

（1）心动过速：各种原因引起的窦性心动过速、阵发性室上性或室性心动过速等，均可发生心悸。

（2）心动过缓：高度房室传导阻滞（二、三度房室传导阻滞）、窦性心动过缓或病态窦房结综合征，由于心率缓慢，舒张期延长，心室充盈度增加，心搏强而有力，引起心悸。

（3）其他心律失常：期前收缩、心房扑动或颤动等，由于心脏跳动不规则或有一段间歇，使患者感到心悸，甚至有停跳感觉。

3. 心脏神经症　由自主神经功能紊乱引起，心脏本身并无器质性病变。多见于青年女性。临床表现除心悸外常有心率加快、心前区或心尖部隐痛，以及疲乏、失眠、头晕、头痛、耳鸣、记忆力减退等神经衰弱表现，且在焦虑、情绪激动等情况下更易发生。肾上腺素能受体反应亢进综合征也与自主神经功能紊乱有关，易在紧张时发生，其表现除心悸、心动过速、胸闷、头晕外尚可有心电图的一些改变，出现窦性心动过速，轻度 ST 段下移及 T 波平坦或倒置，易与心脏器质性病变相混淆。本病进行普萘洛尔试验可以鉴别，肾上腺素能受体反应亢进综合征，在应用普萘洛尔后心电图改变可恢复正常，显示其改变为功能性。

【伴随症状】

1. 伴心前区痛　见于冠状动脉粥样硬化性心脏病（如心绞痛、心肌梗死）、心肌炎、心包炎，亦可见于心脏神经症等。

2. 伴发热　见于急性传染病、风湿热、心肌炎、心包炎、感染性心内膜炎等。

3. 伴晕厥或抽搐　见于高度房室传导阻滞、心室颤动或阵发性室性心动过速、病态窦房结综合征等。

4. 伴贫血　见于各种原因引起的急性失血，此时常有虚汗、脉搏微弱、血压下降或休克。慢性贫血的心悸多在劳累后较明显。

5. 伴呼吸困难　见于急性心肌梗死、心肌炎、心包炎、心力衰竭、重症贫血等。

6. 伴消瘦及出汗　见于甲状腺功能亢进。

【问诊要点】

1. 发作诱因、时间、频率、病程。

2. 有无心前区疼痛、发热、头晕、头痛、晕厥、抽搐、呼吸困难、消瘦及多汗、失眠、焦虑等相关症状。

3. 有无心脏病、内分泌疾病、贫血性疾病、神经症等病史。

4. 有无嗜好浓茶、咖啡、烟酒情况，有无精神刺激史。

六、水　肿

水肿是指人体组织间隙有过多的液体积聚使组织肿胀。水肿分为全身性与局部性。当液体在体内组织间隙呈弥漫性分布时呈全身性水肿（常为凹陷性）；液体积聚在局部组织间隙时呈局部水肿；发生于体腔内称积液，如胸腔积液、腹腔积液、心包积液。一般情况下，水肿这一术语，不包括内脏器官局部的水肿，如脑水肿、肺水肿等。

【病因与临床表现】

1. 全身性水肿

（1）心源性水肿：主要是右心衰竭的表现。水肿特点是首先出现于身体下垂部位（下垂部流体静水压较高）。能起床活动者，最早出现于踝内侧，行走活动后明显，休息后减轻或消失；经常卧床者以腰骶部为明显。颜面部一般不肿。水肿为对称性、凹陷性。此外通常有颈静脉怒张、肝大、静脉压升高，严重时还出现胸水、腹水等右心衰竭的其他表现。

（2）肾源性水肿：水肿特点是疾病早期晨间起床时有眼睑与颜面水肿，以后发展为全身水肿（肾病综合征时为重度水肿）。常有尿常规改变、高血压、肾功能损害的表现。

（3）肝源性水肿：失代偿期肝硬化主要表现为腹水，也可首先出现踝部水肿，逐渐向上蔓延，而头、面部及上肢常无水肿。

（4）营养不良性水肿：由于慢性消耗性疾病长期营养缺乏、蛋白丢失性胃肠病、重度烧伤等所致低蛋白血症或维生素

B 缺乏，可产生水肿。其特点是水肿发生前常有消瘦、体重减轻等表现。皮下脂肪减少所致组织松弛，组织压降低，加重了水肿液的潴留。水肿常从足部开始逐渐蔓延至全身。

（5）其他原因的全身性水肿：①黏液性水肿（myxedema），为非凹陷性水肿（是由于组织液含蛋白量较高之故），颜面及下肢较明显；②药物性水肿，可见于糖皮质激素、雄激素、雌激素、胰岛素、萝芙木制剂、甘草制剂等疗程中；③特发性水肿，多见于女性，主要表现在身体下垂部分，原因未明，被认为是内分泌功能失调与直立体位的反应异常所致，立卧位水试验有助于诊断；④其他，可见于妊娠中毒症、硬皮病、血清病、间脑综合征、血管神经性水肿及老年性水肿等。

2. 局部性水肿　常由于局部静脉、淋巴回流受阻或毛细血管通透性增加所致，如肢体血栓形成致血栓性静脉炎、丝虫病致象皮肿、局部炎症、创伤或过敏等。

【问诊要点】

1. 水肿出现时间、急缓、部位（开始部位及蔓延情况）、全身性或局部性、是否对称性、是否凹陷性，与体位变化及活动关系。

2. 有无心、肾、肝、内分泌及过敏性疾病病史及其相关症状，如心悸、气促、咳嗽、咳痰、咯血、头晕、头痛、失眠、腹胀、腹痛、食欲、体重及尿量变化等。

3. 水肿与药物、饮食、月经及妊娠的关系。

七、晕　厥

晕厥（syncope）是由于一时性广泛性脑供血不足所致的短暂意识丧失状态，发作时患者因肌张力消失不能保持正常姿势而倒地。一般为突然发作，迅速恢复，很少有后遗症。

【病因】

晕厥病因大致分四类。

1. **血管舒缩障碍** 见于单纯性晕厥、直立性低血压、颈动脉窦综合征、排尿性晕厥、咳嗽性晕厥及疼痛性晕厥等。

2. **心源性晕厥** 见于严重心律失常、心脏排血受阻及心肌缺血性疾病等，如阵发性心动过速、阵发性心房颤动、病态窦房结综合征、高度房室传导阻滞、主动脉瓣狭窄、先天性心脏病某些类型、心绞痛与急性心肌梗死、原发性肥厚型心肌病等，最严重的为阿-斯（Adams-stokes）综合征。

3. **脑源性晕厥** 见于脑动脉粥样硬化、短暂性脑缺血发作、偏头痛、无脉症、慢性铅中毒性脑病等。

4. **血液成分异常** 见于低血糖、通气过度综合征、重症贫血及高原晕厥等。

【发生机制与临床表现】

1. 血管舒缩障碍

（1）单纯性晕厥（血管抑制性晕厥）：多见于年轻体弱女性，发作常有明显诱因（如疼痛、情绪紧张、恐惧、轻微出血、各种穿刺及小手术等），在天气闷热、空气污浊、疲劳、空腹、失眠及妊娠等情况下更易发生。晕厥前期有头晕、眩晕、恶心、上腹不适、面色苍白、肢体发软、坐立不安和焦虑等，持续数分钟继而突然意识丧失，常伴有血压下降、脉搏微弱，持续数秒或数分钟后可自然苏醒，无后遗症。发生机制是由于各种刺激通过迷走神经反射，引起短暂的血管床扩张，回心血量减少、心输出血量减少、血压下降导致脑供血不足所致。

（2）直立性低血压（体位性低血压）：表现为在体位骤变，主要由卧位或蹲位突然站起时发生晕厥。可见于：①某些长期立于固定位置及长期卧床者；②服用某些药物，如氯丙嗪、胍乙啶、亚硝酸盐类等或交感神经切除术后患者；③某些全身性疾病，如脊髓空洞症、多发性神经根炎、脑动脉粥样硬化、急性传染病恢复期、慢性营养不良等。发生机制可能是由于下肢静脉张力低，血液蓄积于下肢（体位性）、周围血管扩张淤血（服用亚硝酸盐药物）或血液循环反射调节障碍等因素，使回心血量减少、心输出量减少、血压下降导致脑供血不足所致。

（3）颈动脉窦综合征：由于颈动脉窦附近病变，如局部动脉硬化、动脉炎、颈动脉窦周围淋巴结炎或淋巴结肿大、肿瘤以及瘢痕压迫或颈动脉窦受刺激，致迷走神经兴奋、心率减慢、心输出量减少、血压下降致脑供血不足。可表现为发作性晕厥或伴有抽搐。常见的诱因有用手压迫颈动脉窦、突然转头、衣领过紧等。

（4）排尿性晕厥：多见于青年男性，在排尿中或排尿结束时发作，持续 1~2 分钟，自行苏醒，无后遗症。机制可能为综合性的，包括自身自主神经不稳定、体位骤变（夜间起床），排尿时屏气动作或通过迷走神经反射致心输出量减少、血压下降、脑缺血。

（5）咳嗽性晕厥：见于患慢性肺部疾病者，剧烈咳嗽后发生。机制可能是剧咳时胸腔内压力增加，静脉血回流受阻，心输出量降低、血压下降、脑缺血所致，亦有认为剧烈咳嗽时脑脊液压力迅速升高，对大脑产生震荡作用所致。

（6）其他因素：如剧烈疼痛、下腔静脉综合征（晚期妊娠和腹腔巨大肿物压迫）、食管、纵隔疾病、胸腔疾病、胆绞痛、支气管镜检时由于血管舒缩功能障碍或迷走神经兴奋，导致发作晕厥。

2. 心源性晕厥　由于心脏病心排血量突然减少或心脏停搏，导致脑组织缺氧而发生。最严重的为阿-斯综合征（Adams-Stokes 综合征），主要表现是在心搏停止 5~10 秒出现晕厥，停搏 15 秒以上可出现抽搐，偶有大小便失禁。

3. 脑源性晕厥　由于脑部血管或主要供应脑部血液的血管发生循环障碍，导致一时性广泛性脑供血不足所致。如脑动脉硬化引起血管腔变窄、高血压病引起脑动脉痉挛、偏头痛及颈椎病时基底动脉舒缩障碍，以及各种原因所致的脑动脉微栓塞、动脉炎等病变均可出现晕厥。其中短暂性脑缺血发作可表现为多种神经功能障碍症状。由于损害的血管不同而表现多样化，如偏瘫、肢体麻木、语言障碍等。

4. 血液成分异常

（1）低血糖综合征：是由于血糖低而影响大脑的能量供应所致，表现为头晕、乏力、饥饿感、恶心、出汗、震颤、神志恍惚、晕厥甚至昏迷。

（2）通气过度综合征：是由于情绪紧张或癔症发作时，呼吸急促、通气过度，二氧化碳排出增加，导致呼吸性碱中毒、脑部毛细血管收缩、脑缺氧，表现为头晕、乏力、颜面四肢针刺感，并因可伴有血钙降低而发生手足抽搐。

（3）重症贫血：是由于血氧低下而在用力时发生晕厥。

（4）高原晕厥：是由于短暂缺氧所引起。

【伴随症状】

1. 伴有明显的自主神经功能障碍（如面色苍白、出冷汗、恶心、乏力等）者 多见于血管抑制性晕厥或低血糖性晕厥。

2. 伴有面色苍白、发绀、呼吸困难 见于急性左心衰竭。

3. 伴有心率和心律明显改变 见于心源性晕厥。

4. 伴有抽搐者 见于中枢神经系统疾病、心源性晕厥。

5. 伴有头痛、呕吐、视听障碍者 提示中枢神经系统疾病。

6. 伴有发热、水肿、杵状指者 提示心肺疾病。

7. 伴有呼吸深而快、手足发麻、抽搐者 见于通气过度综合征、癔症等。

【问诊要点】

1. 晕厥发生年龄、性别。

2. 晕厥发作的诱因、发作与体位关系、与咳嗽及排尿关系、与用药关系。

3. 晕厥发生速度、发作持续时间、发作时面色、血压及脉搏情况。

4. 晕厥伴随的症状，已如前述。

5. 有无心、脑血管病史。

6. 既往有无相同发作史及家族史。

（魏　欣）

八、腹　痛

【病因】

幼儿常见原因有先天畸形、肠套叠、蛔虫病等；青壮年以急性阑尾炎、胰腺炎、消化性溃疡等多见；中老年以胆囊炎、胆石症、恶性肿瘤、心血管疾病多见；育龄女性要考虑卵巢囊肿扭转、宫外孕等；有长期铅接触史者要考虑铅中毒。

【发生机制与临床表现】

1. 腹痛起病情况　有无饮食、外科手术等诱因，急性起病者要特别注意各种急腹症的鉴别，因其涉及内、外科处理的方向，应仔细询问、寻找诊断线索。缓慢起病者涉及功能性与器质性及良性与恶性疾病的鉴别，除注意病因、诱因外，应特别注意缓解因素。

2. 腹痛的部位　多代表疾病部位，对牵涉痛的理解更有助于判断疾病的部位和性质。熟悉神经分布与腹部脏器的关系（表 1-2）对疾病的定位诊断有利。

3. 腹痛的性质和严重程度　腹痛的性质与病变性质密切相关。

烧灼样痛多与化学性刺激有关，如胃酸的刺激；绞痛多为空腔脏器痉挛、扩张或梗阻引起，临床常见者有肠绞痛、胆绞痛、肾绞痛。三者鉴别要点见表 1-3。持续钝痛可能为实质脏器牵张或腹膜外刺激所致；剧烈刀割样疼痛多为脏器穿孔或严重炎症所致；隐痛或胀痛可能反映病变轻微，多为脏器轻度扩张或包膜牵扯等所致。

4. 腹痛的时间 特别是与进食、活动、体位的关系。饥饿性疼痛，进食后缓解多考虑高酸分泌性胃病，如十二指肠溃疡。

【问诊要点】

既往病史：询问相关病史对于腹痛的诊断颇有帮助，如有消化性溃疡病史要考虑溃疡复发或穿孔；育龄女性有停经史要考虑宫外孕；有酗酒史要考虑急性胰腺炎和急性胃炎；有心血管意外史要考虑血管栓塞。

表 1-2 神经分布与腹部脏器的关系

内脏	传入神经	相应的脊髓节段	体表感应部位
胃	内脏大神经	胸脊髓节段 6~10	上腹部
小肠	内脏大神经	胸脊髓节段 7~10	脐部
升结肠	腰交感神经链与主动脉前神经丛	胸脊髓节段 12 与腰脊髓节段（胸脊髓节段 11）	上腹部与耻骨上区
乙状结肠与直肠	骨盆神经及其神经丛	腰脊髓节段 1~4	会阴部与肛门区
肝与胆囊	内脏大神经	胸脊髓节段 7~10	右上腹及右肩胛
肾与输尿管	内脏最下神经及肾神经丛	胸脊髓节段 12，腰脊髓节段 1、2	腰部与腹股沟部
膀胱底	上腹下神经丛	胸脊髓节段 11、12，腰脊髓节段 1	耻骨上区及下背部
子宫底	上腹下神经丛	胸脊髓节段 11、12，腰脊髓节段 1	耻骨上区与下背部
子宫颈	骨盆神经及其神经丛	骶脊髓节段 2~4	会阴部

表 1-3 三种绞痛鉴别表

疼痛类别	疼痛部位	其他特点
肠绞痛	多位于脐周或下腹部	常伴恶心、呕吐、腹泻、便秘、肠鸣音增强等
胆绞痛	位于右上腹，放射至右背与右肩胛	常伴黄疸、发热，肝可触及或 Murphy 征阳性
肾绞痛	位于腰部并沿同侧腹向下放射，达腹股沟、外生殖器及大腿内侧	常伴尿频、尿急，小便含蛋白、红细胞等

九、呕 血

【问诊要点】

1. 确定是否为呕血 应注意排除口腔、鼻咽部出血和咯血。

2. 呕血的诱因 有否饮食不节、大量饮酒、毒物或特殊药物摄入史。

3. 呕血的颜色 可帮助推测出血的部位和速度，如食管病变出血或出血量大出血速度快者多为鲜红或暗红色；胃内病变或出血量小、出血速度慢者多呈咖啡色样。

4. 呕血量 可作为估计出血量的参考，但由于部分血液可较长时间滞留在胃肠道，故应结合全身表现估计出血量。

5. 一般情况 如有无口渴、头晕、黑矇、立位时有无心悸、心率变化，有无晕厥或昏倒等。

6. 既往史 是否有慢性上腹部疼痛、反酸、胃灼热、嗳气等，是否有肝病和长期药物摄入史，并注意药名、剂量及反应等。

十、便　血

【问诊要点】

1. 便血的病因和诱因　是否有饮食不节、进食生冷、辛辣刺激等食物史。有否服药史或集体发病。便血的颜色及其与大便的关系可以帮助推测出血的部位、速度及可能的病因。

2. 便血量　如同呕血量一样，可以作为估计失血量的参考。但是由于粪便量的影响，需结合患者全身表现才能大致估计失血量。

3. 患者一般情况　如是否伴有头晕、眼花、心慌、出汗等，可以帮助判断血容量丢失情况。

4. 既往史　有否腹泻、腹痛、肠鸣、痔、肛裂病史，有否使用抗凝药物，有否胃肠手术史等。

十一、恶心、呕吐

【问诊要点】

1. 呕吐的起病　如急起或缓起、有无酗酒史、晕车晕船史以及以往同样的发作史、过去腹部手术史、女性患者的月经史等；呕吐发生在晨起还是夜间，频率为间歇或持续，与饮食、活动等有无关系。

2. 呕吐物的特征、呕吐物性状及气味　由此可以推测是否中毒、消化道器质性梗阻等；根据是否有酸味可区别胃潴留与贲门失弛缓；是否有胆汁，可区分十二指肠乳头平面上、下之梗阻；根据呕吐物的量可确定有无上消化道梗阻，并估计液休丢失量。

3. 发作的诱因、加重与缓解因素　体位、进食、药物、精神因素、咽部刺激等。

4. 症状的特点与变化　症状发作频率、持续时间、严重程度等。

5. 诊治情况 是否进行 X 线钡餐、胃镜、腹部 B 超、CT、血糖、尿素氮等检查。

十二、腹 泻

【问诊要点】

1. 腹泻的起病 是否有不洁饮食、旅行、聚餐等病史，是否与摄入脂肪餐有关，或与紧张、焦虑有关。腹泻的次数及大便量有助于判断腹泻的类型及病变的部位。分泌性腹泻粪便量常超过每天 1L，而渗出性腹泻粪便远少于此量。次数多而量少多与直肠刺激有关。

2. 大便的性状及臭味 除仔细观察大便性状外，配合粪便常规检查，可大致区分感染与非感染、炎症渗出性与分泌性、动力性腹泻。大便奇臭多有消化吸收障碍，无臭多为分泌性水泻。

3. 同食者群体发病史及地区和家族中的发病情况 了解上述情况对诊断食物中毒、流行病、地方病及遗传病具有重要价值。

4. 腹泻加重、缓解的因素 如与进食、与油腻食物的关系及抗生素使用史等。

5. 病后一般情况变化 功能性腹泻、下段结肠病变对患者一般情况影响较小；而器质性疾病（如炎症、肿瘤、肝胆胰疾病）、小肠病变影响则较大。

十三、便 秘

【问诊要点】

1. 确定是否便秘 询问患者大便的性状、频率、排便量、排便是否费力。

2. 便秘发作的特点 便秘的起病与病程、持续或间歇发作、是否因精神紧张、工作压力诱发。

3. 患者生活习惯及特点　了解年龄、职业、生活习惯、食物是否含足量纤维素、有无偏食等。

4. 既往史　有无长期服用泻药，药物种类及疗程；有无服用引起便秘的药物史，如吗啡、鸦片制剂、可待因、肠道吸收剂等。是否有腹部、盆腔手术史；有无代谢病、内分泌病、慢性铅中毒等。

（谭庆华）

十四、多饮多尿

【定义】

多尿指 24 小时尿量>2500ml，可为生理性（即正常人饮水过多导致的水利尿），也可为病理性。病理性多尿常由肾脏浓缩功能不全、溶质性利尿、抗利尿激素缺乏、抗利尿激素不敏感等多种因素所致。对于渗透压调节功能正常的人而言，多尿一般均伴有烦渴、多饮的症状。

【发生机制】

正常情况下肾小球的滤过液 24 小时可达 170L，其中 99%以上的水分被肾小管重吸收，尿量维持在 1~2L。若肾小球功能正常或相对正常，而肾小管功能受损，重吸收功能下降，可致多尿；若肾小球功能亢进，滤过率增加，尽管肾小管功能正常，超过了肾小管工作负荷是引起多尿的另一个原因；第三个原因是内分泌激素缺乏，最常见的是抗利尿激素缺乏或肾小管对抗利尿激素不敏感；另外，肾小球滤过液中的溶质含量或浓度增加，也会导致渗透性利尿，出现尿量增多的情况。

尿液排出过多，会导致有效循环血量减少，刺激下丘脑渴感中枢，出现烦渴、觅水、多饮的表现。如渴感中枢功能减退（老年人、痴呆、卒中患者等）或不能摄入足量水分，则持续的多尿将导致急性或慢性失水，促发水电解质失衡，严重者可出现意识障碍。

【病因】

1. 内分泌代谢性疾病

（1）糖尿病。

（2）尿崩症（中枢性或肾性）。

（3）高钙血症。

（4）甲状腺功能亢进症及嗜铬细胞瘤等所致的高代谢综合征。

2. 肾脏疾病

（1）慢性肾功能不全的多尿期。

（2）各型肾小管酸中毒。

（3）失盐性肾病。

3. 精神性多尿　原发性烦渴、精神分裂症等。

4. 溶质性或药物所致　各种利尿剂、甘露醇、山梨醇等。

【问诊要点】

1. 患者的年龄、性别、何时出现多饮多尿症状。

2. 有无诱因　精神因素、大量饮水、药物特别是利尿剂使用情况。

3. 每天尿量及饮水量的具体值，是否有夜尿增多。

4. 伴随症状　多尿前是否有少尿，是否伴有烦渴、喜冷饮，有无多食、消瘦，是否伴有乏力、骨痛、倦怠、心悸、肢体麻木或瘫痪，有无高血压、糖尿病病史等。

5. 诊疗经过 进行过哪些检查（如尿常规、肾功能、电解质、血糖、血压等）及治疗措施，结果如何。

6. 家族史、个人生活习惯、有无外伤、手术史等。

【辅助检查】

1. 基本检查项目

（1）应准确记录自然状态下 24 小时的出量和入量。

（2）肝肾功能、血糖、血脂、血电解质、尿常规等。

（3）血/尿渗透压、尿电解质。

2. 酌情检查项目

（1）考虑为糖尿病的患者：行 OGTT、糖化血红蛋白等检查。

（2）考虑为尿崩症的患者：应行禁水/加压素试验。

（3）如有高钙血症：则应完善 PTH、维生素 D、骨密度、骨扫描等确定病因。

（4）如存在肾功能不全：进一步检查明确病因。

十五、体重减轻

【定义】

体重减轻是指既往体健者，在一定时间（6~12 个月）内非自愿（或非故意）的体重下降（超过原体重 5% 以上）。具有临床意义的体重减轻往往需要进一步评估病因，特别是体重呈进行性下降趋势时。

【发生机制】

维持稳定的体重需要机体的能量摄入、吸收和利用之间保持动态平衡。任何打破该平衡的因素都会引起体重的变化。体重减轻就是能量摄入不足和/或能量丢失过多的综合结果。

【病因】

能够导致体重减轻的病因很多，几乎涉及全身各个器官系统的疾病，大体而言，可分为以下几大类原因：肿瘤、消化系统疾病、肾脏疾病、感染性疾病、结缔组织疾病、心肺疾病、内分泌代谢性疾病、神经系统疾病、精神及行为异常、医/药源性疾病，以及其他。

【问诊要点】

尽管临床上往往需要借助大量的辅助检查来最终明确体重减轻的病因，但详细询问病史和全面的体格检查对于初步诊断和确定后续的检查措施具有十分重要的价值。在问诊中应该注意以下几个方面：

1. 确定患者是否存在采用减肥措施而导致的体重下降。

2. 确定何时出现体重减轻及其程度 如果患者不能提供具体资料，可以借助于皮带长度或衣裤尺寸等变化来明确。应注意患者体重减轻的程度是相对于发病前的基础体重而言的。

3. 详细询问伴随症状 消化系统症状，如食欲亢进或减退、排便习惯是否改变等。怕热、多汗、易饥饿、多食、多尿、发热、咳嗽、气急、心累、心悸、疼痛等。睡眠及精神状况。药物使用情况、既往疾病、手术史等。

【辅助检查】

1. 基本检查项目 血常规、尿常规、粪便常规+隐血、肝肾功能、血电解质（包括钠、钾、氯、钙、镁、磷）、血糖、血脂、甲状腺激素测定、肿瘤标志物、红细胞沉降率、腹部及盆腔超声检查、X线胸部正侧位检查。

2. 酌情检查项目 消化道钡餐/消化内镜、人类免疫缺陷病毒（HIV）检查、胸部CT、腹部CT/磁共振成像（MRI）、皮质激素、性激素、甲状腺素及相关的垂体激素测定，必要时需配合功能试验，血、尿儿茶酚胺测定、骨髓穿刺/活检/流式细胞学检查、免疫指标测定，疑有感染者行相关病原学检查。

十六、腰背疼痛

【定义】

腰背痛是指背部、腰部、腰骶部及骶髂部的疼痛，是一组由多种原因所致的常见临床症状，可见于脊椎骨、韧带、椎间盘的病变，也可见于胸膜、肺、肾、胰、直肠、前列腺、子宫等邻近内脏器官的病变。腰背痛可分为急性和慢性，前者通常指发生时间在3个月内的疼痛，而慢性腰背痛指疼痛发生时间已超过3个月。

腰背部的组织自外向内包括皮肤、皮下组织、肌肉、韧带、脊椎、肋骨、椎管、脊髓膜和脊髓等，上述任何组织的病变都可引起腰背痛，其中以脊椎疾病（包括脊椎骨、韧带、椎间盘等）为最常见原因。内脏疾病也可引起腰背痛，但以腰背邻近器官（胸膜、肺、肾、胰、直肠、前列腺、子宫等）病变引起的放射性腰背痛较多见。这些病变可导致神经激惹而出现相应的表现。

【病因】

可导致腰背痛的病因极其复杂，主要包括以下方面：骨性关节炎、椎间盘病变、骨质疏松症（伴或不伴椎体压缩性骨折）、腰骶部肌肉劳损（慢性腰背痛为主，可急性加重）、外伤（常导致急性腰背痛）、脊柱滑脱症、肿瘤的脊柱转移或骨肿瘤、椎骨骨髓炎及其他感染性疾病（如结核）、自身免疫性脊柱关节病、先天性隐性脊柱裂、腰椎蛛网膜炎、内脏器官的急慢性病变（特别是腹膜后脏器）、其他原因：如精神障碍、药物所致，以及坐骨神经痛等。

【问诊要点】

1. 疼痛本身的特征

（1）部位、程度、性质、有无放射、持续性或间断性、有无规律。

（2）白天或夜间疼痛是否一致、是否影响睡眠、休息后是否缓解、活动后加重或缓解。

（3）疼痛初次出现的时间、诱因、持续时间、起病急缓等。

2. 详细询问伴随症状

（1）全身症状：如精神萎靡、食欲缺乏、贫血、发热、体重减轻等。

（2）其他：关节痛、晨僵、活动障碍、尿血、尿频等。

（3）神经功能缺失的表现：如排尿排便障碍。

3. 疼痛的诊疗经过　是否服用止痛药物及服药后是否缓解、是否采用其他止痛治疗措施等。

4. 女性患者　应询问月经史、绝经年限、生育及哺乳情况等。

5. 中老年患者 应注意询问有无发生骨质疏松及骨关节炎的危险因素。

6. 既往史 既往有无类似发作史、肿瘤史、慢性感染史、外伤史、过敏史、跌倒史等。

7. 个人的职业特点及日常生活习惯，家族中有无类似疾病患者。

【辅助检查】

1. 基本检查项目 常规及生化检查；X 线检查：脊柱正侧位（几乎所有腰背痛患者均应检查）。

2. 酌情检查项目 疑为骨质疏松症或骨折者：骨密度及骨代谢相关指标；疑为骨关节炎/椎间盘病变等患者：脊柱 CT/MRI 检查，有神经系统症状者应行肌电图和神经传导检查；疑为感染性疾病者：胸部影像学、红细胞沉降率、结核菌素纯蛋白衍生物（PPD）皮试、白细胞计数、病原学培养等；疑为骨肿瘤/肿瘤骨转移者：相应的肿瘤标记物、骨髓穿刺及活检等；疑为内脏病变所致者：针对可能的病变器官进行检查，如超声、消化内镜、腹部 CT/MRI、胸部 CT 等检查。

（卢春燕）

十七、发 热

【定义】

发热（fever）是机体在致热原作用下或各种原因引起体温调节中枢的功能障碍时，导致机体产热增加或散热减少，从而出现体温升高超出正常范围的状态。正常人的体温波动范围不超过 1℃。女性月经前及妊娠期体温稍高于平时。持续发热时间超过 2 周以上称为慢性发热。

【病因】

1. 感染性发热 各种病原体均可引起发热。

2. 非感染性发热　包括：①结缔组织病；②肿瘤；③手术后或脑血管意外后；④血栓后；⑤药物热。

【发热的处理】

对于非住院患者，感染性发热、结缔组织病及肿瘤引起的发热应给予排查；对于住院患者，应重视非感染性发热后三种原因可能。

发热的处理应针对原发疾病为主，在患者没有明确发热原因之前，如果没有明显的影响患者生命的危急情况，应积极寻找病因，尽量减少干扰体温的因素，若患者出现以下症状需积极处理：①血流动力学不稳定；②抽搐、晕厥、颈项强直；③持续高热超过 39℃；

发热的一般处理：

1. 对于体温>38℃，但<39℃的患者　可以给予物理降温，包括温水擦浴、饮水、冰袋等，因酒精擦浴可能造成患者短期内大量脱水而导致休克，或引起酒精中毒，现在已不推荐使用。

2. 对于体温>39℃的患者　可以选用药物降温的方式，通常使用的药物有如下可选：①口服对乙酰氨基酚、尼美舒利等；②吲哚美辛栓剂塞肛；③糖皮质激素；④对于持续高热的患者可选择冬眠疗法。

3. 在患者出现出汗症状后　预示体温可能随着汗液大量蒸发下降，此时需特别注意患者血流动力学，必要时补液支持。

十八、关 节 炎

【定义】

关节炎（arthritis）泛指发生在人体关节及其周围组织的炎性疾病。临床表现为关节的红、肿、热、痛、功能障碍及关节畸形，严重者导致关节残疾、影响患者生活质量。

【病因】

关节炎按病因可分为感染性关节炎和非感染性关节炎。非感染性关节炎主要与自身免疫反应、退行性改变、物理或化学刺激、关节局部代谢状态有关。

【问诊要点】

对于关节炎的问诊，需要明确以下问题：

1. 发病的缓急。

2. 累及关节部位。

3. 累及关节大小。

4. 累及关节数量。

5. 累及关节是否具有对称性。

6. 累及关节以上肢为主或下肢为主。

7. 累及关节以外周关节为主或中轴关节为主。

8. 有无诱发或缓解因素。

9. 是否有其他器官系统受累。

10. 是否有实验室检查异常，包括血常规、生化、免疫学、炎症指标、关节液检查等。

11. 是否有影像学异常。

12. 是否有病理学异常。

13. 对治疗药物的反应。

【处理】

对于感染性的关节炎，需要根据关节液培养的结果选择敏感药物，足量足疗程抗感染治疗。对于感染较重、关节破坏迅速、全身症状明显的感染性关节炎，应联合外科治疗。

对于非感染性关节炎，应根据诊断步骤明确病因，针对不同的病因选择相应的治疗方案。在诊疗过程中，可以选用非甾体抗炎止痛药对症处理，但需警惕药物的不良反应。

十九、皮肤黏膜表现

【定义】

皮肤黏膜及肌肉含有丰富的结缔组织，因此，在风湿性疾病中是系统受累的重要靶器官。不同的疾病可能导致不同的皮疹出现。

【系统性红斑狼疮】

系统性红斑狼疮常出现皮肤黏膜的受累。在美国风湿病学会（ACR）2009年修订的系统性红斑狼疮分类诊断标准中，系统性红斑狼疮的皮肤黏膜表现占11条临床标准中的4条。狼疮的皮肤受累分为特异性和非特异性：

1. 特异性皮肤受累

（1）急性皮肤型红斑狼疮（acute cutaneous lupus erythematosus，ACLE）：包括局限型和泛发型。

（2）亚急性皮肤型红斑狼疮（subacute cutaneous lupus erythematosus，SCLE）。

（3）慢性皮肤型红斑狼疮（chronic cutaneous lupus erythematosus，CCLE）：①盘状红斑狼疮（discoid lupus erythematosus，DLE），包括局限型和泛发性型；②疣状红斑狼疮（verrucous lupus erythematosus，VLE）；③肿胀性红斑狼疮（tumid lupus erythematosus，TLE）；④深在性红斑狼疮（lupus erythematosus profundus，LEP），又称狼疮性脂膜炎；⑤冻疮样红斑狼疮（chilblain lupus erythematosus，CHLE）。

急性或亚急性皮肤狼疮常表现为面颊、鼻梁及鼻梁两侧出现融合性水肿性蝶形红斑、暴露于日光或紫外线后在皮肤暴露区域出现的边界清楚的环状红斑，常伴随口腔和鼻腔黏膜浅溃疡；慢性皮肤狼疮通常出现在头皮、面部或其他部位。

2. 非特异性皮肤损害　包括光敏感、弥漫性或局限性非瘢痕性脱发、雷诺现象、甲襞毛细血管扩张和红斑、皮下钙化、血管炎特别是四肢末端的血管炎样损害、网状青斑、手足发绀、白色萎缩等皮损。

不典型的急性皮肤型红斑狼疮（ACLE）要注意与皮肌炎、硬皮病、血管炎、脂溢性皮炎和药疹等鉴别。亚急性皮肤红斑狼疮（SCLE）要注意与多形性日光疹、银屑病、多形性红斑、离心性环状肉芽肿和过敏性紫癜等鉴别。不典型的慢性皮肤红斑狼疮（CCLE）要注意与环状肉芽肿、扁平苔藓、三期梅毒疹、日光性角化、结节病、寻常疣和淋巴细胞浸润症等进行鉴别。鉴别要点根据各种疾病的典型临床表现、实验室检查和组织病理学表现等，直接免疫荧光检查有重要鉴别诊断价值。

【皮肌炎】

皮疹是皮肌炎与多发性肌炎在临床表现上的重要不同。通常皮肌炎的皮疹主要有以下几方面特点，通常不伴有瘙痒和疼痛。

1. 向阳性紫红斑 眼眶周围出现的水肿性暗紫红色斑，其上可有脱屑，多位于上眼睑，可一侧先发生也可两侧同时出现，急性起病者明显肿胀，慢性起病者肿胀不明显。这种眶周水肿性紫红色斑对皮肌炎的诊断具有特征性。类似皮疹逐渐向前额、颊部、耳前、颈和上胸部 V 字区扩展，在此基础上，偶见呈鲜红、火红甚至棕红色全身弥漫性肿胀红斑，尤以头面部为著，似酒醉貌，此皮疹出现提示合并恶性肿瘤可能。

2. Gottorn 征 皮疹位于关节伸面，多见于掌指（趾）关节和指（趾）间关节伸面，亦可见于肘、膝关节伸面及内踝，甚至可广泛分布于整个手背，在关节处出现隆起、呈红色或紫红色米粒至绿豆大的多角形扁平或紫红色丘疹，以后逐渐萎缩及色素减退，少数患者可出现皮肤破溃。

3. 甲周毛细血管扩张及甲小皮角化 部分患者在指（趾）甲根皱襞处出现甲小皮增厚，呈暗红色斑及瘀点。

4. 皮肤异色病样皮疹 即在上胸 V 字区或全身多处表现为多发角化性小丘疹、斑点状色素沉着、毛细血管扩张、轻度皮肤萎缩及色素脱失。

5. 皮肤血管炎表现 如指端小溃疡、甲周梗死等。

【硬皮病】

1. 累及范围分类 硬皮病按照皮肤受累的范围和性质，以及是否存在内脏受累分为三类：

（1）系统性硬化症：除表现为皮肤弥漫性或局限性增厚外，还伴有不同程度的内脏器官受累，这是与局限性硬皮病的主要区别。在系统性硬化症中，弥漫型硬皮病是指迅速出现的肢体远端、面、躯干的对称性皮肤增厚，这类患者早期易出现内脏病变，而且内脏受累较多较重，病变进展较快，预后较差；而局限型硬皮病是指对称性皮肤增厚局限于肢体远端和面部，内脏受累较轻较少，病变进展较慢，预后较好；CREST综合征由以下五个临床特征的英文字头所组成，包括：皮下钙质沉积（calcinosis）、雷诺现象（Raynaud phenomenon）、食管蠕动异常（esophageal dysmotility）、指（趾）硬化（sclerodactyly）和皮肤毛细血管扩张（telangiectasia），这类患者若不出现肺动脉高压或原发性胆汁性肝硬化，预后应比局限型皮肤病变好；Sine硬皮病是指有内脏器官的系统性硬化而无皮肤受累表现的患者。

（2）局限性硬皮病：病变局限于皮肤、皮下组织和肌肉，而无系统症状。按皮损形态和分布又可分为：硬斑病，斑片散在分布，其特点为一处或多处边界清楚的黄白色皮肤硬结；带状硬皮病在儿童多见，可累及单侧肢体或面部；一侧前额或头皮的带状硬皮病可产生偏面萎缩，叫硬斑病伴偏面萎缩，可能与同侧半边面部萎缩有关；点滴状硬皮病为集簇性的发硬的小斑点，主要分布于胸、肩等处。

（3）嗜酸性筋膜炎：与L-色氨酸的摄入有关的嗜酸性粒细胞增多-肌痛综合征患者均有硬皮病样皮肤改变，属硬皮病样疾病。

2. 病程分类 按硬皮病的病程可以分为：

（1）肿胀期：对称性的非凹陷性的无痛性肿胀，皮肤紧张增厚，皱纹消失，皮色苍白，手指呈腊肠样，并向近端发展，手背肿胀，有时前臂也有相同的变化，也有少数由躯干发病，逐渐向其四周扩张的。

（2）硬化期：数周或数月之后，皮肤由肿胀期进入硬化期。这时皮肤增厚，变硬，失去弹性，并与深层组织粘连，不能移动，不能捏起，光亮如同皮革，病变可累及手指、手背、四肢、躯干及面部。面部表现具有特征性的面具样改变，表情纹减少，眼睑活动受限；张口困难，张口时上下唇间最大距离较正常人明显缩小。

（3）萎缩期：再经过 5~10 年，皮肤损害进入萎缩期，这时皮肤发紧变得不明显，甚至有不同程度的变薄、变软，外表光滑如牛皮纸样，伴有色素沉着或减退，萎缩期在最晚受累的皮肤出现最早，患处汗毛和毛发可出现脱落。由于皮肤的萎缩变硬和弹性丧失，关节处的皮肤很容易在摩擦和碰撞后出现溃疡。

【雷诺现象】

1. 定义　雷诺现象（Raynaud phenomenon，RP）也称雷诺综合征，其特点是肢端接连出现苍白、青紫、潮红三相变化的现象，同时伴有麻木和针刺的感觉，常因寒冷或情绪激动诱发，女性多见，反复发生的雷诺现象可使局部发生溃疡、萎缩、硬化甚至坏疽。本病按病因可分为原发性和继发性。原发性的患者往往病因不明，称为雷诺病（Raynaud disease）；继发的，即出现于其他已明确诊断的疾病者，称为雷诺现象。

2. 发病机制　目前认为，其发病机制可能与以下因素有关：①中枢神经功能紊乱引起交感神经紧张度增高；②肢体小动脉对交感神经反应过敏；③血中儿茶酚胺类物质过多；④遗传因素；⑤内分泌因素。

3. 分期　雷诺现象典型发作可分 3 期：

（1）缺血期：一般好发于指/趾远端皮肤，可以发生在某一个指/趾，也可多个指/趾同时发生，多自指/趾远端开始向近端发展，出现发作性苍白、僵冷，伴麻木、疼痛、出汗等，主要是由于四肢末端细小动脉痉挛，皮肤血管内血流量减少而突然发生。

（2）缺氧期：受累部位继续缺血，毛细血管扩张淤血，皮肤发绀而呈紫色，皮温低，疼痛，此时自觉症状一般较轻。

（3）充血期：一般在保暖以后，也可自动发生。此时血管痉挛解除，动脉充血，皮肤潮红，皮温回升，可有刺痛，肿胀及轻度搏动性疼痛。当血液灌流正常后，皮肤颜色和自觉症状均恢复正常。一般发作过程持续十余分钟，约1/3病例持续1小时以上，有时必须将患肢浸于温水中方可缓解。

非典型发作可仅出现苍白、发绀，无明显充血期；有些患者出现苍白后转潮红，或苍白、青紫、潮红并存。有的患者可能呈非对称性受累，或只是手指的某些部分累及。

4. 病因　继发性的雷诺现象通常与系统性疾病伴发，或存在血管、神经异常。常见的可出现雷诺现象的疾病包括：

（1）风湿性疾病：80%~90%的系统性硬化症患者存在雷诺现象，而约30%的雷诺现象患者最终会进展为系统性硬化症；在混合性结缔组织病患者中，绝大多数的早期表现都有雷诺现象；10%~35%的系统性红斑狼疮患者可出现雷诺现象；在类风湿关节炎、多发性肌炎等疾病中也可出现雷诺现象。

（2）阻塞性动脉疾病：四肢动脉粥样硬化、血栓闭塞性脉管炎、急性动脉阻塞等。

（3）原发性肺动脉高压。

（4）神经系统疾病：脊髓空洞症、椎间盘疾病、脊髓肿瘤和脊髓灰质炎等。

（5）血液异常：血中冷凝素增加、冷球蛋白血症、冷纤维蛋白原血症、骨髓增生性疾病、巨球蛋白血症等。

（6）职业性创伤：如反复的振动性损害、锤击手综合征、电休克、冻伤等。

（7）药物和化学因素：麦角生物碱、β受体阻断剂、博来霉素、铅、铊、砷中毒，以及避孕药等都有诱发雷诺现象的作用。

【结节红斑】

1. 定义　结节红斑（erythema nodosum，EN）是一种以累及皮下脂肪组织为主的炎症性疾病，多位于小腿胫、踝部，也可出现在四肢伸侧，对称出现，红斑中心略高于皮面，有压痛，可触及皮下结节。青年女性多见，病程有局限性，易于复发。

2. 发病机制　目前认为该病是一种由多因素诱发的皮肤变态反应，真正的发病机制还不清楚，也有人认为该病是一种血管对微生物或其他抗原的迟发型变态反应。

3. 病因　常见的可引起结节红斑的疾病包括：

（1）感染

1）β-溶血性链球菌感染：多发生在上呼吸道感染、急性扁桃体炎等疾病2~3周后。

2）结核分枝杆菌感染：结核分枝杆菌感染引起的结节红斑可分为两种。一种是局部皮肤的直接感染，见于结核性下疳、疣状皮肤结核，偶尔见于寻常狼疮；另一种是硬红斑，又称Bazin病或硬结性皮肤结核，初起为豌豆大小的数个皮下结节，多对称发生于小腿下部屈侧，数周后结节逐渐增大，皮肤略微高起，呈暗红色，浸润明显，界限不清，固定而硬，可自发破溃，多见于青年女性，常与身体其他部位结核并发，皮损处很少能分离到结核分枝杆菌。

皮肤深部真菌感染：组织胞浆菌、北美芽生菌、球孢子菌等都可引起。

（2）结缔组织病：系统性红斑狼疮、白塞病、炎性肠病、脂膜炎、结节病等都可出现结节红斑。

（3）药物：磺胺、溴剂、碘剂及口服避孕药等可引起结节红斑。

（刘　艺）

二十、皮肤出血

【病因】

1. 血管外异常

（1）先天性：Ehlers-Danlos 综合征。

（2）获得性：老年性紫癜、恶病质性紫癜。

2. 血管壁功能异常

（1）先天性：遗传性出血性毛细血管扩张症（Osler 病）。

（2）免疫性血管性紫癜：过敏性紫癜、药物性血管性紫癜、系统性红斑狼疮、感染性血管性紫癜（细菌、病毒引起）、维生素 C 缺乏症。

3. 血小板异常

（1）血小板减少：①血小板消耗过多，特发性血小板减少性紫癜（ITP）、伊文思（Evan's）综合征、溶血尿毒综合征、血栓性血小板减少性紫癜（TTP）、弥散性血管内凝血（DIC）；②血小板生成障碍，再生障碍性贫血、急性白血病、骨髓增生异常综合征、骨髓纤维化、骨髓坏死、恶性肿瘤骨转移、叶酸或维生素 B_{12} 缺乏、严重缺铁性贫血。

（2）血小板功能异常：血管性血友病（VWD）、血小板病；继发于药物、尿毒症、肝病、异常球蛋白血症等。

（3）血小板增多：①原发性，原发性血小板增多症。②继发性，继发于慢性粒细胞白血病、脾切除术后、感染、创伤等；由于活动性凝血活酶生成迟缓或伴有血小板功能异常所致，此类疾病虽然血小板数量多，仍可引起出血。

4. 凝血功能障碍

（1）先天性：各种凝血因子缺乏、纤维蛋白原缺乏症。

（2）获得性：重症肝病、维生素 K 缺乏症、弥散性血管内凝血、纤维蛋白原溶解亢进症、淀粉样变性、异常蛋白血症。

（3）血液循环抗凝物质：医源性抗凝药物过量、肝素样抗凝物质增多、获得性因子Ⅷ、Ⅸ、Ⅹ、Ⅺ抑制物、纤溶酶原激活物活性过高。

【伴随症状】

1. 四肢对称性紫癜伴有关节痛及腹痛、血尿　见于过敏性紫癜。

2. 伴广泛出血　见于血小板减少性紫癜、DIC。

3. 伴有黄疸　见于肝脏病。

4. 轻伤后出血不止，关节肿痛或畸形　见于血友病。

二十一、尿量异常

【病因】

1. 少尿、无尿基本病因

（1）肾前性

1）有效血容量减少：休克、重度失水、大出血、肾病综合征和肝肾综合征，大量水分渗入组织间隙和浆膜腔。

2）心脏排血功能下降：心功能不全，严重的心律失常，心肺复苏后体循环功能不稳定。血压下降所致肾血流减少。

3）肾血管病变：肾血管狭窄或炎症，肾病综合征，狼疮性肾炎，长期卧床不起所致的肾动脉栓塞或血栓形成；高血压危象，妊娠期高血压疾病等引起肾动脉持续痉挛，肾缺血导致急性肾衰竭。

（2）肾性

1）肾小球病变：重症急性肾炎，急进性肾炎和慢性肾炎因严重感染，血压持续增高或肾毒性药物作用引起肾功能急剧恶化。

2）肾小管病变：急性间质性肾炎包括药物性和感染性间

质性肾炎；生物毒或重金属及化学毒所致的急性肾小管坏死；严重的肾盂肾炎并发肾乳头坏死。

（3）肾后性

1）各种原因引起的机械性尿路梗阻：如结石、血凝块、坏死组织阻塞输尿管、膀胱进出口或后尿道。

2）尿路的外压：如肿瘤、腹膜后淋巴瘤、特发性腹膜后纤维化、前列腺肥大。

3）其他：输尿管手术后，结核或溃疡愈合后瘢痕挛缩，肾严重下垂或游走肾所致的肾扭转，神经源性膀胱等。

2. 多尿

（1）暂时性多尿：短时内摄入过多水、饮料和含水分过多的食物；使用利尿剂后，可出现短时间多尿。

（2）持续性多尿

1）内分泌代谢障碍：①垂体性尿崩症，因下丘脑-垂体病变使抗利尿激素（anti-diuretic hormone，ADH）分泌减少或缺乏，肾远曲小管重吸收水分下降，排出低比重尿；②糖尿病，尿内含糖多引起溶质性利尿，尿量增多；③原发性甲状旁腺功能亢进，血液中过多的钙和尿中高浓度磷需要大量水分将其排出而形成多尿；④原发性醛固酮增多症，引起血中高浓度钠，刺激渗透压感受器，摄入水分增多，排尿增多。

2）肾脏疾病：①肾性尿崩症，肾远曲小管和集合管存在先天或获得性缺陷，对抗利尿激素反应性降低，水分重吸收减少而出现多尿。②肾小管浓缩功能不全，见于慢性肾炎、慢性肾盂肾炎、肾小球硬化、肾小管酸中毒，以及药物、化学物品或重金属对肾小管的损害。也可见于急性肾衰多尿期等。

3）精神因素：精神性多饮患者常自觉烦渴而大量饮水引起多尿。

【伴随症状】

1. 少尿 包括：①少尿伴肾绞痛见于肾动脉血栓形成或

栓塞、肾结石；②少尿伴心悸气促、胸闷不能平卧见于心功能不全；③少尿伴大量蛋白尿、水肿、高脂血症和低蛋白血症见于肾病综合征；④少尿伴有乏力、厌食、腹水和皮肤黄染见于肝肾综合征；⑤少尿伴血尿、蛋白尿、高血压和水肿见于急性肾炎、急进性肾炎；⑥少尿伴有发热、腰痛、尿频、尿急、尿痛见于急性肾盂肾炎；⑦少尿伴有排尿困难见于前列腺肥大。

2. 多尿　包括：①多尿伴有烦渴多饮、排低比重尿见于尿崩症；②多尿伴有多饮多食和消瘦见于糖尿病；③多尿伴有高血压、低血钾和周期性瘫痪见于原发性醛固酮增多症；④多尿伴有酸中毒、骨痛和肌麻痹见于肾小管性酸中毒；⑤少尿数天后出现多尿可见于急性肾小管坏死恢复期；⑥多尿伴神经症症状可能为精神性多饮。

二十二、尿频尿急尿痛

【病因与临床表现】

1. 尿频

（1）生理性尿频：因饮水过多、精神紧张或气候寒冷时排尿次数增多属正常现象。特点是每次尿量不少，也不伴随尿频、尿急等其他症状。

（2）病理性尿频：①多尿性尿频，排尿次数增多而每次尿量不少，全天总尿量增多。见于糖尿病、尿崩症、精神性多饮和急性肾衰竭的多尿期。②炎症性尿频，尿频而每次尿量少，多伴有尿急和尿痛，尿液镜检可见炎性细胞。见于膀胱炎、尿道炎、前列腺炎和尿道旁腺炎等。③神经性尿频，尿频而每次尿量少，不伴尿急尿痛，尿液镜检无炎性细胞。见于中枢及周围神经病变如癔症、神经源性膀胱。④膀胱容量减少性尿频，表现为持续性尿频，药物治疗难以缓解，每次尿量少。见于膀胱占位性病变；妊娠子宫增大或卵巢囊肿等压迫膀胱；

膀胱结核引起膀胱纤维性缩窄。⑤尿道口周围病变，尿道口息肉、处女膜伞和尿道旁腺囊肿等刺激尿道口引起尿频。

2. 尿急常见于下列情况

（1）炎症：急性膀胱炎，尿道炎，特别是膀胱三角区和后尿道炎症，尿急症状特别明显；急性前列腺炎常有尿急，慢性前列腺炎因伴有腺体增生肥大，故有排尿困难，尿线细和尿流中断。

（2）结石和异物：膀胱和尿道结石或异物刺激黏膜产生尿频。

（3）肿瘤：膀胱癌和前列腺癌。

（4）神经源性：精神因素和神经源性膀胱。

（5）高温环境下尿液高度浓缩，酸性高的尿可刺激膀胱或尿道黏膜产生尿急。

3. 尿痛 引起尿急的病因几乎都可以引起尿痛，疼痛部位多在耻骨上区，会阴部和尿道内，尿痛性质可为灼痛或刺痛。尿道炎多在排尿开始时出现疼痛；后尿道炎、膀胱炎和前列腺炎常出现终末性尿痛。

【伴随症状】

1. 尿频伴有尿急和尿痛 见于膀胱炎和尿道炎，膀胱刺激征存在但不剧烈而伴有双侧腰痛见于肾盂肾炎，伴有会阴部、腹股沟和睾丸胀痛见于急性前列腺炎。

2. 尿频，尿急伴有血尿，午后低热，乏力盗汗 见于膀胱结核。

3. 尿频不伴尿急和尿痛，但伴有多饮多尿和口渴 见于精神性多饮、糖尿病和尿崩症。

4. 尿频，尿急伴无痛性血尿 见于膀胱癌。

5. 老年男性尿频伴有尿线细，进行性排尿困难 见于前列腺增生。

6. 尿频，尿急，尿痛伴有尿流突然中断 见于膀胱结石堵住出口或后尿道结石嵌顿。

（王 娟）

二十三、血 尿

【定义】

血尿（hematuria）包括镜下血尿和肉眼血尿，前者是指尿色正常，须经显微镜检查方能确定，通常离心沉淀后的尿液镜检每高倍视野有红细胞3个以上。后者是指尿呈洗肉水色或血色，肉眼即可见的血尿。

【病因】

血尿是泌尿系统疾病最常见的症状之一。98%的血尿是由泌尿系统疾病引起，2%的血尿由全身性疾病或泌尿系统邻近器官病变所致。

1. 泌尿系统疾病 肾小球疾病如急、慢性肾小球肾炎、IgA肾病、遗传性肾炎和薄基底膜肾病；各种间质性肾炎、尿路感染、泌尿系统结石、结核、肿瘤、多囊肾、血管异常，以及尿路憩室、息肉和先天性畸形等。

2. 全身性疾病

（1）感染性疾病：败血症、流行性出血热、猩红热、钩端螺旋体病和丝虫病等。

（2）血液病：白血病、再生障碍性贫血、血小板减少性紫癜、过敏性紫癜和血友病。

（3）免疫和自身免疫性疾病：系统性红斑狼疮、结节性多动脉炎、皮肌炎、类风湿性关节炎、系统性硬化症等引起的肾损害。

（4）心血管疾病：亚急性感染性心内膜炎、急性高血压、慢性心力衰竭、肾动脉栓塞和肾静脉血栓形成等。

3. 尿路邻近器官疾病 急、慢性前列腺炎、精囊炎、急性盆腔炎或脓肿、宫颈癌、输卵管炎、阴道炎、急性阑尾炎、直肠和结肠癌等。

4. 化学物品或药品对尿路的损害 如磺胺药、吲哚美辛、甘露醇、汞、铅、镉等重金属对肾小管的损害；环磷酰胺引起的出血性膀胱炎；抗凝剂如肝素过量也可出现血尿。

5. 功能性血尿 平时运动量小的健康人，突然加大运动量可出现运动性血尿。

【临床表现】

1. 尿颜色的改变 血尿的主要表现是尿颜色的改变，除镜下血尿其颜色正常外，肉眼血尿根据出血量多少，尿呈不同颜色。尿呈淡红色像洗肉水样，提示每升尿含血量超过 1ml。出血严重时尿可呈血液状。肾脏出血时，尿与血混合均匀，尿呈暗红色；膀胱或前列腺出血时，尿色鲜红，有时有血凝块。但红色尿不一定是血尿，需仔细辨别。如尿呈暗红色或酱油色，不混浊无沉淀，镜检无或仅有少量红细胞，见于血红蛋白尿；棕红色或葡萄酒色，不混浊，镜检无红细胞见于卟啉尿；服用某些药物如大黄、利福平，或进食某些红色蔬菜也可排红色尿，但镜检无红细胞。

2. 分段尿异常 将全程尿分段观察颜色如尿三杯试验，用三个清洁玻璃杯分别留起始段、中段和终末段尿观察，如起始段血尿提示病变在尿道；终末段血尿提示出血部位在膀胱颈部、三角区或后尿道的前列腺和精囊腺；三段尿均呈红色即全程血尿，提示血尿来自肾脏或输尿管。

3. 镜下血尿 尿颜色正常，但显微镜检查可确定血尿，并可判断是肾性或肾后性血尿。镜下红细胞大小不一形态多样为肾小球性血尿，见于肾小球肾炎。因红细胞从肾小球基底膜漏出，通过具有不同渗透梯度的肾小管时，化学和物理作用使红细胞膜受损，血红蛋白溢出而变形。如镜下红细胞形态单一，与外周血近似，为均一型血尿，提示血尿来源于肾后，见于肾盂肾盏、输尿管、膀胱和前列腺病变。

4. **症状性血尿**　血尿的同时患者伴有全身或局部症状，而以泌尿系统症状为主。如伴有肾区钝痛或绞痛提示病变在肾脏。膀胱和尿道病变则常有尿频尿急和排尿困难。

5. **无症状性血尿**　部分患者血尿既无泌尿道症状也无全身症状，见于某些疾病的早期，如肾结核、肾癌或膀胱癌早期。

【伴随症状】

1. **血尿伴肾绞痛**　是肾或输尿管结石的特征。

2. **血尿伴尿流中断**　见于膀胱和尿道结石。

3. **血尿伴尿流细和排尿困难**　见于前列腺炎、前列腺癌。

4. **血尿伴尿频尿急尿痛**　见于膀胱炎和尿道炎，同时伴有腰痛、高热畏寒常为肾盂肾炎。

5. **血尿伴有水肿、高血压、蛋白尿**　见于肾小球肾炎。

6. **血尿伴肾肿块**　单侧可见于肿瘤、肾积水和肾囊肿；双侧肿大见于先天性多囊肾，触及移动性肾脏见于肾下垂或游走肾。

7. **血尿伴有皮肤黏膜及其他部位出血**　见于血液病和某些感染性疾病。

8. **血尿合并乳糜尿**　见于丝虫病、慢性肾盂肾炎。

二十四、意识障碍

【定义】

意识障碍是指人对周围环境及自身状态的识别和觉察能力出现障碍。多由于高级神经中枢功能活动（意识、感觉和运动）受损所引起，可表现为嗜睡、意识模糊和昏睡，严重的意识障碍为昏迷。

【病因】

1. **重症急性感染**　如败血症、肺炎、中毒型细菌性痢疾、伤寒、斑疹伤寒、恙虫病和颅脑感染（脑炎、脑膜脑炎、脑型疟疾）等。

2. 颅脑非感染性疾病　如：①脑血管疾病，脑缺血、脑出血、蛛网膜下腔出血、脑栓塞、脑血栓形成、高血压脑病等；②脑占位性疾病，如脑肿瘤、脑脓肿；③颅脑损伤，脑震荡、脑挫裂伤、外伤性颅内血肿、颅骨骨折等；④癫痫。

3. 内分泌与代谢障碍　如尿毒症、肝性脑病、肺性脑病、甲状腺危象、甲状腺功能减退、糖尿病性昏迷、低血糖、妊娠中毒症等。

4. 水、电解质平衡紊乱　如低钠血症、低氯性碱中毒、高氯性酸中毒等。

5. 外源性中毒　如安眠药、有机磷杀虫药、氰化物、一氧化碳、酒精和吗啡等中毒。

6. 物理性及缺氧性损害　如高温中暑、日射病、触电、高山病等。

【发生机制】

由于脑缺血、缺氧、葡萄糖供给不足、酶代谢异常等因素可引起脑细胞代谢紊乱，从而导致网状结构功能损害和脑活动功能减退，均可产生意识障碍。意识有两个组成部分，即意识内容及其"开关"系统。意识内容即大脑皮质功能活动，包括记忆、思维、定向力和情感，还有通过视、听、语言和复杂运动等与外界保持紧密联系的能力。意识状态的正常取决于大脑半球功能的完整性，急性广泛性大脑半球损害或半球向下移位压迫丘脑或中脑时，则可引起不同程度的意识障碍。意识的"开关"系统包括经典的感觉传导径路（特异性上行投射系统）及脑干网状结构（非特异性上行投射系统）。意识"开关"系统可激活大脑皮质并使之维持一定水平的兴奋性，使机体处于觉醒状态，从而在此基础上产生意识内容。"开关"系统不同部位与不同程度的损害，可发生不同程度的意识障碍。

【临床表现】

意识障碍可有下列不同程度的表现。

1. 嗜睡 是最轻的意识障碍，是一种病理性嗜睡，患者陷入持续的睡眠状态，可被唤醒，并能正确回答和做出各种反应，但当刺激去除后很快又再入睡。

2. 意识模糊 意识水平轻度下降，较嗜睡为深的一种意识障碍。患者能保持简单的精神活动，但对时间、地点、人物的定向能力发生障碍。

3. 昏睡 患者处于熟睡状态，不易唤醒。虽在强烈刺激下（如压迫眶上神经、摇动患者身体等）可被唤醒，但很快又再入睡。醒时答话含糊或答非所问。

4. 昏迷 是严重的意识障碍，表现为意识持续的中断或完全丧失。按其程度可分为三阶段。

（1）轻度昏迷：意识大部分丧失，无自主运动，对声、光刺激无反应，对疼痛刺激尚可出现痛苦的表情或肢体退缩等防御反应。角膜反射、瞳孔对光反射、眼球运动、吞咽反射等可存在。

（2）中度昏迷：对周围事物及各种刺激均无反应，对于剧烈刺激可出现防御反射。角膜反射减弱，瞳孔对光反射迟钝，眼球无转动。

（3）深度昏迷：全身肌肉松弛，对各种刺激全无反应。深、浅反射均消失。此外，还有一种以兴奋性增高为主的高级神经中枢急性活动失调状态，称为谵妄。临床上表现为意识模糊、定向力丧失、感觉错乱（幻觉、错觉）、躁动不安、言语杂乱。谵妄可发生于急性感染的发热期间，也可见于某些药物中毒（如颠茄类药物中毒、急性酒精中毒）、代谢障碍（如肝性脑病）、循环障碍或中枢神经系统疾病等。由于病因不同，有些患者可以康复，有些患者可发展为昏迷状态。

【伴随症状】

1. 发热 先发热然后有意识障碍可见于重症感染性疾病；先有意识障碍然后有发热，见于脑出血、蛛网膜下腔出血、巴比妥类药物中毒等。

2. 呼吸缓慢 是呼吸中枢受抑制的表现，可见于吗啡、巴比妥类、有机磷杀虫药等中毒、银环蛇咬伤等。

3. 伴瞳孔散大 可见于颠茄类、酒精、氰化物等中毒以及癫痫、低血糖状态等。

4. 伴瞳孔缩小 可见于吗啡类、巴比妥类、有机磷杀虫药等中毒。

5. 伴心动过缓 可见于颅内高压症、房室传导阻滞以及吗啡类、毒蕈等中毒。

6. 伴高血压 可见于高血压脑病、脑血管意外、肾炎尿毒症等。

7. 伴低血压 可见于各种原因的休克。

8. 伴皮肤黏膜改变出血点、瘀斑和紫癜等 可见于严重感染和出血性疾病；口唇呈樱红色提示一氧化碳中毒。

9. 伴脑膜刺激征 见于脑膜炎、蛛网膜下腔出血等。

二十五、黄 疸

【定义】

黄疸（jaundice）是由于血清中胆红素升高致使皮肤、黏膜和巩膜发黄的症状和体征。

【胆红素的正常代谢】

正常红细胞的平均寿命约为 120 天，血液循环中衰老的红细胞经单核-巨噬细胞破坏，降解为血红蛋白，血红蛋白在组织蛋白酶的作用下形成血红素和珠蛋白，血红素在催化酶的作用下转变为胆绿素，后者再经还原酶还原为胆红素。上述形成的胆红素称为游离胆红素或非结合胆红素（unconjugated bilirubin，UCB），与血清清蛋白结合而输送，不溶于水，不能从肾小球滤出，故尿液中不出现非结合胆红素。非结合胆红素通过血液循环运输至肝后，与清蛋白分离并被肝细胞所摄取，在肝细胞内和 Y、Z 两种载体蛋白结合，并被运输至肝细胞光面内质网的微粒体部分，经葡萄糖醛酸转移酶的催化作用与葡萄糖醛酸结合，形成胆红素葡萄糖醛酸酯或称结合胆红素（conjugated bilirubin，CB）。结合胆红素为水溶性，可通过肾小球滤过从尿中排出。结合胆红素从肝细胞经胆管排入肠道后，在回肠末端及结肠经细菌酶的分解与还原作用，形成尿胆原。尿胆原大部分从粪便排出称为粪胆原，小部分（10%～20%）经肠道吸收，通过门静脉血回到肝内，其中大部分再转变为结合胆红素，又随胆汁排入肠内，形成胆红素的肠肝循环。

【分类】

1. 按病因学分类

（1）溶血性黄疸；

（2）肝细胞性黄疸；

（3）胆汁淤积性黄疸（旧称阻塞性黄疸或梗阻性黄疸）；

（4）先天性非溶血性黄疸。

以前三类最为多见，第四类较罕见。

2. 按胆红素性质分类

（1）以非结合胆红素增高为主的黄疸。

（2）以结合胆红素增高为主的黄疸。

【病因、发生机制和临床表现】

1. 溶血性黄疸

（1）病因和发病机制：凡能引起溶血的疾病都可产生溶血性黄疸。

1）先天性溶血性贫血：海洋性贫血、遗传性球形红细胞增多症。

2）后天性获得性溶血性贫血：新生儿溶血、自身免疫性溶血性贫血、不同血型输血后的溶血以及蚕豆病、伯氨喹、蛇毒、毒蕈、阵发性睡眠性血红蛋白尿等引起的溶血。由于大量红细胞的破坏，形成大量的非结合胆红素，超过肝细胞的摄取、结合与排泌能力。另一方面，由于溶血造成的贫血、缺氧和红细胞破坏产物的毒性作用，削弱了肝细胞对胆红素的代谢功能，使非结合胆红素在血中潴留，超过正常水平而出现黄疸。

（2）临床表现：一般黄疸为轻度，呈浅柠檬色，不伴皮肤瘙痒，其他症状主要为原发病的表现。急性溶血时可有发热、寒战、头痛、呕吐、腰痛，并有不同程度的贫血和血红蛋白尿（尿呈酱油或茶色），严重者可有急性肾衰竭；慢性溶血多为先天性，除伴贫血外尚有脾大。

实验室检查为：血清总胆红素增加，以非结合胆红素（UCB）为主，结合胆红素（CB）基本正常。由于血中非结合胆红素增加，故结合胆红素形成也代偿性增加，从胆道排至肠道也增加，致尿胆原增加，粪胆原随之增加，粪色加深。肠内的尿胆原增加，重吸收至肝内者也增加。由于缺氧及毒素作用，肝脏处理增多尿胆原的能力降低，致血中尿胆原增加，并从肾排出，故尿中尿胆原增加，但无胆红素。急性溶血性黄疸尿中有血红蛋白排出，隐血试验阳性。血液检查除贫血外尚有网织红细胞增加、骨髓红细胞系列增生旺盛等。

2. 肝细胞性黄疸

（1）病因和发病机制：各种引起肝细胞严重损害的疾病均可导致黄疸，如病毒性肝炎、中毒性肝炎、肝硬化、钩端螺旋体病、败血症等。

（2）由于肝细胞的损伤致肝细胞对胆红素的摄取、结合功能降低，因而血中的 UCB 增加。而未受损的肝细胞仍能将部分 UCB 转变为 CB。CB 部分仍经毛细胆管从胆道排泄，另一部分则由于毛细胆管和胆小管因肝细胞肿胀压迫，炎性细胞浸润或胆栓的阻塞使胆汁排泄受阻而反流入血液循环中，致血中 CB 亦增加而出现黄疸。

（3）临床表现：皮肤、黏膜浅黄至深黄色，可伴有轻度皮肤瘙痒，其他为肝脏原发病的表现，如疲乏、食欲减退，严重者可有出血倾向、腹水、昏迷等。

（4）实验室检查：血中 CB 与 UCB 均增加。黄疸型肝炎时，CB 增加幅度多高于 UCB。尿中 CB 定性试验阳性，而尿胆原可因肝功能障碍而增高。此外，血液生化检查有不同程度的肝功能损害。

3. 胆汁淤积性黄疸

（1）病因和发病机制：胆汁淤积可分为肝内性或肝外性。肝内性又可分为肝内阻塞性胆汁淤积和肝内胆汁淤积，前者见于肝内泥沙样结石、癌栓、寄生虫病（如华支睾吸虫病）。后者见于病毒性肝炎、药物性胆汁淤积（如氯丙嗪、甲基睾酮和口服避孕药等）、原发性胆汁性肝硬化、妊娠期复发性黄疸等。肝外性胆汁淤积可由胆总管结石、狭窄、炎性水肿、肿瘤及蛔虫等阻塞所引起。由于胆道阻塞，阻塞上方的压力升高，胆管扩张，最后导致小胆管与毛细胆管破裂，胆汁中的胆红素反流入血。此外肝内胆汁淤积有些并非由机械因素引起，而是由于胆汁分泌功能障碍、毛细胆管的通透性增加，胆汁浓缩而流量减少，导致胆道内胆盐沉淀与胆栓形成。

（2）临床表现：皮肤呈暗黄色，完全阻塞者颜色更深，甚至呈黄绿色，并有皮肤瘙痒及心动过速，尿色深，粪便颜色变浅或呈白陶土色。

（3）实验室检查：血清 CB 增加，尿胆红素试验阳性，因肠肝循环途径被阻断，故尿胆原及粪胆素减少或缺如，血清碱性磷酸酶及总胆固醇增高。

4. 先天性非溶血性黄疸　系由肝细胞对胆红素的摄取、结合和排泄有缺陷所致的黄疸，本组疾病临床上少见。

（1）Gilbert 综合征：系由肝细胞摄取 UCB 功能障碍及微粒体内葡萄糖醛酸转移酶不足，致血中 UCB 增高而出现黄疸。这类患者除黄疸外症状不多，肝功能也正常。

（2）Dubin-Johnson 综合征：系由肝细胞对 CB 及某些阴离子（如靛青绿、X 线造影剂）向毛细胆管排泄发生障碍，致血清 CB 增加而发生的黄疸。

（3）Crigler-Najjar 综合征：系由肝细胞缺乏葡萄糖醛酸转移酶，致 UCB 不能形成 CB，导致血中 UCB 增多而出现黄疸，本病由于血中 UCB 甚高，故可产生核黄疸（nuclear jaundice），见于新生儿，预后极差。

（4）Rotor 综合征：系由肝细胞对摄取 UCB 和排泄 CB 存在先天性缺陷致血中胆红素增高而出现黄疸。

【伴随症状】

伴随症状对黄疸患者的鉴别诊断有重要意义。

1. 黄疸伴发热 见于急性胆管炎、肝脓肿、钩端螺旋体病、败血症、大叶性肺炎。病毒性肝炎或急性溶血可先有发热而后出现黄疸。

2. 黄疸伴上腹剧烈疼痛者 可见于胆道结石、肝脓肿或胆道蛔虫病；右上腹剧痛、寒战高热和黄疸为查科（Charcot）三联症，提示急性化脓性胆管炎。持续性右上腹钝痛或胀痛可见于病毒性肝炎、肝脓肿或原发性肝癌。

3. 黄疸伴肝大 若轻度至中度肿大，质地软或中等硬度且表面光滑，见于病毒性肝炎、急性胆道感染或胆道阻塞。明显肿大，质地坚硬，表面凹凸不平有结节者见于原发或继发性肝癌。肝大不明显，而质地较硬边缘不整，表面有小结节者见于肝硬化。

4. 伴胆囊肿大者 提示胆总管有梗阻，常见于胰头癌、壶腹癌、胆总管癌、胆总管结石等。

5. 伴脾大者 见于病毒性肝炎、钩端螺旋体病、败血症、疟疾、肝硬化、各种原因引起的溶血性贫血及淋巴瘤等。

6. 伴腹水者　见于重症肝炎、肝硬化失代偿期、肝癌等。

（郭　勇）

二十六、头　痛

【定义】

头痛是最常见的神经内科疾病，一般指头颅上半部（眉弓、耳轮上缘和枕外隆突连线以上）的疼痛。国际头痛学会头痛分类委员会发布的《头痛疾病国际分类》（第 2 版）将头痛定义为眶耳线（眼外眦与外耳门中点的连线）以上的疼痛。

【发病机制】

头痛是经由机械、化学、生物刺激或是内环境改变所致的刺激，经颅内、颅外痛敏感结构，传导至大脑皮层引发的感受。颅外痛觉敏感结构包括皮肤、皮下组织、肌肉、颅外血管以及颅骨骨膜、眼、耳、牙齿、鼻窦的精细结构，以及第 2、3 颈神经。颅内痛觉敏感结构包括颅内静脉窦系统以及其分支、颅底的部分硬脑膜、硬脑膜内的血管，尤其是大脑前动脉和大脑中动脉的起始部分和颈内动脉的颅内段、脑膜中动脉、视神经、动脉神经、三叉神经、舌咽神经、迷走神经。造成头痛的主要原因是各种刺激对颅内外痛觉敏感结构的刺激，包括颅内外动脉的扩张和牵拉，颅内痛觉敏感组织被牵拉和移位，炎症组织对痛觉敏感组织的刺激，肌肉的牵拉，缺血，脑神经和颈神经的病变，眼、耳、鼻、喉及牙齿的疼痛，以及高级神经活动障碍，如转换障碍、精神分裂等出现的错觉和幻觉。

【分类】

头痛主要分为原发性头痛和继发性头痛。原发性头痛是独立存在、与其他疾病无关的头痛，如紧张性头痛、偏头痛和丛集性头痛。继发性头痛是与其他疾病或状态相关的头痛。根据2004 年，国际头痛学会头痛分类委员会发布的《头痛疾病国际分类》（第 2 版）将头面痛分类为 3 大类，14 种。

1. 原发性头痛

（1）偏头痛。

（2）紧张型头痛。

（3）丛集性头痛和其他三叉自主神经性头痛。

（4）其他原发性头痛。

2. 继发性头痛

（1）头或颈部外伤所致头痛。

（2）头或颈部血管疾病所致头痛。

（3）非血管性颅内疾病引起的头痛。

（4）因某些物质或某些物质的戒断引起的头痛。

（5）感染所致的头痛。

（6）内环境紊乱所致的头痛。

（7）头颅、颈部、眼、耳、鼻窦、牙、口腔或其他面部或头颅结构疾病所致的头痛。

（8）精神疾病所致的头痛。

3. 脑神经痛、中枢性和原发性面痛和其他头痛

（1）脑神经痛和中枢性原因所致的面痛。

（2）其他头痛、脑神经痛、中枢性或原发性面痛。

【问诊要点】

需要了解头痛的部位、性质、疼痛程度、起病方式、持续时间、发作频率以及伴随症状。

1. 头痛部位　小脑幕以上的病变，头痛多位于头部的前 2/3，以额颞为主。小脑幕以下的病变，头痛多位于枕部。偏头痛患者多为偏侧头痛，紧张性头痛常为双侧枕颈头痛。

2. 头痛性质　搏动性的头痛是比较有诊断价值的，提示偏头痛和血管性头痛。

3. 疼痛程度　可根据对患者的日常生活的影响程度，和是否有无法入睡和夜间痛醒来评定。"一生从未经历的痛"常

见于蛛网膜下腔出血。

4. 起病方式 对于突发性的剧痛，要怀疑蛛网膜下腔出血。亚急性的头痛多见于脑肿瘤、慢性脑膜炎。反复或慢性发作性头痛常见于紧张性头痛、偏头痛和从集性头痛。

5. 持续时间 偏头痛通常 30 分钟达到高峰，持续 4 ~ 24 小时，偶尔可持续到 72 小时甚至更长，从集性头痛平均发作通常 30~45 分钟，紧张性头痛可持续数天甚至数个月。

6. 伴随的症状 呕吐提示可能颅内压增高，眩晕可见于小脑及脑干病变，视力模糊可提示青光眼，发热则可能与感染相关。

二十七、眩 晕

【定义】

眩晕是指自身或者环境的旋转、摆动感，是一种运动的幻觉。在临床中，首先需要和头晕区分。头晕是指自身的不稳感，可伴有头脑不清晰及沉重感。两者的发病机制不完全一致，但是有时又是相互关联的，可以是一种疾病在不同时期的两种表现。眩晕的病因比较复杂，也常常是临床鉴别诊断中的难点。

【分类】

根据眩晕发生的部位，可以分为周围性眩晕和中枢性眩晕。解剖上将病变累及前庭神经传导通路内耳孔以前产生的眩晕称为周围性眩晕，占所有眩晕的 30% ~ 50%，而颅内段的眩晕称为中枢性眩晕，占 20% ~ 30%，另外有 15% ~ 20% 的眩晕原因不明。

1. 周围性眩晕 多由耳部局部的病变引起，除了眼震和有时可能伴的听力障碍之外，患者没有相关的神经系统损害的症状和体征。周围性眩晕中最常见的疾病为良性发作性位置性眩晕（benign paroxysmal positional vertigo，BPPV），其次为梅尼埃病和前庭神经炎。

（1）良性发作性位置性眩晕：其主要特点为，①发作性眩晕出现于头位变动过程中；②Dix-Hallpike 或者 Roll test 等检查可以同时诱发眩晕和眼震，头位变动和眩晕发作及眼震之间存在 5~20 秒的潜伏期，诱发的眩晕和眼震一般持续在 1 分钟之内，表现为由弱渐强再逐渐减弱，患者由卧位坐起时常出现反向眼震。另外有很少部分的患者也可以表现为 Dix-Hallpike 等检查时眼震无潜伏期并且持续时间长。

（2）前庭神经炎：是病毒感染前庭神经或者前庭神经元的结果。多数患者病前有上呼吸道感染或者肠道感染史。表现为剧烈的外界旋转感常常持续 24 小时以上，有时可以达到数天。常常伴随剧烈的呕吐、心悸、出汗等自主神经反应。因为病毒感染常常呈现自限性，因而患者常常数周后可以出现自愈。

（3）梅尼埃病：病因尚未明确，病理机制多与内淋巴积水有关。中华医学会耳鼻咽喉头颈外科分会 2006 年提出的该病诊断标准如下：①发作性眩晕 2 次或 2 次以上，持续 20 分钟到数小时，常常伴自主神经功能紊乱和平衡障碍；②波动性听力丧失，早期多为低频，随着病情进展而加重；③可以伴耳鸣和耳胀满感；④前庭功能检查示自发性眼震和前庭功能异常。

（4）迷路炎：骨迷路或者膜迷路感染而造成的眩晕。

（5）其他：可见于外淋巴瘘、大前庭水管综合征、突发性耳聋、前庭阵发症、耳硬化症、自身免疫性内耳病。

2. 中枢性眩晕

（1）血管源性：特点为发病急骤，多是椎-基底动脉系统血管病变的结果。因而其诊断、治疗也应该遵循相应的指南。

1）椎-基底动脉系统的短暂性脑缺血发作（TIA）：常见合并性的枕叶症状，脑干、小脑症状等椎动脉供血区缺血表现，发作间期神经功能正常，并且磁共振弥散加权成像（DWI）未见新鲜梗死病灶。

2）椎-基底动脉的供血不足。

3）锁骨下动脉盗血综合征：可见眩晕、视力障碍或者小脑性共济失调等症状，也可见患侧上肢无力、桡动脉搏动减弱和收缩压较健侧下降20mmHg（1mmHg=0.133kPa）以上。经颅多普勒超声（TCD）、CT血管成像（CTA）、磁共振血管成像（MRA）和数字减影血管造影（DSA）均可以明确诊断。

4）小脑或者脑干梗死：病初患者即可发生发作性眩晕，并且常常合并真性延髓麻痹、复视、面瘫、面部感觉障碍等脑干、脑神经症状，有时可以合并霍纳征。病因为椎-基底动脉系统大分支动脉的狭窄或者闭塞。

5）小脑或者脑干出血：轻症可以表现为突发性的眩晕或者头晕。影像学检查可以确诊。

（2）肿瘤：往往是亚急性或者慢性起病，并且常常有逐渐加重的过程，一般无缓解过程。患者常常出现一些典型的症状和体征，如压迫产生的症状和颅内压增高的症状等。

（3）脑干或小脑感染：急性起病，伴有一些感染的全身症状，常常有上呼吸道感染或者肠道感染的病史。

（4）多发性硬化（MS）：当MS累及脑干和小脑时可以出现眩晕，并且眩晕的表现没有特异性。

（5）颅颈交界区畸形。

（6）药物源性：卡马西平能造成可逆性的小脑损害，长期使用苯妥英钠可以导致小脑的变性，长期接触汞、铅、砷等重金属可以损害耳蜗、前庭和小脑，有机溶剂如甲醛、二甲苯、苯乙烯、三氯甲烷等可以损害小脑。急性酒精中毒除了表现为姿势不稳和共济失调之外，也可以表现为眩晕。

（7）其他：可见于偏头痛、局灶性癫痫、颈性眩晕、外伤后眩晕等。

3. 精神疾病导致的眩晕 患者常常有自身不稳感，有时甚至是担心平衡障碍的恐怖感，也通常伴有头脑的不清晰感，出现抑郁、焦虑等症状及其他躯体化的症状。

【问诊要点】

眩晕的发病速度、持续时间、发病的诱因（感冒、头位变动、肢体运动），以及是否伴有肢体乏力、肢体麻木、言语障碍、视力下降、听力下降和耳鸣。

二十八、头 晕

【定义】

头晕是一个非常模糊的概念，对不同的患者来说可能具有不同的意义，有些患者描述为头部饱胀感、虚弱感、感觉异常或视觉障碍，头重脚轻感。有的患者将眩晕描述为头晕，因此问诊十分重要，应当引导患者详细描述症状的特征。

非眩晕性头晕的临床特点：①诸多因素可引起头晕的感觉，病因包括心理因素、脑血管性、神经性、耳源性、或视觉障碍，这些因素可单独或协同作；②非眩晕性头晕可通过有无自身或周围环境的旋转感与眩晕相鉴别。

【问诊要点】

通过问诊获得引起头晕的线索，应特别注意有无以下情况：

1. 焦虑和/或过度通气的症状。

2. 脑血管性病变，尤其是椎基底动脉供血不足。

3. 心血管系统疾病，尤其是心律失常如病窦综合征，以及休位性低血压。

4. 神经系统疾病。

5. 视觉障碍，尤其是白内障。

6. 用药史。

7. 诱发因素，如体位的改变、用力、咳嗽、贫血等。

【其他要点】

1. 常规实验室检查　如血常规、尿常规、生化常规，多数患者需要进行心电图检查。

2. 体位变化引起的头晕　在中老年患者中常见，可能的原因有血管舒缩反射不稳定、脑血管病变、颈椎强直。典型的表现是体位突然由卧位或坐位变为站立位时，引起眩晕及黑矇。

3. 生理性的头晕　更常见于年轻人、青少年以及焦虑的个体，焦虑者常有过度通气的表现。

4. 心脏节律性异常引起的头晕　有时从病史、查体或随机的心电图检查中找到明确证据，因此有时需要行动态心电图检查。

5. 引起头晕的少见原因　感觉性神经病变、自主神经系统功能障碍、体位性低血压、视力下降、听觉障碍等。

6. 任何能引起晕厥的原因都可能引起头晕。

二十九、抽　搐

【定义】

抽搐是指骨骼肌的不自主的肌痉挛收缩，且带有关节运动，多为全身性对称性，伴有随意运动的丧失，临床多表现为四肢和躯干骨骼肌强直性收缩或阵挛性收缩，每次发作持续数分钟，多伴有意识丧失，常反复发作，轻者为局限性抽搐，为躯体或颜面某一局部连续性抽动。

【分类】

1. 肌痛性收缩、肌强直　是指肌肉疼痛性强直性收缩。

2. 肌阵挛　为四肢或躯干突然出现闪电般痉挛。

3. 症状性抽搐　各种疾病出现的继发性抽搐。

4. 癫痫发作。

5. 发热惊厥。

6. 假性抽搐。

【病因】

1. 肌痛性收缩、肌强直 常常由末梢神经或者肌肉疾病引起，但是也可能为脊髓、脑皮质等病变引起。尿毒症、低钠血症、低钙血症、黏液水肿等代谢异常，动脉硬化、血管闭塞等所致的血流障碍，运动神经元病等均可见到该现象。

2. 肌阵挛 可见于因光线、触摸和随意运动所诱发的刺激过敏性肌阵挛和非刺激过敏性肌阵挛。刺激过敏性肌阵挛可见于肌阵挛性癫痫及 Lance-Adams 综合征等。而非刺激过敏性肌阵挛可见于亚急性硬化性全脑炎、脊髓病变等。

3. 症状性抽搐

（1）可为代谢性疾病和中毒性疾病引起：如低血糖者可以引起抽搐，胰岛细胞瘤、肾上腺疾病、垂体疾病等都可以诱发抽搐。中毒性疾病中，酒精中毒者戒酒后可出现全身抽搐发作，同时还可伴有谵妄和自主神经症状；急性重金属中毒也可以出现抽搐症状。重症尿毒症时出现嗜睡、躁动不安、肌痉挛、全身性抽搐等症状，然后进入昏睡状态。Adams-Stock 综合征、直立性低血压时除因脑缺氧引起昏迷外，常伴有全身性抽搐。

（2）器质性脑病：脑血管疾病特别是脑室内出血常常引起抽搐，蛛网膜下腔出血也可以引起抽搐，此外脑肿瘤、病毒性脑炎、细菌性脑膜炎、脑脓肿、梅毒、寄生虫也可以引起抽搐。颅脑外伤瘢痕组织形成后，也可产生继发性的癫痫。在遗传性的脑器质疾病中，结节性硬化症、Wilson 病等也可以出现抽搐发作。

4. 癫痫发作 癫痫发作的部分性发作和全面性发作均可以出现抽搐发作，一些癫痫综合征也可以出现抽搐。一般可以通过患者的病史还有发作的特点、脑电图的情况以及头部 MRI 综合判断患者为原发性的癫痫。

5. 发热惊厥 常见于幼儿，以 1~2 岁为多见。常在体温

39℃以上出现抽搐。发作形式多为单次，全身性强直、阵挛性发作；持续时间常在 30 秒以内，一般不超过 10 分钟。常见于上呼吸道感染、扁桃腺炎，少数见于消化道感染或出疹性疾病。脑电图常有节律变慢或枕区高幅慢波，在退热后 1 周内消失。但若无脑损害征象，并不导致癫痫。

6. 假性抽搐　反常躯体运动/意识障碍，脑电图（EEG）一般无异常，无神经定位体征，鉴别主要靠 EEG 有无阳性发现。可以见于癔症、晕厥、精神疾病。

【发生机制】

发生机制复杂，尚未完全明了。可能是由于运动神经元的异常放电而引起，主要是由于多种因素造成的膜电位不稳定而造成，可由代谢、营养、皮质病变等激发，也与遗传、免疫、内分泌、理化状态、微量元素、精神因素等有关。局部肌肉的异常挛缩也可因上述原因而引起。

【临床表现】

强直阵挛性抽搐：意识丧失，头后仰，眼球上翻，四肢强直，持续 10~20 秒，尖叫、呼吸暂停、面唇发绀、瞳孔散大、尿便失禁，发作后转入昏迷状态。

局限阵挛性抽搐：一般无意识障碍，局部阵挛性抽搐，口角/眼睑/手指/足部多见。持续时间多短暂，也可达每天数小时。

高热抽搐：随呼吸道或消化道感染，一般在初期>39℃或急骤高热开始后 12 小时内，出现全身抽搐发作，持续数分钟。无中枢神经系统损伤，需要排除中枢神经系统感染等，患者常常有高热抽搐的家族史。

三十、震　颤

【定义】

震颤定义为任何身体部位的节律性的不自主运动，是最常见的运动障碍。几乎所有的成年人都有不同程度的生理性震颤，重要的是区分生理性震颤和病理震颤。临床常见的震颤：①生理性震颤，运动性震颤和姿势性震颤，低振幅和高频率；②原发性震颤，运动性震颤和姿势性震颤，中等频率；③帕金森病震颤，静止震颤，并伴有运动迟缓，肌张力增高，面具脸；④药物诱发的震颤，多种多样的临床特点，多为运动性、姿势性震颤；常见的药物包括锂、丙戊酸钠、选择性5-羟色胺抑制剂、β-受体激动剂（沙丁胺醇）、乙醇、苯二氮䓬的停药反应。

【问诊要点】

1. 震颤起病的时间　震颤在原本健康的年轻人出现，可能代表原发性震颤。

2. 震颤起病的顺序　最初的表现各不相同。震颤最初发生在拇指或手指且呈不对称，经常暗示帕金森病；若双侧对称震颤，则表明病因为全身性原因，如代谢紊乱或药物。

3. 既往史　常见的震颤病因有特发性：脑血管病（丘脑、中脑梗死）、酒精戒断、药物（丙戊酸钠、抗精神病药物）、中毒（锰、一氧化碳）、内科疾病（甲亢、肝性脑病）、小脑病变、精神因素、遗传性疾病（肝豆状核变性）、变性疾病（帕金森病、帕金森综合征、帕金森叠加综合征、多系统变性）。详细询问既往史，有助于定性引发震颤的病变。

4. 用药史　锂或丙戊酸钠、抗精神病药物和非典型抗精神病药物的典型药物可诱发帕金森综合征。

5. 加重缓解因素　特发性震颤可于酒精、普萘洛尔摄入后好转。

6. 家族史　尤其是有阳性家族史。

（陈佳妮　高　慧）

第二节　体格检查及异常体征

一、一般检查

【定义】

一般检查是对患者全身状态的概括性检查，以视诊为主要检查方法，配合触诊、叩诊、听诊、嗅诊或借助于体温计、血压计、听诊器等进行检查。一般检查对于了解患者的全身状况、评价病情的严重程度以及正确诊断疾病具有重要意义。

【内容】

一般检查的内容有性别、年龄、生命体征（体温、脉率、呼吸频率、血压）、发育与体型、营养状态、意识状态、面容与表情、皮肤和淋巴结等。

患者多取仰卧位或坐位，医生站在患者右侧，向患者问候，并进行自我介绍，告知体格检查注意事项，希望患者予以配合。通过简短的交流，消除其紧张情绪，增强信任感，并了解患者的应答和言语状态。

1. 性别　根据临床统计，性别与某些疾病发生率有关，如甲型血友病多见于男性，罕见于女性。

2. 年龄　年龄与疾病的发生和预后有密切关系，如多发性骨髓瘤、慢性淋巴细胞白血病等疾病多见于中老年人。

3. 生命体征　生命体征是评估生命活动是否存在及生命活动质量的重要征象，包括体温、脉搏、呼吸、血压。生命体征是了解和判断患者病情变化的重要指标之一，应及时、准确测量并记录在案。

4. 体温　一般是指人体内部的温度，临床上通常以口腔、直肠或腋窝的温度代表体温。生理情况下，体温有一定的波动，但24小时内波动范围一般不超过1℃。常用的测量方法有口测法、肛测法、腋测法，其中国内最常用的是腋测法，具体方法是：取体温表，先检查体温表内水银柱是否已甩至36℃以下，然后把体温表汞柱端放在患者一侧腋窝中央顶部，保证腋窝处无致热物以及降温物质（如热水袋或冰袋），如有汗液则须擦干后测体温，并嘱患者用上臂将体温表夹紧，10分钟后取出体温表，观察刻度、默记读数后，甩下水银，将体温表放入托盘内，及时把体温记录在体温记录单上。应注意当患者处于昏迷状态、明显消瘦等情况时可能不能将温度计夹紧，导致测量不准。正常值为36~37℃。腋窝体温较口腔温度低0.2~0.4℃。体温高于正常称为发热，见于感染、创伤、各种体腔内出血、恶性肿瘤等；体温低于正常称为体温过低，见于休克、慢性消耗性疾病、严重营养不良、甲状腺功能低下等。

5. **呼吸**　患者取坐位或者仰卧位，脱去上衣，光线明亮处观察患者胸廓或腹部随呼吸而出现的活动情况，一般情况下应计数1分钟，注意观察呼吸类型、频率、深度、节律以及有无其他异常等现象。正常成人静息状态下，呼吸频率为12~20次/min，呼吸与脉搏之比为1：4。

6. **脉搏**　通常以触诊法检查桡动脉搏动情况，应注意其频率、节律、强弱以及呼吸等对它的影响。检查方法：检查者将一手示、中、环指并拢，并将其指腹平放于桡动脉近手腕处，以适当压力触摸桡动脉搏动，至少30秒，并计算出每分钟搏动次数。脉率可因年龄、性别、活动、情绪状态等不同而有所波动，正常成人脉率为60~100次/min，平均72次/min；儿童较快，约90次/min，婴幼儿可达130次/min；老年人较慢，55~60次/min；女性较快，夜间睡眠时较慢；餐后活动和情绪激动等情况下较快。在某些情况下应注意两侧桡动脉搏动情况的对照检查。检查者手掌紧握受检者手腕掌面桡动脉处，将其前臂高举过头部，若明显感知桡动脉犹如水冲的急促有力的脉搏冲击，称为水冲脉，可见于甲状腺功能亢进、严重贫血等。

7. 血压　通常指体循环动脉血压，是重要的生命体征，分为收缩压（systolic blood pressure，SBP）和舒张压（diastolic blood pressure，DBP），收缩压和舒张压之差称为脉压（pulse pressure，PP），舒张压加 1/3 脉压为平均动脉压。测量血压前患者必须在安静环境下休息 5~10 分钟。下面以测量右上臂血压为例详述血压测量要领：先打开血压计开关，检查水银柱液面是否与 0 点平齐。使患者右上肢裸露，伸直并外展约 45°，使袖带气囊胶管避开肱动脉，将袖带紧贴皮肤缚于上臂，下缘距肘弯横纹上 2~3cm，袖带不宜过紧或过松，一般以能伸进 1 指为宜。在肘窝肱二头肌腱内侧触及肱动脉，左手将听诊器膜式体件置于肱动脉上，不宜将体件塞在袖带下，并使测量点与心脏在同一水平。右手以均匀节奏向袖带内注气，待动脉搏动消失，再升高 20~30mmHg（2.6~4.0kPa）。然后缓缓放气，使水银柱缓慢下降，以每秒 2mm 速度为宜。两眼平视水银柱平面，听到的第一个搏动声为收缩压；水银柱继续下降至声音突然变低沉，直至消失，此时所示压力值为舒张压。同样的方法测定两次，间歇 1 分钟左右，取最低值为血压值。解下袖带，整理好后放入血压计内。向右侧倾斜血压计约 45°，使水银柱内水银进入水银槽内后关闭开关。流行病学研究证实，健康人的血压随性别、种族、职业、生理情况和环境条件下的不同而稍有差异。新生儿的血压平均为（50~60）/（30~40）mmHg，成人的血压平均为（90~130）/（60~85）mmHg，脉压为 30~40mmHg。脉压增大可有水冲脉和枪击音、Duroziez 双重杂音、毛细血管搏动征、颈动脉搏动增强的体征，可统称为周围血管征阳性，主要见于主动脉瓣重度关闭不全，甲状腺功能亢进和严重贫血等。

8. 发育与体型（development）　发育是否正常应以年龄、智力、体格成长变化状态（包括身高、体重、肌肉和脂肪量、肢体长短、头颈和躯干形态及第二性征）及其相互间的关系进行综合评价。发育正常者，年龄、智力和体格成长变化应该是相称的，之间的关系应该是彼此协调和相互适应的。

体型（habitus）：是身体各部分发育的外观表现，包括骨骼、肌肉的成长与脂肪分布状态等。常见的三种成人体型分为：无力型、超力型、正力型。异常体型是指与同一地区、种族、年龄、性别的群体相比有显著差异者。例如：矮小体型指成年男性身高低于145cm，女性低于135cm者，常见于遗传因素、内分泌疾病、营养不良、全身性疾病（结核、肿瘤、心脏病、血吸虫病等）。

9. 营养状态（nutritional state）　与食物的摄入、消化与吸收功能及代谢等因素有关，可以作为鉴定健康和疾病程度的标准之一。营养状态应根据皮肤、毛发、皮下脂肪、肌肉等情况，结合年龄、身高和体重进行综合判断，并注意寻找和搜集导致营养异常的原因和病史。评估营养状态常用的体格测量指标：根据皮肤弹性、黏膜颜色、指甲、毛发的光泽、肌肉是否结实，以及肋间隙和锁骨上窝凹陷程度等进行判断。

10. 意识状态（consciousness）　是指人对周围环境和自身状态的认识与觉察能力，是大脑高级神经中枢活动的综合表现。意识活动主要包括认知、思维、情感、记忆和定向力五个方面。凡能影响大脑功能活动的疾病均会引起不同程度的意识改变，称为意识障碍（disturbance of consciousness）。临床上常见的意识障碍有嗜睡、意识模糊、昏睡、昏迷和谵妄等。中枢神经系统如白血病、淋巴瘤、脑出血等可发生不同程度的意识障碍。

11. 面容（facial features）与表情（expression）　是评价一个人情绪状态的重要指标，由于某些疾病会出现一些特征性面容与表情，因此面容与表情对于某些疾病的诊断具有重要的临床价值。例如：慢性病容见于慢性消耗性疾病如恶性肿瘤、严重结核病等；贫血面容见于各种原因所致贫血。

12. 皮肤　是身体与外在环境间的一层屏障，它具有重要的生理功能。无论是外在的环境改变或是体内疾病或其他因素影响，均可造成皮肤生理功能和/或组织结构发生变化而表现为皮肤病变和反应。皮肤的变化可能是局部原因所致，也可能是全身病变和反应的一部分。

检查皮肤的颜色（是否有苍白、发红、发绀、黄染、色素沉着、色素脱失等）、湿度、弹性、皮疹、脱屑、皮下出血、蜘蛛痣和肝掌、水肿、皮下结节、瘢痕、毛发等情况。皮肤黏膜苍白可由贫血或末梢毛细血管痉挛或充盈不足所致，若仅出现肢端苍白，可能与肢体动脉痉挛或阻塞有关，如雷诺病、血栓闭塞性脉管炎等。皮肤发红可见于发热性疾病、真性红细胞增多症、库欣（Cushing）综合征患者。皮肤出现褐色或青铜色色素沉着可见于反复大量输血所致的继发性血色病或遗传性血色病，可能与含铁血黄素的沉积及所致肾上腺皮质功能减退有关。局部皮肤青紫色可见于皮下出血（subcutaneous bleeding），出血斑点直径小于 3mm 者称为出血点或瘀点（petechia），直径为 3～5mm 者称为紫癜（purpura），直径大于 5mm 者称为瘀斑（ecchymosis），片状出血伴局部皮肤显著隆起者称为血肿（hematoma），常见于造血系统疾病、严重感染、某些血管损伤性疾病等。对于皮肤红斑伴溃疡、糜烂等，应警惕皮肤型淋巴瘤。

毛发疾病一般分为毛发脱落、毛发过多、毛发变色、毛发变质等。临床上以毛发脱落为多见，常见原因有甲状腺功能低下、伤寒、环磷酰胺等抗癌药物及放射线的影响。毛发过多可见于遗传、多囊卵巢综合征、Cushing 综合征、环孢素等药物的影响。

13. 淋巴结　淋巴结的变化与许多疾病的发生、发展、诊断及治疗密切相关，尤其是对肿瘤的诊断、转移及发展变化的观察起着非常重要的作用。淋巴结分布于全身，一般检查只能发现身体各部位浅表淋巴结的变化。正常情况下，浅表淋巴结很小，直径多为 0.2~0.5cm，质地柔软，表面光滑，无压痛，与毗邻组织无粘连，常呈链状与组群分布，通常不易触及。浅表淋巴结位于耳前、耳后、枕部、颌下、颏下、颈前三角、颈后三角、锁骨上窝、腋窝、滑车上、腹股沟、腘窝。浅表淋巴结呈组群分布，一个组群的淋巴结收集一定区域的淋巴液，局部炎症或肿瘤往往引起相应区域的淋巴结肿大。

头颈部淋巴结的检查顺序是：耳前、耳后、枕部、颌下、颏下、颈前、颈后、锁骨上淋巴结。上肢淋巴结的检查顺序是：腋窝淋巴结、滑车上淋巴结。腋窝淋巴结应按尖群、中央群、胸肌群、肩胛下群和外侧群。下肢淋巴结的检查顺序是：腹股沟部（先查上群、后查下群）、腘窝部。检查淋巴结的方法是视诊和触诊。视诊时不仅要注意局部征象（包括皮肤是否隆起，颜色有无变化，有无皮疹、瘢痕、瘘管等），也要注意全身状态。触诊是检查淋巴结的主要方法：①按顺序由浅入深触诊颈部淋巴结。用双手指滑动触诊耳前、耳后、乳突区淋巴结。请被检者将头转向右侧，用右手指触诊枕骨下区的枕后淋巴结。头部还原，检查者双手指尖在颈后三角沿斜方肌前缘和胸锁乳突肌后缘触诊；翻掌，用双手指尖在颈前三角区，先沿胸锁乳突肌前缘触诊。然后让被检者头稍低向左侧，检查者左手扶住头部，右手指尖分别触摸颌下和颏下淋巴结。同法触摸右侧颌下淋巴结。请被检者头部稍前屈，用双手指尖在锁骨上窝内由浅逐渐触摸至锁骨后深部，检查锁骨上淋巴结。②触诊腋窝淋巴结：检查者左手扶着被检查者左前臂，屈肘外展抬高约45°，右手指并拢，掌面贴近胸壁向上直达腋窝顶部，将被检者手臂放下靠拢身体，由浅入深滑动触诊。然后依次触诊腋窝后壁、内侧壁、前壁。触诊腋窝前壁时，注意拇指和四指的配合。再翻掌向外，触诊腋窝外侧壁。左手检查右腋窝淋巴结，方法同前。如发现淋巴结肿大，要注意其部位、大小与形状、数目与排列、表面特性、质地、活动度、有无压痛、粘连及局部皮肤有无红肿、瘢痕、瘘管等。淋巴结肿大可见于感染、过敏或变态反应、结缔组织病、血液与造血系统疾病（如淋巴瘤、白血病），以及恶性肿瘤的淋巴结转移等。

二、头部检查

【定义】

头部及其器官是人体最重要的外形特征之一，是检查者最先和最容易见到的部分，仔细检查能提供很多有价值的诊断资料，应进行全面的视诊、触诊。如：地中海贫血患儿可能伴有生长发育异常，如头大、额部隆起、颧骨突出、鼻梁凹陷、嘴唇厚，两眼距离宽。

【内容】

1. 头发与头皮检查　头发（hair）要注意颜色、疏密度、脱发的类型与特点。脱发可由疾病引起，如伤寒、甲状腺功能低下等，也可由物理与化学因素引起，如放射治疗和抗癌药物治疗。头皮（scalp）的检查需分开头发，观察头皮颜色、头皮屑，有无头癣、疖痈、外伤、血肿及瘢痕等。

2. 头颅（skull）　头颅的视诊应注意大小、外形变化和有无异常活动。触诊是用双手仔细触摸头颅的每一个部位，了解其外形，有无压痛和异常隆起。头颅的大小以头围来衡量，测量时以软尺自眉间绕到颅后通过枕骨粗隆。

3. 颜面及器官　颜面（face）为头部前面不被头发遮盖的部分，一般可概括为三个类型：椭圆形、方形及三角形。面部肌群很多，有丰富的血管和神经分布，是构成表情的基础，除面部器官本身的疾病外，许多全身性疾病在面部及其器官上都有特征性改变，检查面部及其器官对某些疾病的诊断具有重要意义。

4. 眼的检查 包括四部分：视功能、外眼、眼前节和内眼。视功能包括视力、视野、色觉和立体视等检查；外眼包括眼睑、泪器、结膜、眼球位置和眼压检查；眼前节包括角膜、巩膜、前房、虹膜、瞳孔和晶状体；内眼，即眼球后部，包括玻璃体和眼底，需用检眼镜在暗室内进行。

检查结膜（conjunctiva）：嘱被检者眼睛下视，用右手示指和拇指捏住左上眼睑中部 1/3 交界处的边缘，轻轻向前牵拉，然后示指向下压，并与拇指配合将睑缘向上捻转，翻转上眼睑。观察眼睑结膜和穹隆结膜。提起上眼睑皮肤，使眼睑翻转复原。按同样方法检查右上眼睑。用双手拇指置于下眼睑中部，请受检者向上看，同时向下牵拉睑缘，观察下眼睑结膜、穹隆结膜、球结膜及巩膜。结膜常见的改变为：结膜发红、血管充盈，见于结膜炎、角膜炎；结膜苍白见于贫血；结膜发黄见于黄疸；若有多少不等散在的出血点时，可见于感染性心内膜炎。

检查眼球（eyeball）：注意眼球的外形与运动，观察眼球的外形有无突出或下陷。检查者伸右臂竖示指，距受检者左眼前 30~40cm 处。嘱被检者注视示指的移动，并告之勿转动头部，可用左手固定被检者头部。示指按水平向外、外上、外下，水平向内、内上、内下，共 6 个方向进行。检查每个方向时均从中位开始，观察有无眼球运动障碍和眼球震颤。同法检查右侧眼球运动。我国正常人眼球突出度为 12~14mm，两眼球间的差距在 2mm 以内，眼球突出应考虑白血病、转移性神经母细胞瘤、炎性疾病等。

检查瞳孔（pupil）：瞳孔是虹膜中央的孔洞，正常直径为 2~5mm。对瞳孔的检查应注意瞳孔的形状、大小、位置，双侧是否等圆、等大，对光及集合反射等。取手电筒，聚光圈后检查对光反射。先查左瞳孔，手电光由外向内移动，直接照射瞳孔，并观察左瞳孔是否缩小。移开光源后，用手隔开双眼，再次用手电光直接照射左瞳孔并观察右侧瞳孔的反应。用同样的方法检查右侧瞳孔的直接和间接对光反射。嘱被检者注视1m以外的示指，然后将示指较快地向鼻梁方向移动至距眼球约20cm处，观察两侧瞳孔变化，即调节反射。再将1m外的示指缓慢移近，观察两侧眼球的内聚，称为辐辏反射。

5. 耳　耳是听觉和平衡器官，分外耳、中耳和内耳三个部分。检查耳郭有无畸形、结节或触痛。请被检者头部转向右侧，将左手拇指放在左耳屏前向前牵拉，右手中指和环指将耳郭向后上方牵拉，拇指和示指持手电，观察外耳道的皮肤及有无溢液。检查乳突有无压痛。先左后右。后天突发性耳聋应考虑急性白血病、病毒感染等。

6. 观察鼻部皮肤和外形　左手拇指将鼻尖上推，借助手电光观察鼻前庭和鼻腔。检查者用手指压闭一侧鼻翼，请受检者呼吸，以判断通气状态。同样方法检查另一侧。鼻出血除考虑局部原因外，应注意筛查有无血友病、白血病、血小板减少性紫癜、再生障碍性贫血等疾病。

检查额窦、筛窦和上颌窦有无压痛。用双手固定于患者的两颞侧，将拇指置于眶上缘内侧同时向后按压，询问有无压痛，两侧有无差别。将手下移，先用右拇指置于被检者左侧鼻根部与眼内眦之间，向后内方按压，询问有无压痛；接着用左手拇指压右侧鼻根部与眼内眦之间，向后内方按压，询问有无压痛。再将两手下移，拇指置于颧部，同时向后按压，询问有无疼痛，两侧有无差别。

7. 观察口唇色泽，有无疱疹、口角糜烂等。取手电筒和消毒压舌板，观察口腔黏膜、牙齿、牙龈。轻轻压迫牙龈，注意有无出血和溢脓。嘱患者张大口并发"啊"音，手持压舌板的后1/3，在舌前2/3与舌后1/3交界处迅速下压，借助手电光观察软腭、舌腭弓、悬雍垂、扁桃体和咽后壁。注意有无黏膜充血、红肿、淋巴滤泡增生。如果扁桃体增大，则须分度：位于扁桃体窝内，为Ⅰ度大，超过舌腭弓，但没有超过咽腭弓，为Ⅱ度，超过咽腭弓为Ⅲ度。请被检者伸舌，观察舌体、舌苔和伸舌运动、鼓腮、示齿动作。舌面绛红如生牛肉状，见于糙皮病（烟酸缺乏）；舌头萎缩，舌体较小，舌面光滑呈粉红色或红色，见于缺铁性贫血、恶性贫血及慢性萎缩性胃炎。

（潘 崚 张丹凤）

三、身高测量

【定义】

身高是指从头顶至地面的垂距，一般以 cm 作单位。儿童青少年时期，每年分时段测量 1～2 次，身高是掌握生长发育状况的重要手段之一。中老年人测量身高在一定程度上可以评定骨质疏松的程度。

【测量方法】

1. 身高测量方法 被测量者赤脚，"立正"姿势站在身高计的底板上，脚跟、骶骨部及两肩胛间紧靠身高计的立柱上。测量者站在被测量人的左右均可，调整被测量人的头部，使其耳屏上缘与眼眶下缘的最低点齐平，再移动身高计的水平板至被测量人的头顶，使其松紧度适当，即可测量出身高。

注意事项：每次测量身高均应赤脚，并在同一时间（早晨更准确），用同一身高计，身体姿势前后应一致，身高计应放在地面平坦并靠墙根处。每次测量最好连续测两次，间隔 30 秒。两次测量的结果应大致相同。身高计的误差不得超过 0.5cm。

2. 上身长度的测量 被测量者坐在身高计的坐板上，头的枕部、两肩胛间的脊部和骶部三点应贴在身高计的立柱上。坐时头正直，眼平视，躯干挺直，两腿并拢，大小腿间保持90°的夹角，两脚踏在地面或身高计的垫板上，两臂自然垂于体侧，测出头顶到骶尾骨的距离即为上身高度。

注意事项：被测量人的头枕部、两肩胛间的脊部和骶部三点应贴在身高计的立柱上。其余与测身高相同。

3. 下肢长度的测量　被测量者两脚分开与肩同宽，站在平坦的地面上。测量左下肢股骨大转子上缘至地面的垂直距离，即是下肢的长度。

注意事项：测量人一定要准确触摸被测量者大转子骨上缘的部位。触摸时，先将示指、中指和无名指贴在被测量人大转子骨的部位，让被测量者屈膝抬起大腿，再直腿前后摆动几次，测量人就能准确地判断大转子骨（股骨上端随动作转动处）的上缘位置。测量的钢卷尺误差不得超过0.2cm。

四、体重测量

【相关知识】

主要用于营养状况的评估。BMI（体重指数）= 体重（kg）/身高（m）平方。2014年美国临床内分泌医师学会（AACE）和美国内分泌学会（ACE）提出肥胖的分级：①正常体重（$18.5kg/m^2 < BMI < 25kg/m^2$）*；②超重（BMI为$25 \sim 29.9kg/m^2$，无肥胖相关并发症）**；③肥胖0级（BMI$\geq 30kg/m^2$，无肥胖相关并发症）；④肥胖1级（BMI$\geq 25kg/m^2$，伴有$1 \sim 2$种肥胖相关并发症）；⑤肥胖2级（BMI$\geq 25kg/m^2$，伴有2种及以上肥胖相关并发症）。消瘦（营养不良）：BMI$\leq 18.5kg/m^2$。

注：* 中国人BMI$< 23kg/m^2$；

** 中国人BMI$23 \sim 25kg/m^2$，伴腰围增加（男性$\geq 90cm$，女性$\geq 85cm$）。

肥胖相关并发症包括：代谢综合征、糖尿病、脂代谢异常、高血压、多囊卵巢综合征（poly cystic ovarian syndrome，PCOS）、非酒精性脂肪肝、阻塞性睡眠呼吸暂停综合征（obstructive sleep apnea syndrome，OSAS）等。

【测量方法】

被测者尽量减少着装，自然站立在体重计踏板的中间，保持身体平稳。

五、甲状腺查体

【定义】

甲状腺查体是指对甲状腺进行视诊、触诊与听诊，以判断甲状腺表面平滑程度、大小、对称性、质地、有无触痛与压痛、有无结节及其与周围组织的关系、有无血流杂音等。

【操作步骤】

1. 视诊 检查者站在被检者正前方，两眼平视甲状腺（甲状软骨的下方和两侧），观察甲状腺大小和对称性。正常人甲状腺外观不突出，女性在青春发育期可略增大。嘱被检查者做吞咽动作，可见甲状腺随吞咽动作而向上移动，如不易辨认时，嘱被检查者两手放于枕后，头向后仰，再观察即较明显。

2. 触诊

（1）甲状腺峡部：甲状腺峡部位于环状软骨下方第 2～4 气管环前面。站于受检者前面用拇指或站于受检者后面用示指从胸骨上切迹向上触摸，可感到气管前软组织，判断有无增厚，请受检者做吞咽动作，可感到此软组织在手指下滑动，判断有无长大和肿块。

（2）甲状腺侧叶：前面触诊，一手拇指施压于一侧甲状软骨，将气管推向对侧，另一手示指、中指在对侧胸锁乳突肌后缘向前推挤甲状腺侧叶，拇指在胸锁乳突肌前缘触诊，配合吞咽动作，重复检查，可触及被推挤的甲状腺。用同样方法检查另一侧甲状腺。后面触诊，类似前面触诊。一手示指、中指施压于一侧甲状软骨，将气管推向对侧，另一手拇指在对侧胸锁乳突肌后缘向前推挤甲状腺，示指、中指在其前缘触诊甲状腺。配合吞咽动作，重复检查。用同样方法检查另一侧甲状腺。

3. 听诊　当触到甲状腺肿大时，用钟型听诊器直接放在肿大的甲状腺上，如听到低调的、连续性血流"沙沙"嗡鸣音，对诊断甲状腺功能亢进很有帮助。

相关知识：甲状腺肿大可分三度：不能看出肿大但能触及者为Ⅰ度；能看到肿大又能触及，但在胸锁乳突肌以内者为Ⅱ度；超过胸锁乳突肌外缘者为Ⅲ度。

（张雨薇）

六、胸部查体

【意义】

标记正常胸腔内脏器的位置和轮廓，标记异常体征的部位和范围，反映及记录胸腔内脏器病变在人体体表的投影，临床操作的体表定位。

【骨骼标志】

胸骨上切迹：胸骨柄上方，气管位于切迹正中。

胸骨角：胸骨柄与胸骨体的连接处向前突起，与第二肋相连，标志支气管分叉，心房上缘，主动脉弓起始处，第 5 胸椎。

腹上角（胸骨下角）：左右肋弓汇合形成 70°~110°夹角，标记肝脏左叶、胃和胰腺。

剑突：胸骨体下端突出部分三角形。

肋骨：1~7 肋，8~10 肋，11、12 肋（浮肋）。

肩胛下角：肩胛骨的最下端平第 7 肋或第 8 肋，第 8 胸椎，后胸部计数肋骨的标志。

脊柱棘突：后正中线的标志，第 7 颈椎棘突最明显，是计数胸椎的标志。

前正中线：即胸骨中线。

锁骨中线：锁骨肩峰端与胸骨端中点。

胸骨线：沿胸骨边缘与前正中线平行的垂直线。

胸骨旁线：通过胸骨线和锁骨中线中间的垂直线。

肩胛线：双臂下垂时通过肩胛下角与后正中线平行的垂直线。

后正中线：通过椎骨棘突或沿脊柱正中下行的垂直线。

【自然陷窝和解剖区域】

胸骨上窝：正常气管位于其后。

锁骨上窝：两肺上叶肺尖部。

锁骨下窝：两肺上叶肺尖的下部。

肩胛上区：上叶肺尖的下部。

肩胛下区：两肩胛下角的连线与第12胸椎水平线之间的区域。

肩胛间区：两肩胛骨内缘之间的区域。

【肺下界（平静呼气末）】

前胸部：第6肋骨。

锁骨中线：第6肋间隙。

腋中线：第8肋间隙。

肩胛线：第10肋骨。

【胸壁及胸廓异常体征】

1. 胸壁静脉　上腔静脉阻塞时，静脉血流方向自上而下：肺癌所致的上腔静脉综合征。下腔静脉阻塞时，血流方向则自下而上。

2. 皮下气肿　皮下组织有气体积存：用手按压时，有震动感，似握雪一样的感觉；用听诊器边加压边听诊，可听到微小的"喳喳"声，似捻发音。产生原因：肺、气管及胸膜外伤，使气体进入皮下或局部产气荚膜杆菌。

3. 胸壁压痛　正常胸壁无压痛。胸壁压痛见于：①肋间压痛：肋间神经炎；②肋软骨局部压痛：肋骨软骨炎；③胸骨压痛及叩击痛：白血病；④胸壁局部压痛：软组织炎症、肋骨骨折；⑤肌肉压痛：肌炎、流行性肌痛等。

4. 胸廓

详见表1-4。

表1-4 胸廓异常体征

正常胸廓	两侧对称，椭圆形，前后径∶左右径＝1∶1.5	
异常胸廓	扁平胸	扁平，前后径常短于左右横径的一半。慢性消耗性疾病（如肺结核）；瘦长体型者
	桶状胸	桶形，前后径增长、与左右径同，肋间隙宽。肺气肿；老年人和矮胖体型者
	佝偻病胸	佝偻病串珠、肋膈沟、漏斗胸、鸡胸，多发于儿童
	一侧变形	大量胸腔积液、气胸；肺不张、肺纤维化、广泛胸膜增厚
	局部隆起	心脏肿大、心包积液、主动脉瘤、胸壁肿瘤、肋骨骨折等
	脊柱畸形	脊柱严重前凸、后凸或侧凸。脊柱结核等

【肺和胸膜异常体征】

1. 视诊

（1）呼吸运动：腹式呼吸，膈肌运动为主，主要见于男性和儿童；胸式呼吸，肋间肌的运动为主，主要见于女性；胸式呼吸减弱，主要见于肺炎、胸膜炎、胸壁痛及肋骨骨折；腹式呼吸减弱，腹膜炎，主要见于大量腹水、腹部肿瘤及妊娠等。

（2）呼吸困难

1）吸气性呼吸困难"三凹征"：上呼吸道部分阻塞，吸气时呼吸肌收缩，肺内负压极度增高，引起胸骨上窝、锁骨上窝及肋间隙向内凹陷,吸气时间延长,常见于气管阻塞,如气管异物、肿瘤等。

2)呼气性呼吸困难:下呼吸道阻塞的患者,因气流呼出不畅,呼气需要用力,引起肋间隙膨隆,常见于支气管哮喘和慢性阻塞性肺疾病。

3)呼吸困难的体位

端坐呼吸:充血性心力衰竭、二尖瓣狭窄、重症哮喘、慢性阻塞性肺疾病。

转卧或折身呼吸:神经性疾病、充血性心力衰竭。

平卧呼吸:肺叶切除术后、神经性疾病、肝硬化(肺内分流)及低血容量等。

(3)呼吸频率(respiratory frequency):正常成人静息状态下,呼吸为 12~20 次/min,呼吸与脉搏之比为 1∶4。常见的呼吸频率改变如下:

1)呼吸增快>20 次/min:主要见于发热、贫血、甲状腺功能亢进、心力衰竭等。

2)呼吸过缓<12 次/min:主要见于镇静剂过量、颅内压升高等。

(4)呼吸深度的变化

1)呼吸浅快:主要见于呼吸肌麻痹、严重鼓肠、腹水和肥胖,以及肺部疾病。

2)呼吸深快:主要见于剧烈运动、情绪激动或紧张、代谢性酸中毒(库斯莫尔呼吸)。

(5)呼吸节律(respiratory rhythm):详见表 1-5。

2. 触诊

(1)胸廓扩张度

1)触诊方法:前胸廓扩张度,双手置于胸廓下面前侧部,拇指沿肋缘指向剑突。后胸廓扩张度,双手平置于患者背部,拇指与中线平行。

表 1-5　常见的呼吸节律异常

类型	特点	病因
呼吸停止	呼吸消失	心脏停搏
Biot 呼吸	规则呼吸后出现长周期呼吸停止又开始呼吸	颅内压增高，药物引起的呼吸抑制大脑损害（通常于延髓水平）
Cheyne-Stokes 呼吸	不规则呼吸呈周期性，呼吸频率和深度逐渐增加和逐渐减少以致呼吸暂停相交替出现	药物引起的呼吸抑制，充血性心力衰竭，大脑损伤（通常于脑皮质水平）
Kussmaul 呼吸	呼吸深快	代谢性酸中毒

2）一侧胸廓动度受限：常见于以下情况。①肺部疾病：肺炎、肺不张、肺结核等；②胸膜病变：胸腔积液、胸膜增厚粘连；③肋骨病变：骨折、炎症、结核、肿瘤；④胸壁软组织病变：炎症；⑤膈肌病变：麻痹。

3）一侧扩张度增强：常见于对侧扩张受限。

4）两侧的胸廓扩张度均减弱：常见于老年人和双肺弥漫性病变，如肺气肿、肺纤维化及呼吸肌无力等。

5）两侧胸廓扩张度增强：常见于膈肌运动障碍、腹式呼吸减弱及胸式呼吸代偿增强等。

（2）语音震颤（触觉震颤、语颤）

1）减弱：肺泡含气过多、肺气肿、支气管阻塞、阻塞性肺不张、大量胸腔积液或气胸、严重胸膜增厚粘连、胸壁皮下气肿。

2）增强：肺组织炎症或实变、大片肺梗死、巨大近胸膜空腔共鸣、肺脓肿及空洞型肺结核等。

（3）胸膜摩擦感：急性胸膜炎时，纤维蛋白沉着于两层胸膜，脏、壁层胸膜表面粗糙，呼吸时脏、壁层胸膜相互摩擦，可触到摩擦感；吸气末最强，常见于下前侧胸。

3. 叩诊

（1）叩诊要点

1）主要叩诊方法包括：直接叩诊法、间接叩诊法。

2）叩诊顺序：由上至下，与肋骨垂直；由内至外，与肋骨平行；前胸（胸稍前挺）→侧胸（双臂上举）→后胸（双手交叉抱肘）；左右、上下、内外对比。

（2）叩诊音：主要分类详见表 1-6。

表 1-6 叩诊音主要分类

类型	强度	音调	时限	性质
鼓音				空响
过清音				回响
清音				鼓响样
浊音				重击声
实音				极钝

（3）肺界的叩诊

肺上界：斜方肌前缘叩诊，4~6cm Kronig 峡。

肺前界：心脏绝对浊音界。

肺下界：锁骨中线-第 6 肋间隙；腋中线-第 8 肋间隙；肩胛下线-第 10 肋间隙。

（4）胸部异常叩诊音的临床意义

浊音或实音：含气量减少或不含气的占位病变，如肺炎、肺不张、肺结核、肺肿瘤、胸腔积液。

鼓音：气胸、近壁空洞。

空瓮音：鼓音+金属样回响，如巨大空洞、张力性气胸等。

过清音：含气量增多，如慢性阻塞性肺疾病等。

浊鼓音：主要见于肺不张、肺炎充血期消散期及肺水肿等。

4. 听诊

（1）主要分类及特点：详见表1-7。

表1-7 肺部听诊音主要分类及特点

类型	听诊特点	听诊部位
支气管呼吸音	呼气音响强、音调高、呼气相长	喉部、胸骨上窝、背部 C_6、C_7 及 T_1、T_2 附近
肺泡呼吸音	吸气音响强、音调高、吸气相长	乳房下部、肩胛下部及腋窝下部
支气管肺泡呼吸音	兼有支气管呼吸音和肺泡呼吸音的特点	胸骨两侧第 1、2 肋间隙、肩胛区 T_3、T_4 水平及肺尖前后部

（2）附加音：主要包括湿啰音、干啰音、语音共振及胸膜摩擦音等。

1）湿啰音：按照呼吸道腔径大小和腔内渗出物多少，湿啰音主要分为5种。①大湿啰音：支气管扩张、肺水肿、空洞型疾病；②中湿啰音：支气管炎、支气管肺炎；③细湿啰音：见于细支气管炎、支气管肺炎；④Velcro 啰音：吸气末高调啰音，见于弥漫性肺纤维化；⑤捻发音：肺淤血、肺炎早期、肺泡炎，长期卧床。

湿啰音的主要临床意义：①满布双肺，急性肺水肿，严重支气管肺炎；②两侧肺底湿鸣，心力衰竭所致肺淤血、支气管肺炎；③局限性湿鸣，局部病变、结核、支气管扩张，高调提示空洞存在。

2）干啰音：主要分类为2类。①哨笛音：乐音性，较小的支气管或细支气管；②鼾音：主支气管。

主要临床意义：①双侧性，主要见于慢性支气管炎，支气管哮喘，心源性哮喘等；②局限性，局部支气管狭窄，如结核或肿瘤等。

　　3）语音共振：详见表1-8。

表1-8　主要语音共振

语音共振分类	强度及清晰度	所见疾病
支气管语音	强度和清晰度增加	肺实变
胸语音	强度增加、言词清晰、近耳	大范围肺实变
羊鸣音	强度增加、性质变（鼻音、羊叫声：yia）	积液上被压的肺组织
耳语音	患者用耳语调发声	肺实变

　　4）胸膜摩擦音：屏气时消失，深呼吸时声音可加强。前下侧胸部最易听到，多见于纤维素性胸膜炎、胸膜肿瘤、肺梗死、尿毒症。

　　呼吸系统常见疾病的体征总结如表1-9。

表1-9　呼吸系统常见疾病主要体征

疾病	视诊	触诊	叩诊	听诊
支气管哮喘	呼吸困难，过度通气，辅助呼吸肌参与，发绀	通常正常，语音震颤减弱	通常正常，可有过清音，膈肌降低	呼吸音降低，呼气相延长，哮鸣音
肺气肿	桶状胸，体型瘦长	语音震颤减弱	过清音，膈肌动度减弱	呼吸音降低，语音传导减弱
肺炎	发绀可能，患侧呼吸动度减弱	语音震颤增强	浊音	吸气末湿啰音，支气管呼吸音
肺栓塞	通常正常	通常正常	通常正常	通常正常

续表

疾病	视诊	触诊	叩诊	听诊
肺水肿	可能出现右心压力增高的表现（颈静脉怒张，下肢水肿，肝脏长大）	通常正常	通常正常	吸气早期湿啰音，哮鸣音
气胸	通常正常，可有患侧呼吸动度减弱	语音震颤消失，气管可移向对侧	过清音	呼吸音消失
胸腔积液	通常正常，可有患侧呼吸动度减弱	语音震颤减弱，气管可移向对侧	浊音	呼吸音消失
肺不张	通常正常，可有患侧呼吸动度减弱	语音震颤减弱，气管可移向患侧	浊音	呼吸音消失
急性呼吸窘迫综合征	辅助呼吸肌参与，发绀	通常正常	通常正常	早期正常，后期出现湿啰音，呼吸音降低

（安 静）

七、心脏查体

1. 心脏听诊

（1）听诊区：心脏各瓣膜开放与关闭时所产生的声音传导至体表最易听清的部位称心脏瓣膜听诊区，与其解剖部位不完全一致。传统的有 5 个听诊区，①二尖瓣区：位于心尖搏动最强点，又称心尖区；②肺动脉瓣区：在胸骨左缘第 2 肋间；③主动脉瓣区：位于胸骨右缘第 2 肋间；④主动脉瓣第二听诊区：在胸骨左缘第 3 肋间；⑤三尖瓣区：在胸骨下端左缘，即胸骨左缘第 4、5 肋间。

（2）听诊步骤：一般从心尖搏动处开始听诊，逐渐移到胸骨下端左侧，再沿胸骨左侧逐一肋间向上听诊至左第 2 肋间后再移至胸骨右缘第 2 肋间。也可在心底部先听诊，此时听诊步骤与上述相反。或者按瓣膜病变好发部位的次序进行，即二尖瓣区、主动脉瓣第一听诊区、主动脉瓣第 2 听诊区、肺动脉瓣区、三尖瓣区。

（3）听诊器的选择与使用：听诊器包括胸件、连接管和耳件。耳件应适合检查者的外耳孔大小及外耳道的方向。连接管在保证检查者方便并与患者有适当距离的前提下应以短为宜。胸件应包括钟型和膜型两种，钟型者易听清低调的心音和杂音，如第三、四心音及二尖瓣狭窄时的杂音，膜型者则易听清高调的杂音和肺部音。为避免遗漏低调的心音、杂音，听诊时最好先用钟型头听诊，再用胸件轻压胸壁听诊。

（4）被检查者体位：为防止漏听杂音，应常规在患者坐位、平卧位时听诊。对于疑有二尖瓣狭窄者，嘱其取左侧卧位进行听诊。对于疑有主动脉瓣关闭不全者，宜取坐位且上身前倾。

2. 听诊内容

（1）心率：计数心率应至少听诊 1 分钟，尤其在心律不整齐时，不能以计数周围动脉的搏动次数来代替心率。通常心率是指静息时的心率，如心率快于 100 次/min 应嘱被检查者静坐（卧）5~10 分钟后再计数。

（2）心律：指心脏跳动的节律。正常的心跳节律是规整的，部分健康人尤其是儿童和青年有与呼吸有关的窦性心律不齐（一般无临床意义），表现为吸气时心率快而呼气时心率慢。

(3) 心音正常:一次心搏的心音在心音图记录可有四个成分,依次为第一、二、三和第四心音,临床记录中用 S1、S2、S3、S4 表示。听诊时一般只能听到 S1 和 S2,部分儿童和青少年有 S3,通常听不到 S4,如听到第四心音,多数属病理情况。

(陈立宇)

八、腹部查体

受检者取仰卧位,放松腹肌,双上肢置于躯干两侧;正确暴露腹部。主要包括下面四个方面查体:

1. 视诊 是否对称、形状、呼吸动度。是否有腹壁静脉曲张及血流方向、胃肠型蠕动波、手术瘢痕。观察皮肤有无皮疹、腹纹、色素沉着、瘢痕、脐部及有无疝等。

2. 触诊

(1) 腹肌紧张度:压痛、反跳痛、块状物(部位、大小、压痛、硬度、活动度,与呼吸关系,边缘,表面)。

(2) 肝:如扪及,记录右锁骨中线肋缘下及剑突下几厘米、硬度、压痛、边缘、表面、上界。

(3) 脾脏:能否扪及。如扪及,记录自左锁骨中线肋下缘至脾最远的边缘,如脾高度肿大,还要测量自左锁骨中线肋下缘垂直至脾下缘和自脾右缘至腹正中线的距离,以厘米表示。并查明硬度、压痛及边缘等情况。如怀疑是否为脾脏,注意能否触及脾门切迹。

(4) 胆囊:如扪及,记录大小、压痛、形状;Murphy 征。

(5) 肾:如扪及,记录大小、形状、硬度、压痛、移动度。

(6) 其他:麦氏点、输尿管压痛点有无压痛;液波震颤、腹壁反射(上、中、下三个位置)。

3. 叩诊 腹部叩诊及移动性浊音；肝及脾浊音；肝区、脾区和肾区有无叩痛。

4. 听诊 肠鸣音：听诊1分钟，记录肠鸣音次数和强度；有无振水音和血管杂音。

九、肛门查体

有无脱肛、裂隙、赘疣物、瘘管、囊状物。如有发现，以时钟时数记录位置，如有必要，应进行肛门指检，注意括约肌紧张度、囊肿、直肠狭窄、压痛、前列腺大小及压痛，以及指套上有无血或脓液。

十、外生殖器查体

女性：一般不检查，如病情需要，检查应有女护士陪同或请妇科医生进行妇科检查。男子：检查包皮是否过长、阴茎发育、尿道口有无分泌物、睾丸（是否肿大、是否下降、有无压痛），以及阴囊是否肿大（透光度、咳嗽冲动、硬度、有无肠鸣音）。

（刘 苓）

十一、关节查体

1. 关节活动度 目前采用国际统一的中立位 0° 的记录方法。

（1）腕关节：正常关节背伸 60° 左右、掌屈 50° ~ 60°，桡、尺侧偏活动一般可达 30° 左右。

（2）肘关节：肘关节完全伸直为中立位，运动主要为屈伸动作，没有侧方动作。正常屈曲时手能触肩，完全伸直时略有超伸，正常肘关节伸直位检查时，前臂与上臂纵轴成 10° ~ 15° 外翻角，称为携物角，大于 15° 时称为肘外翻，小于 0° 时称为肘内翻。

（3）肩关节：肩关节是人体活动最大的关节，主要有前屈、后伸、上举、内收、外展、内旋等功能。临床上常采用下列方法粗略检查肩关节活动范围是否正常：①肘关节贴在胸前，手能触摸到对侧耳朵，说明肩内收正常；②手能从颈后摸到对侧耳朵，说明肩关节前屈、外展及外旋活动正常；③手能从背后摸到或接近对侧肩胛骨下角，则说明肩关节内旋、后伸功能正常。

（4）髋关节：正常髋关节有屈、伸、内收、外展、内旋、外旋共6个方向活动。患者仰卧，两腿伸直平行，足趾指向天花板，即为髋关节中立位。

1）屈曲、后伸：检查者用手握患者小腿，将膝屈曲的同时，将大腿推向躯干，以患者骶部不离检查台为准，正常髋屈曲约120°，即大腿的前侧面可贴近腹壁；检查后伸时，患者取俯卧位，两腿伸直平行，检查者一手压在患者的腰骶部固定骨盆，另手托大腿远端，将腿上举，正常髋后伸约达30°。

2）外展、内收：自中立位，检查者一手轻压在髂嵴上，以稳定骨盆，另一手握患者小腿，将其外展至骨盆移动为止，正常外展45°~50°。同样自中立位，将此腿跨越另腿至内收极限，正常内收20°~30°。

3）内旋、外旋：在髋中立位时检查者握患者小腿，用力将此腿外旋至极限，正常约为45°，内旋也达45°。

（5）膝关节：正常膝关节活动范围为0°~150°，被动活动时可超伸5°~10°，屈膝足跟可接触臀部，记录方法为150°-0°-5°。屈膝90°内外侧副韧带松弛，此时膝关节可有10°内旋和20°外旋活动，伸直膝关节则应无内收、外展及旋转活动。

（6）踝关节：患者坐在床边，两小腿下垂，足纵轴与小腿呈90°，为踝关节的中立位。检查者一手握患者小腿，一手将前足往上推，即为踝关节背屈，正常可达20°；再将足向下拉，即为踝跖屈，正常可达 50°。

（7）脊柱活动度的检查

1）颈椎：患者两眼向前看，头部正直为中立位。自此中立位患者低头，颈椎前屈，正常为 45°，即下颌可触及胸骨柄，再让患者仰头，颈椎后伸，正常为 45°，即两眼可直视天花板。再嘱患者在头不转动的情况下，向左及向右倾斜，正常各约 45°即耳垂可触及耸起的肩峰，在继续用手固定好双肩的情况下，嘱患者向左然后再向右旋转，正常各约 60°，即患者下颌可触及耸起的肩峰。

2）胸腰椎：患者取直立位，髋、膝关节伸直，检查者两手固定骨盆，嘱患者低头前屈腰部，正常为 70°~80°；再嘱后伸腰部，正常为 20°~30°。左右侧屈曲各 25°~35°。在固定骨盆的情况下，让患者向左再向右旋转躯干，正常各 35°~45°。

2. 浮髌试验　以一手压迫髌上囊，将液体挤入关节腔内，另一手反复按压髌骨，在髌上囊可感到波动，或下压髌骨触到股骨，不压时即浮起，即为阳性。

3. "4"字试验（Patrick）　检查时患者仰卧，一侧下肢伸直，将对侧足置于伸直侧膝上向下压，如同侧骶髂关节疼痛，即为阳性。

4. 床边试验（Gaenslen 试验）　患者仰卧，身体贴向床边，检查者一手按住患者屈曲的小腿，使其尽量贴近腹壁，另一手按住悬于床缘外的大腿向下压，此时无论哪一侧骶髂关节疼痛，即为阳性。

5. 髌骨加压研磨试验　向上、下、左、右侧推动髌骨，可触及粗糙捻磨感或捻砂样摩擦音，并伴有疼痛，即为阳性。

6. "望远镜"征　将手指向远端牵拉时可变长，放松后手指回到原位，即为阳性。

7. 骶关节压迫试验　患者俯卧位，按压双侧髂后上棘连线，相当于第二骶骨水平，如出现疼痛，即为阳性。

8. 髂嵴推压试验　患者仰卧，检查者双手放其髂嵴部，拇指放于髂前上棘处，手掌按髂结节，用力推压骨盆，如骶髂关节周围疼痛，即为阳性。

9. 骨盆侧压试验　患者侧卧，检查者按压其髂嵴，如疼痛，即为阳性。

10. Schober 试验　患者直立，在背部正中线髂嵴水平作标记为零，向下 5cm 作标记，向上 10cm 再作另一标记，然后让患者弯腰（注意保持双膝直立），测量两个标记间的距离，若增加少于 4cm，则为阳性。

11. 指-地距　患者直立，弯腰，伸臂，测指尖与地面距离。

12. 枕-墙距　患者靠墙直立，双足跟贴墙，双腿伸直，背贴墙，收颏，眼平视，测量枕骨结节与墙之间的水平距离。

13. 胸廓活动度　患者直立，用刻度软尺测其第 4 肋间隙水平（女性乳房下缘）于深呼气和深吸气之胸围差，大于 2.5cm 为正常。

14. 腕屈试验　即腕自然下垂，持续 1 分钟后引起示指、中指麻木及疼痛，并偶向肘、肩部放射，即为阳性。

（岑筱敏）

第三节　神经内科体格检查及临床应用

神经内科体格检查是为了进行定位诊断，即判断神经系统有无损害及损害的部位及程度。在查体之前，采集准确而完整的病史，有助于在查体时有所侧重，收集阳性体征。检查前需要准备电筒、检眼镜、叩诊锤、大头针、音叉和棉签等辅助工具。神经内科体格检查主要分为七个部分，分别为：①意识状态和高级神经功能；②脑神经；③运动系统；④感觉系统；

⑤反射和病理征；⑥自主神经功能；⑦脑膜刺激征。

一、意识状态和高级神经功能

（一）意识状态

意识（consciousness）指人对周围环境和自身状态的识别和觉察能力。影响到脑干网状结构和双侧大脑皮层的病变，可以导致意识障碍。检查方法：通过对答、言语刺激、痛刺激、反射和生命体征的平稳程度来检查意识状态。

【常见的异常】

意识障碍分以下几种：

（1）嗜睡（somnolence）：患者持续睡眠状态，可通过言语刺激唤醒，能正确对答，刺激停止又复入睡。

（2）昏睡（stupor）：较嗜睡更深的意识障碍，需要较强刺激唤醒，对答含混不清，常答非所问，刺激停止又复入睡。

（3）昏迷（coma）：言语不能唤醒。按刺激反应及反射活动等，可分三度。

1）浅昏迷：不能唤醒，对疼痛刺激有肢体活动或痛苦表情等反应，生理反射（吞咽、咳嗽、角膜反射、瞳孔对光反应等）存在，体温、脉搏、呼吸、血压无明显改变。

2）中昏迷：不能唤醒，对强烈的刺激反应较弱，生理反射减弱，呼吸、脉搏、血压有所改变。

3）深昏迷：不能唤醒，随意活动完全消失，对各种刺激皆无反应，各种生理反射消失，可有呼吸不规则、血压下降、大小便失禁、全身肌肉松弛。

（4）谵妄：一种特殊类型意识障碍。在意识模糊的同时，伴有明显的精神运动兴奋，如躁动不安、喃喃自语、抗拒喊叫等。有丰富的视幻觉和错觉。夜间较重，多持续数日。见于感染中毒性脑病、颅脑外伤等。事后可部分回忆而犹如梦境，或完全不能回忆。

（二）高级神经活动检查

大脑皮层的活动包括语言、记忆、思维、情感及智能等。言语功能可以通过听说读写来检查。

失语（aphasia）：失语是语言符号的理解和表达的障碍，常见的异常包括运动性失语（broca aphasia）、感觉性失语（wernicke aphasia）。

记忆力：近记忆力检测是让患者记住几个词，5分钟之后再让患者重复出来。远期记忆力则让患者回忆应有的常识，如出生的日期。

计算力：问患者100减7是多少，再依次减去7的结果。

如果有进一步的需要，可以采用简易精神状态检查（MMSE），或是Moca量表来进行测试。

二、脑神经检查

（一）嗅神经检查

应先询问患者有无主观嗅觉障碍如嗅幻觉、嗅觉减退等，在此基础上判定是否需要进行相关的检查。

方法：让患者闭目，闭塞其一侧鼻孔，用松节油、肉桂油和杏仁等挥发性物质，或香皂、牙膏和香烟等置于患者受检的鼻孔，令其说出是何气味或作出比较。

常见的异常体征：①嗅觉减退，嗅觉损害常表现为对嗅气味刺激敏锐性的减退；②嗅觉丧失，后天的严重的嗅觉损害，表现为对嗅气味刺激的反应丧失；③嗅觉倒错，表现为对嗅气味刺激的错位反应；④嗅觉过敏，对嗅气味刺激敏感性增加；⑤幻嗅，不存在客观的嗅气味刺激，患者却嗅到了难以描述的通常使人不愉快的气味。

鼻腔疾病是嗅觉障碍的常见原因，嗅束病变可以导致嗅觉减退，常见的原因是外伤或是位于额叶底部的肿瘤，嗅中枢病变可引起幻嗅。

（二）视神经检查

主要检查视力、视野和眼底。

1. 视力 两只眼睛分开检查，嘱咐患者遮挡住一只眼睛，使用视力表对患者进行检查，如果患者无法看清视力表，则进行眼前指数、眼前手动、光感的检查。

2. 视野 是眼睛固定不动、正视前方时所能看到的空间范围。

检查时双眼分别测试，进行双侧对比。常用的视野检查法有手动法、视野计法，后者较为精确，但是需要专门的仪器进行辅助。在一般情况下，临床上常粗略地用手动法（对向法）加以测试，患者背光于检查者对面而坐，相距 60~100cm，测试左眼时，患者以右手遮其右眼，以左眼注视检查者的右眼，检查者以示指或其他视标在两人中间位置分别从上内、下内、上外和下外的周围向中央移动，直至患者看见为止，并与检查者本人的正常视野比较。另外也可以采用棉签分别从患者眼睛正上方、下方、侧方进行移动，粗略估计患者的视野情况。

3. 眼底检查 检查时患者背光而坐，眼球正视前方，检查右眼时，检查者站在患者右侧、右手持眼底镜、右眼观察眼底；左眼则相反。正常眼底可见视神经乳头呈圆形或椭圆形、边缘清楚、颜色淡红、生理凹陷清晰；动脉色鲜红，静脉色暗红，动静脉管径比例正常为 2∶3。检查时应注意视盘的形态、大小、色泽、边缘等，视网膜血管有无动脉硬化、狭窄、充血、出血等，及视网膜有无出血、渗出、色素沉着和剥离等。

（三）动眼神经Ⅲ、滑车神经Ⅳ及外展神经Ⅵ的检查

动眼神经：支配上睑提肌、上直、下直、内直和下斜肌；分布于睫状肌和瞳孔括约肌，参与瞳孔对光反射和调节反射。滑车神经：支配上斜肌，收缩时，牵拉眼球，使瞳孔转向外下方。外展神经：支配外直肌。三者共同支配眼球运动，可同时

检查。

【检查方法】

1. 观察　上睑下垂，睑裂对称，观察是否有眼球前偏斜，以及有无眼球震颤和瞳孔不等大。

2. 眼球运动　保持头不动，眼球向各个方向移动。观察眼球运动受限及受限的方向和程度，注意是否有复视和眼球震颤。

3. 反射　包括：①用瞳孔笔从一侧照射瞳孔，光线刺激瞳孔引起瞳孔收缩，光线刺激一侧瞳孔引起该侧瞳孔收缩称为直接光反射，对侧瞳孔同时收缩称为间接光反射；②调节反射：两眼注视远处物体时，再突然注视近处物体出现的两眼汇聚、瞳孔缩小的反射。

【常见的异常】

上睑下垂与眼球向内、向上及向下活动受限提示动眼神经麻痹，眼球向下、向外运动受限提示滑车神经损害，眼球向外转动障碍提示展神经受损，瞳孔反射异常提示动眼神经或者视神经受损。如视神经损害，则直接及间接光反射均消失或迟钝；如动眼神经损害，则直接光反射消失或迟钝；间接光反射存在。

（四）三叉神经Ⅴ的检查

三叉神经是一支复合神经，包括感觉和运动两大类纤维。三叉神经支配面部、颊黏膜、鼻腔黏膜的感觉和咀嚼肌的运动。

眼神经（ophthalmic nerve）是三叉神经第一支，为一般躯体感觉神经，自三叉神经半月节发出后，穿入海绵窦外侧壁，在动眼和滑车神经下方经眶上裂入眶，支配角膜、上眼睑、前额、鼻梁和头顶以前的皮肤。

上颌神经（maxillary nerve）是三叉神经第二支，自三叉神经半月节发出后，经圆孔出颅至翼腭窝，再经眶下裂入眶区，经眶下沟、管，出眶下孔。上颌神经分布于眼裂和口裂之间的皮肤、上颌牙齿以及鼻腔和口腔的黏膜。

下颌神经（mandibular nerve）是三叉神经第三支，有运动和感觉的混合性神经，经卵圆孔出颅在颞下窝内即分出许多分支。感觉纤维分布于下颌，牙齿及牙龈、口腔底、颊部的黏膜、舌的黏膜及口裂以下的面部皮肤。运动纤维主要分布于咀嚼肌。

【检查方法】

1. 感觉功能　用圆头针、棉签及盛有冷热水的试管分别检测面部三叉神经分布区皮肤的痛觉、温觉和触觉，内外侧对比，左右两侧对比。注意区分中枢性（节段性）和周围性感觉障碍，前者面部呈葱皮样分离性感觉障碍，后者病变区各种感觉均缺失。

2. 运动功能　检查时首先嘱患者用力做咀嚼动作，以双手压紧颞肌、咬肌，而感知其紧张程度，是否有萎缩。然后嘱患者张口，以上下门齿中缝为标准，判定其有无偏斜，如一侧翼肌瘫痪，则下颌偏向患侧。让患者咬住压舌板，拉扯压舌板以确定其力量。

3. 反射　①角膜反射：用捻成细束的棉絮轻触角膜外缘，正常表现为双侧的瞬目动作，让患者向一侧稍上方注视，将棉棒尖做成锥形，从注视的方向对侧接近角膜，以防止出现保护性的眨眼。受试侧的瞬目动作称直接角膜反射，受试对侧为间接角膜反射。②下颌反射：患者略张口，轻叩击放在其下颌中央的检查者的拇指，引起下颌上提。脑干的上运动神经元病变时呈现增强。

（五）面神经Ⅶ检查

面神经是混合神经，以支配面部表情肌的运动为主，也有支配舌前 2/3 的味觉纤维。

【检查方法】

1. 运动功能　观察患者的额纹、眼裂、鼻唇沟和口角是否对称，嘱患者做皱额、皱眉、瞬目、示齿、鼓腮和吹哨等动作，观察有无瘫痪及是否对称。

2. 味觉检查 嘱患者伸舌，检查者以棉签蘸取少量食糖、食盐、醋酸或奎宁溶液，涂于舌前部的一侧，识别后用手指出事先写在纸上的酸、甜、咸、苦四个字之一，其间不能讲话、不能缩舌、不能吞咽。每次试过一种溶液需用温水漱口，并分别检查舌的两侧以对照。伴有舌前 2/3 味觉改变的病变位置在面神经与鼓索交界之上。

【常见的异常】

一侧面神经中枢性瘫痪：下半面部表情肌瘫，示齿、鼓腮和吹哨不能，病变在症状的对侧。一侧周围性面神经麻痹：同侧面部所有表情肌均瘫痪，皱额、皱眉、瞬目、示齿、鼓腮和吹哨皆不能，病变在症状的同侧。双侧周围性面神经瘫痪：双侧面部对称，然而皱额、皱眉、瞬目、示齿、鼓腮和吹哨皆不能，病变在双侧，常见于吉兰-巴雷综合征和莱姆病。

（六）位听神经Ⅷ检查

位听神经由蜗神经和前庭神经构成。

1. 蜗神经 是传导听觉的神经，损害时可出现耳聋和耳鸣。常用耳语、表声或音叉进行检查，声音由远及近，测量患者单耳（另侧塞住）能够听到声音的距离，再同另一侧耳比较，并和检查者比较。如要获得准确的资料尚需使用电测听计进行检测。

如有需要，应使用音叉实验来判定患者为传导性耳聋还是感音神经性耳聋。传导性耳聋听力损害主要是低频音的气导；感音性耳聋是高频音的气导和骨导均下降，可通过音叉试验加以鉴别。

音叉实验：①Rinne 试验，亦即骨导气导比较试验，将128Hz 的震动音叉置于患者一侧耳后乳突上，至患者的骨导（bone conduction，BC）不能听到声音后，将音叉置于该侧耳旁，直至患者的气导（air conduction，AC）听不到声音为止；再测另一侧。正常时气导约为骨导的 2 倍；感音性耳聋时，气导长于骨导（两者均缩短或消失）；传导性耳聋时，骨导长于气导。②Weber 试验，即双侧骨导比较试验，将震动的音叉置于患者的额顶正中，正常时感觉声音位于正中；传导性耳聋时声响偏于患侧；感音性耳聋时声响偏于健侧。

根据实验的结果，可分为传导性和感音神经性耳聋，其特点如下：

1）传导性耳聋：见于外耳和中耳病变，如外耳道异物或耵聍、中耳炎或骨膜穿孔。传导性耳聋听力损害主要是气导。

2）感音神经性耳聋：①耳蜗性聋，内耳病变所致，如 Meniere 病、迷路炎等；②神经性聋，听神经病变所致，如听神经瘤等；③中枢性聋，蜗神经核和核上听觉通路病变所致，如脑干血管病、肿瘤、炎症、多发性硬化，常为双侧。耳蜗性聋与神经性聋可通过重振试验区别，声音强度增高时，前者患耳听力提高近于正常（为阳性），后者无反应。感音性耳聋是气导和骨导均下降，可通过音叉试验加以鉴别。

2. 前庭神经　前庭神经受损时可出现眩晕、恶心、呕吐、眼震、平衡障碍等。

【检查方法】

眼震：眼球震颤是一种不自主、有节律性、往返摆动的眼球运动。可简单地让患者头不动，眼睛追随检查者的手指运动，来观察眼眼震。可分为水平眼震、垂直眼震、旋转眼震。

还可以通过诱发试验来观察诱发出的眼震来判定前庭功能。常见的诱发眼震试验 Dix-Hallpike，具体做法是让患者坐在床上，患者后仰平卧的时候，双肩平床沿，头可以垂到床下，先将坐位的患者的头偏向一侧，然后迅速用手托着患者的头，让患者向后躺下，让患者的眼睛看向头偏向的那一侧，观察眼震。还有冷热水试验（Barany 试验），头抬起 30° 灌注热水时眼震快相向同侧，冷水快相向对侧，正常时眼震持续约2分钟，前庭受损反应减弱消失。

常用的诱发实验有：温度刺激试验和转椅试验即加速刺激试验。

（七）舌咽神经Ⅸ

舌咽神经包括感觉和运动纤维，分布至鼓室、乳突小房和咽鼓管的黏膜。分布于腮腺，控制其分泌。分布于颈动脉窦和颈动脉小球。分布于舌后1/3的黏膜和味蕾，司黏膜的一般感觉和味觉。舌咽神经损伤表现为舌后1/3味觉消失，舌根及咽峡区痛觉消失，咽肌收缩力弱，泌涎障碍。

检查方法：用压舌板或是棉签，接触咽后壁，正常的反应是软腭的肌肉收缩，伴或不伴呕吐动作（但是咽后壁同时由迷走神经支配，因此此检查并不单检查舌咽神经）

舌后1/3味觉的测试比较困难而且没有太多临床意义。

舌咽神经通常是和迷走神经的功能同时检查的。

（八）迷走神经Ⅹ

迷走神经支配咽部、舌和喉部的横纹肌，支配声带的运动、内脏的平滑肌和分泌腺体，并且支配咽部、喉部、气管、食管，即大部分胃肠道内脏感觉。

【检查方法】

1. 运动功能检查 患者说话有无鼻音、声音嘶哑，询问有无饮水发呛、吞咽困难等；嘱患者发"啊"音，观察其悬雍垂是否居中，双侧腭咽弓是否对称。当一侧麻痹时，患侧腭咽弓低垂，软腭不能上提，悬雍垂偏向健侧；双侧麻痹时，悬雍垂虽仍可居中，但双侧软腭抬举受限甚至完全不能。

2. 感觉功能检查 用棉签或压舌板轻触两侧软腭或咽后壁，观察有无感觉以及咽反射是否存在。

3. 反射检查 咽反射：嘱患者张口，用压舌板分别轻触两侧咽后壁，正常时出现咽部肌肉收缩，伴或不伴恶心、作呕反应。

（九）副神经ⅪΙ检查

副神经由脑神经部分和脊神经部分组成，脑神经加入到迷走神经，即神经部分由颈静脉孔出颅腔，支配胸锁乳突肌和斜方肌。

检查方法：让患者向一侧转颈并加以阻力对抗，感觉胸锁乳突肌收缩时的轮廓和坚实程度。嘱咐患者耸肩，用手抵抗来检查耸肩的力量。

常见病变表现：一侧副神经损害时可见同侧胸锁乳突肌及斜方肌萎缩、垂肩和斜颈，耸肩（患侧）及转颈（向对侧）无力或不能。

（十）舌下神经ⅫΙ检查

舌下神经支配舌肌的运动。

检查方法：观察舌的形态，有无萎缩，有无束颤，然后嘱患者伸舌，观察其是否有偏斜。然后让患者用舌尖抵在面颊内侧，检查者用手抵住，来评估舌的力量。

常见的损害表现：当一侧舌下神经麻痹时，伸舌向患侧偏斜；核下性损害可见患侧舌肌萎缩，核性损害可见明显的肌束颤动；双侧舌下神经麻痹时，伸舌受限或不能。

三、运动系统检查

（一）肌肉容积

检查方法：通过视诊及触诊，观察肌肉和其对称的肌肉的发育情况。

肌肉容积：肌容积的缩小为肌萎缩，肌容积的增大为肌肥大。

常见异常：肌萎缩主要见于下运动神经元损害及肌肉疾病。假性肥大表现为肌肉外观肥大，触之坚硬，力量减弱，多见于腓肠肌和三角肌，常见于进行性肌营养不良症（假肥大型）。

（二）肌束震颤

肌束震颤是指在静息肌肉观察到的肌肉颤动，是一个或多个运动单位自发放电所致。

检查方法：视诊。

常见异常：任何下运动神经元变性或激惹的疾病都可见束颤，常见于肌萎缩侧索硬化。

（三）肌张力的检查

肌张力：是指肌肉在不对抗重力、也不自主运动时，做被动运动，检查者所遇到的阻力。

检查方法：上肢可像握手那样抓住患者的手，一手托住其肘关节，一手使其前臂旋前和旋后，并在围绕腕关节转动手。一手托住肘关节，一手握住前臂，被动屈曲肘关节和伸直肘关节，感受肌力。下肢的肌张力可让患者直腿平卧，左右转动双腿（测试臀部的肌张力）。把手放在膝关节下，迅速抬起膝盖，观察足跟是否抬离床面。

常见的异常：①肌张力减低，可见于下运动神经元病变。②肌张力增高，见于上运动神经元病变和锥体外系病变。锥体束病变，开始做被动运动时阻力较大，然后迅速减小，称折刀样肌张力增高。③锥体外系病变，做被动运动时向各个方向的阻力是均匀一致的，亦称铅管样肌张力增高，如伴有震颤则出现规律而断续的停顿，称齿轮样肌张力增高。

（四）肌力检查

肌力是指肢体随意运动时肌肉收缩的力量，是让充分合作的人最大用力时检查到的力量。注意因疼痛而造成的不能用力，不能算作无力。

肌力按六级分法记录：①0级，完全无肌肉收缩；②1级，有肌肉收缩，不能进行肢体关节运动；③2级，不能对抗肢体重力而抬起；④3级，可对抗肢体重力，不能对抗阻力；⑤4级，能对抗部分外界阻力，但未达到正常；⑥5级，正常肌力。

检查方法：在肌肉作相应的收缩运动时，检查者施予阻力，或患者用力维持某一姿势，检查者用力使其改变，以判断肌力。这里提供一个简单的检查版本，根据临床的需要，可以进行更细致的不同肌肉的检查。耸肩（斜方肌，副神经，C_3，C_4），屈肘（肱二头肌，肌皮神经，C_5，C_6），握力（C_7，C_8，T_1），屈髋（髂腰肌，L_1，L_2，L_3），伸直小腿（股四头肌，股神经，L_2，L_3，L_4），伸直小腿，下压腿（臀大肌，臀下神经，L_5，S_1，S_2），屈膝（腘绳肌，坐骨神经，L_5，S_1，S_2），跖屈足部（腓肠肌，胫神经，S_1，S_2），背屈足部（腓深神经，L_4，L_5），屈大脚趾（姆长伸肌，胫神经，L_5，S_1，S_2），伸大脚趾（姆长伸肌，L_5，S_1）。

常见的异常：常见的肌肉无力分为5种。①上运动神经元病变：肌张力增高、腱反射亢进和肌无力；②下运动神经元病变：肌萎缩、肌束颤动、肌张力降低和腱反射消失；③神经肌肉接头病变：疲劳性肌无力、肌张力正、腱反射正常；④肌病：肌萎缩、肌张力低、腱反射减弱；⑤功能性肌无力：肌张力正常、腱反射正常、无肌肉萎缩、肌肉力量变化无常。

（五）共济运动检查

共济运动，又称为协调运动，机体任意动作的完成都必须有一定的肌群参加，如主动肌、对抗肌、协调肌和固定肌等，这些肌群的协调一致主要靠小脑的功能，前庭神经、视神经、深感觉、锥体外系等均一起参与，此时动作才能准确无误。正常人动作协调，稳准，如动作笨拙和不协调，称为共济失调。按病损部位分为小脑性、感觉性及前庭性共济失调。瘫痪、不自主动作和肌张力增高也可导致随意动作障碍，应先予排除，然后再检查共济运动，深感觉的异常也会导致协调运动障碍，闭眼加重，因此也应在共济运动检查之前进行。

1. 指鼻试验 患者先将一侧上肢伸直外展，然后用伸直的示指指尖以不同方向和速度反复触及自己的鼻尖，睁眼和闭眼比较，左右两侧比较。共济运动障碍的患者可见动作笨拙，接近目标时动作迟缓和/或手指出现动作性震颤（意向性震颤），指鼻不准，手指常超过目标或未及目标即停止（辨距不良）。感觉性共济失调者睁眼做此试验时正常或仅有轻微障碍，闭眼则发生明显异常。

2. 误指试验 患者上肢向前伸直，从高处向下指向检查者伸出的示指，睁眼、闭眼对比，左右两侧对比。正常人睁眼、闭眼相差不超过2°~5°，小脑性共济失调患者患侧上肢常向患侧偏斜；前庭性共济失调者两侧上肢均向患侧偏斜；感觉性共济失调者睁眼时尚可，闭眼时偏斜较大，但无固定的偏斜方向。

3. 快复轮替试验 嘱患者做快速、反复的重复性动作，如前臂的内旋和外旋，或一侧手以手掌、手背交替快速连续拍打对侧手掌，或以足趾反复叩击地面等。共济失调患者动作笨拙、不协调、快慢不一，称快复轮替运动不能。

4. 反跳试验 嘱患者用力屈肘，检查者用力握其腕部使其伸直，然后突然松手。小脑性共济失调患者由于不能正常控制主动肌和拮抗肌的收缩幅度和时限，导致拮抗肌的拮抗作用减弱，屈曲的前臂可反击到自己的身体，为反跳试验阳性。

5. 跟-膝-胫试验 该试验分为三个步骤：患者仰卧，将一侧下肢伸直抬起；然后将足跟置于对侧下肢的膝盖上；足跟沿胫骨前缘直线下移。小脑性共济失调者抬腿触膝时出现辨距不良和意向性震颤，下移时常摇晃不稳；感觉性共济失调者闭眼时常难以寻到膝盖。

6. 无撑坐起试验 患者仰卧，不用手臂支撑而试行坐起时，正常人躯干屈曲同时下肢下压，而小脑性共济失调患者髋部和躯干同时屈曲，双下肢抬离床面，坐起困难，称联合屈曲征。

7. 闭目难立征（Romberg） 用以检查平衡性共济失调，患者双足并拢站立，双手向前平伸，然后闭目，共济失调患者出现摇摆不稳或倾跌。

（六）步态

步态是一个需要整合感觉和运动功能的协调运动。检查方法：让患者行走，观察步距、身体的姿势、手臂的摆动以及两脚间横向距离，观察膝盖、骨盆和肩膀，观察整体的运动情况。

【常见的步态异常】

1. 痉挛性偏瘫步态 患侧上肢内收、旋前，指、腕、肘关节屈曲，下肢伸直、外旋，足尖曳地，行走时患侧上肢的协同摆动动作消失，患侧骨盆抬高，呈向外的划圈样步态，多见于急性脑血管病后遗症。

2. 慌张步态 帕金森病或帕金森综合征患者行走时步伐细小，双足擦地而行，躯干强硬前倾，常见碎步前冲，起步及止步均困难，双上肢协同摆动动作消失。

3. 小脑性步态 小脑性共济失调患者行走时双腿分开较宽，呈阔基底步态；左右摇晃，常向侧方倾斜，走直线困难，状如醉汉，易与醉酒步态混淆，但绝非醉酒步态。小脑性步态常见于多发性硬化、小脑肿瘤（特别是不对称累及蚓部的病变，如成神经管细胞瘤）、脑卒中及某些遗传性疾病（遗传性小脑性共济失调、橄榄-脑桥-小脑萎缩、迟发性小脑皮质萎缩症等）。

4. 感觉性共济失调步态 表现为下肢动作粗大沉重，高抬足而后突然抛出，足踵坚实地打在地面上（踵步），可听到踏地声，步伐长短高低不规则，黑夜里行走或闭目时更明显，严重者常靠拐杖支撑着体重。见于脊髓结核患者、Friedreich共济失调、脊髓亚急性联合变性、多发性硬化、脊髓压迫症

（强直性椎关节炎和脑脊膜瘤是常见的原因），病变主要累及脊髓后索。

5. 跨阈步态 腓总神经麻痹而足下垂的患者行走时患肢高抬，如跨越门槛样，患者没有平衡失调，但常被地毯的边缘或脚下的小物体绊倒。也见于慢性获得性轴索神经病、腓骨肌萎缩症（Charcot-Marie-Tooth 病）、进行性脊肌萎缩症和脊髓灰质炎等。

6. 癔病步态 下肢肌力虽佳，但不能支撑体重或步态蹒跚，向各个方向摇摆，似欲跌倒而罕有跌倒自伤。见于心因性疾病如癔病等。

四、感觉检查

感觉分为 2 类。①浅感觉：痛觉、轻触觉、温度觉；②深感觉：位置觉、振动觉。感觉系统检查的主观性强，采取左右、近远端对比的原则，避免任何暗示性问话，以获取准确的临床资料。

【检查方法】

1. 浅感觉

（1）痛觉：可用大头针轻刺皮肤，询问患者有无疼痛感觉。

（2）轻触觉：用棉签尖端，接触患者皮肤，询问患者是否感觉到。

（3）温度觉：用两支金属管分别装有冷水（10℃）和热水（43℃），接触患者皮肤，让其辨别出冷、热。也可以用叩诊锤手柄处粗略测试患者的温度觉。

2. 深感觉

（1）位置觉：嘱患者闭目，以手指夹住患者手指或足趾两侧，上下运动，让患者辨别移动的方向。

（2）振动觉：将振动的 C128Hz 音叉柄置于骨隆起处，如手指、尺骨茎突、鹰嘴、桡骨小头、锁骨、内外踝、胫骨、髂前上棘和脊椎棘突等处，询问有无振动感和持续时间，并两侧对比。

常见异常：记住感觉的皮节性支配和周围神经支配的不同分布模式，用来区分周围神经、神经丛、神经根、脊髓、脑干和皮层的病变。

五、反射和病理征检查

主要包括浅反射及深反射。①浅反射：是刺激皮肤、黏膜、角膜引起的反射性运动，角膜反射、咽反射和软腭反射见脑神经检查；②深反射：腱反射，由于对肌肉的突然牵拉引起的反射性运动。还包括病理反射检查。

【检查方法】

1. 浅反射检查

（1）腹壁反射（abdominal reflexes）：患者仰卧，以棉签或由外向内分别轻划两侧腹壁皮肤，引起一侧腹肌收缩，脐孔向该侧偏移，上腹壁（$T_{7~8}$）、中腹壁（$T_{9~10}$）、下腹壁（$T_{11~12}$），传入传出神经为肋间神经。

（2）提睾反射（cremasteric reflex）：以钝针等由下而上轻划大腿内侧皮肤，正常为该侧提睾肌收缩使睾丸上提。反射中心为 $L_{1~2}$，闭孔神经传入，生殖股神经传出。

（3）肛门反射（anal reflex）：轻划肛门附近皮肤，反射为肛门外括约肌收缩。反射中心为 $S_{4~5}$，传导神经是肛尾神经。

2. 深反射检查

（1）下颌反射（jaw reflex）：由三叉神经下颌支支配。患者下颌放松，口半张，检查者用示指轻压下颌，然后叩击这个手指。反射为双侧咬肌收缩，下颌闭合，通常这个反射很难引出，出现了则代表反射亢进。

（2）肱二头肌反射（biceps reflex）：$C_{5~6}$，肌皮神经。患

者肘部屈曲约成直角，检查者叩诊锤叩击置于患者肘部肱二头肌腱上的拇指，反射为肱二头肌收缩而致前臂屈曲。

（3）肱三头肌反射（triceps reflex）：$C_{6~8}$，桡神经。患者肘部半屈，检查者以托其前臂，叩击鹰嘴上方的肱三头肌腱，反射为肱三头肌收缩而致前臂伸直。

（4）桡反射（radius reflex）：$C_{5~6}$，桡神经。患者肘部半屈，前臂半旋前，检查者叩击其桡骨下端，反射为肱桡肌收缩而致肘部屈曲、前臂旋前。

（5）膝反射（patellar tendon reflex）：$L_{2~4}$，股神经。坐位时，小腿自然放松下垂，与大腿成90°；卧位时，检查者左手托起两膝关节使小腿与大腿成120°，用叩诊锤叩击髌骨下的股四头肌腱，反射为股四头肌收缩而致膝关节伸直、小腿突然前伸。

（6）踝反射（achilles tendon reflex）：$S_{1~2}$，胫神经。患者仰卧位或俯卧位时，膝部屈曲约90°，检查者以左手使其足部背屈约90°，叩击跟腱，反射为腓肠肌和比目鱼肌收缩而致足跖屈。

3. 病理征检查

霍夫曼（Hoffmann）征：反射中心为 $C_7 \sim T_1$，经正中神经传导。以往该征与 Rossolimo 征被列入病理反射，实际上为牵张反射，可视为腱反射亢进的表现，也见于腱反射活跃的正常人。患者手背屈，检查者手握患者腕部，右手示指和中指夹住患者的中指，以拇指快速地向下拨动其中指甲，阳性反应为拇指屈曲内收和其他各指屈曲。

罗索利莫（Rossolimo）征：反射中心为 $C_7 \sim T_1$，经正中神经传导。患者手指微屈，检查者左手握患者腕部，用右手指快速向上弹拨其中间三个手指的指尖，阳性反应同 Hoffmann 征。

巴宾斯基（Babinski）征：检查方法同跖反射，阳性反应为足踇趾背屈，有时可伴有其他足趾呈扇形展开。是最经典的病理反射，提示锥体束受损。Babinski 等位征：①Chaddock征，由外踝下方向前划至足背外侧；②Oppenheim 征，用拇指和示指自上而下用力沿胫骨前缘下滑；③Gordon 征，用手挤压排肠肌。

六、自主神经功能检查

自主神经纤维的神经节和神经丛位于中枢神经系统外，支配全身的血管、心脏、内脏、腺体和平滑肌。自主神经系统由三部分组成：①位于脑神经和骶部的副交感神经传出系统；②位于胸腰段的交感神经传出系统；③一级神经元位于胃肠道管壁的内在神经系统。

【检查方法】

1. 问诊　询问有无直立性低血压、出汗异常以及膀胱、直肠和性功能方面的情况。

（1）直立性低血压：测试患者在仰卧位的血压和直立位置的血压（有些患者在站立 5 分钟后出现直立性低血压），如果直立收缩压下降 30mmHg 以上，或平均动脉压降低 20mmHg以上为直立性低血压。

（2）出汗：全身或局部出汗过多、过少和无汗等。

（3）内脏及括约肌功能：胃肠功能（如胃下垂、腹胀、便秘等）；排尿、排便障碍及其性质（尿急、尿频、排尿困难、尿潴留、尿失禁、自动膀胱等），检查下腹部膀胱区膨胀程度。

2. 自主神经反射

（1）竖毛试验：皮肤局部受寒冷或搔划刺激，引起竖毛肌（由交感神经支配）收缩，局部出现竖毛反应，毛囊处隆起，状如鸡皮，并逐渐向周围扩散，但至脊髓横贯性损害平面处停止；刺激后 7~10 秒反射最明显，以后逐渐消失。

（2）皮肤划纹试验：用竹签在胸腹壁两侧皮肤上适度加压划一条线，数秒后出现白线条，稍后变为红条纹，为正常反应；如划线后白线条持续较久，为交感神经兴奋性增高；如红条纹持续较久且明显增宽，甚至隆起，为副交感神经兴奋性增高或交感神经麻痹。

（3）发汗试验（碘淀粉法）：先将碘 1.5g、蓖麻油 10.0ml 与 96%酒精配制成的碘液涂满全身，待干后再涂淀粉，皮下注射毛果芳香碱 10mg 使全身出汗，汗液与淀粉、碘发生反应，使出汗处皮肤变蓝，而无汗处皮肤颜色不变，可指示交感神经功能障碍的范围。

七、脑膜刺激征

包括颈项强直、Kernig 征、Brudzinski 征等，见于脑膜炎、蛛网膜下腔出血、脑炎、脑水肿及颅内压增高等，深昏迷时脑膜刺激征可消失。

【检查方法】

1. 颈项强直　颈强直、被动屈颈受限，需排除颈椎疾病方可确认为脑膜刺激征。

2. Kernig 征　患者仰卧，下肢于髋、膝关节处屈曲成直角，检查者于膝关节处试行伸直其小腿，如出现疼痛而伸直受限，大、小腿间夹角<135°，称为 Kernig 征阳性。

3. Brudzinski 试验　患者仰卧，屈颈时出现双侧髋、膝部屈曲（颈部征）；叩击耻骨联合时出现双侧下肢屈曲和内收（耻骨联合征）；一侧下肢膝关节屈曲，检查者使该侧下肢向腹部屈曲，对侧下肢亦发生屈曲（下肢征），皆为布氏征阳性。

（陈佳妮　高　慧）

第四节 血气分析及相关知识

一、概 念

血气分析是指对各种气体、液体中不同类型的气体和酸碱性物质进行分析的技术过程。其标本可以来自血液、尿液、脑脊液及各种混合气体等，但临床应用最多的还是血液。血液标本包括动脉血、静脉血和混合静脉血等，其中又以动脉血气分析的应用最为普遍。

二、临床应用价值

动脉血气分析在临床各科低氧血症和酸碱失衡的诊断、救治中，已经成为了必不可少的检验项目。

1. 低氧血症 是常见并随时可危及患者生命的并发症，许多疾病均可引起，如呼吸系统疾病、心脏疾病、严重创伤、休克、多脏器功能不全综合征（multiple organ dysfunction syndrome，MODS）、中毒等各种危重病，以及手术麻醉等。单凭临床症状和体征，无法对低氧血症及其程度做出准确的判断和估价。动脉血气分析是唯一可靠的诊断低氧血症和判断其程度的指标。即使有呼吸机可以纠正缺氧和低氧血症，如果没有动脉血气分析监测的帮助，就无法合理应用呼吸机。

2. 酸碱失衡 在危重病救治过程中，酸碱失衡是继低氧血症之后最常见的临床并发症，及时诊断和纠正酸碱失衡对危重病的救治有着相当重要的意义。动脉血气分析也是唯一可靠的判断和衡量人体酸碱平衡状况的指标。

三、临床应用范围

1. 医生根据患者病情初步判断有缺氧和/或酸碱平衡失调

者，需查血气分析。

2. 临床各科的急危重症一般都伴有程度不等的缺氧和/或酸碱失衡，原则上均需查血气分析，跟踪病情变化。

3. 各种诊断不明的疑难杂症，查血气分析可提示氧供和酸碱平衡状态的信息，从而可拓展思路，有助于明确诊断。

四、操作方法

1. 材料准备　常规消毒用品、抗凝用肝素液、采血用器具、橡皮塞。

2. 穿刺部位的选择　选择没有输液的动脉及容易穿刺的动脉。一般选择桡动脉，因为此处动脉固定，易暴露，不受体位和操作地点的限制；其次选择股动脉和肱动脉，患者容易接受，且成功率高，不易误入静脉或误刺深层神经。

3. 备检者准备　患者要取自然状态，活动后要休息 5~15 分钟。同时针对患者对动脉采血了解少，易产生紧张、恐惧心理，有针对性地做好解释疏导工作，消除紧张情绪，避免各种因素致呼吸过度或屏气而引起的血气误差。

4. 采血　患者采血部位及采血操作者手指常规无菌消毒，应用专用动脉采血针或经肝素化后合适大小注射器进行，找准搏动最明显处并用左手指固定血管，右手持注射器，针头与皮肤角度为深部动脉应垂直进针，浅部动脉以 30°~45° 为宜，穿刺时一手按压固定血管刺入动脉，抽满预设血量后，拔针同时立即排空气泡，将针头迅速刺入橡皮塞内，立即将标本掌心搓动混匀至少 5 秒，再颠倒混匀，以防凝血，贴好标签，立即送检。同时用无菌干棉球压迫穿刺点以止血，时间要大于 5 分钟。有凝血机制障碍者要适当延长按压时间，防止血肿形成。

五、影响因素

1. 采血位置　因采血的动脉如有输液，就可能发生溶血及稀释，使 K^+ 升高，Ca^{2+} 降低。如误采为静脉血，静脉血不能准确地反映动脉血气状况，它的 pH 值在正常情况下与动脉血接近，但当机体患病时，各种代谢均有不同程度的障碍，此时动脉与静脉的 pH 值就有明显的差异。

2. 采血量及肝素浓度 肝素浓度是准确血气分析结果的核心保证。如肝素用量过多，可造成稀释性误差，使 pH 值、动脉血氧分压（PaO_2）值偏低、动脉血二氧化碳分压（$PaCO_2$）值偏高，出现假性低碳酸血症。但是肝素量过少，便起不到抗凝的作用。国际生化联合会（IFCC）推荐血气标本中肝素的最终浓度为 50U/ml。

3. 气泡 因为气泡会影响血气的 pH 值、$PaCO_2$、PaO_2 的检测结果，特别是 PaO_2 值。因此理想的血气标本，其空气气泡应低于 5%。

4. 标本混匀程度 与其他抗凝标本一样，不充分的混匀会增加凝血的发生，从而影响血红素和血细胞比容结果的准确性。

5. 标本的储存 对于检测乳酸的标本，检测前必须在冰水中保存。其他检测项目可在室温或冰水中保存 1 小时。

6. 标本的送检时间 $PaCO_2$、PaO_2 和乳酸的检测必须在 15 分钟内完成，其余项目如：pH 值、电解质、血尿素氮（BUN）、血红素、血糖和血细胞比容的检测，要求在 1 小时内完成。

六、注意事项

1. 送血气分析之前，先电话通知做好准备。

2. 采血量不宜过多，单查血气分析约需 1ml，如血气分析加电解质、肾功能、血糖等项目约需 2ml。若血量过多则抗凝不足，将影响检验的准确性。

3. 采血后需立即排空气泡，再将针尖刺入橡皮塞封闭针孔，以免接触空气造成检验结果失真，并尽快送检，送检过程中，避免震荡，以免影响检查结果。

4. 标本送检时需附上患者实时的体温、吸氧浓度或吸氧流量（L/min）及最近的血红蛋白量等参数。

5. 吸氧浓度计算公式 吸氧浓度% = 21 + 4×吸氧流量（L/min）。

七、各种指标及临床意义

1. 反映酸碱的指标

（1）血液 pH 值：pH 值是评价酸碱平衡障碍的一个很有用的指标，也是血气分析仪直接测定的指标。它反映体液中的氢离子浓度 $[H^+]$，其值是以 $[H^+]$ 的负对数表示。由于年龄越小，血浆二氧化碳分压越高，因此，婴幼儿 pH 值低于儿童，儿童低于成人。例如新生儿血浆 pH 值为 7.3~7.35，低于成人 pH 值 7.35 的下限。正常成人动脉血液 pH 值比静脉血液高 0.02~0.1，组织间液 pH 值与血浆 pH 值近似。细胞内液 pH 值比细胞外液 pH 值，其范围为 6.0~7.4，与细胞代谢旺盛程度不同有关，平均为 7.0。

血液 pH 值主要是由 $[HCO_3^-]$ / $[H_2CO_3]$ 缓冲对所决定，据 Henderson-Hasselbalch 公式运算：pH 值 = pKa + lg $[HCO_3^-]$/ $[H_2CO_3]$，式中 pKa 值为 H_2CO_3 解离常数的负对数值 6.1（37℃），当血浆 HCO_3^- 为 27.0mmol/L，H_2CO_3 为 1.35mmol/L 时，血浆 pH 值是：pH 值 = 6.1 + lg27/1.35 = 6.1 + lg20/1 = 6.1 + 1.3 = 7.40，另外，血浆中 H_2CO_3 可通过 PCO_2 进行运算，即：pH 值 = pKa + lg $[HCO_3^-]$ / $[\alpha PCO_2]$，式中 α 为 CO_2 溶解常数，37℃时 α 为 0.03mmol/L。已知上式中 pH 值、HCO_3^-、PCO_2 的任两个数值亦可算出第三个数值。

血浆 pH 值低于正常表明有酸中毒，高于正常表明有碱中毒。但只看 pH 值的变化还不能区分是代射性还是呼吸性酸碱中毒。要区分代谢性和呼吸性酸碱中毒，还需要知道 $[HCO_3^-]$ 和 $[H_2CO_3]$ 何者是原发性变化者。当血浆 $[H_2CO_3]$ 原发性上升或［HCO_3^-］原发性降低，以致 pH 值小于 7.35 时，即为失代偿性酸中毒，前者称为呼吸性酸中毒，后者称为代谢性酸中毒。当血浆［H_2CO_3］原发性降低或［HCO_3^-］原发性增高以致 pH 值大于 7.45 时即为失代偿性碱中毒，前者称为呼吸性碱中毒，后者称为代谢性碱中毒。

在某些病理状态下，pH 值即使处于正常范围内，也可能存在酸碱平衡障碍。因为在酸碱中毒时，通过机体的上述调节作用，尽管［HCO_3^-］和［H_2CO_3］的绝对值已经发生改变，但两者的比值仍维持在 20∶1 附近，pH 值则可保持于正常范围内。这类情况则称为代偿性酸中毒或碱中毒。代偿性酸中毒时血浆 pH 值在正常范围的近下限处，代偿性碱性酸中毒时血浆 pH 值在正常范围的近上限处。但需要注意，在某些类型的混合型酸碱平衡障碍时，血浆 pH 值可以是正常的。这在后面将予以介绍。

（2）二氧化碳分压：二氧化碳分压（PCO_2）是指物理溶解于动脉血浆中的 CO_2 分子所产生的压力（即张力），其正常平均值为 40mmHg，范围为 33～47mmHg。这个指标在血气分析仪上也是直接测定的。PCO_2 是反映呼吸性酸碱平衡障碍的重要指标。过度通气时，CO_2 排出过多，其值低于正常，表现为呼吸性碱中毒的改变。通气不足，CO_2 排出过少而在体内潴留时，其值高于正常，表现为呼吸性酸中毒的改变。代谢性酸中毒时，呼吸代偿性加深加快，患者 PCO_2 值下降而低于正常。也就是说当［HCO_3^-］原发性下降时，H_2CO_3 代偿性下降以使 $NaHCO_3/H_2CO_3$ 比值变动尽量减少或仍能维持 20∶1。代谢性碱中毒时，则与此相反，PCO_2 值可代偿性上升而高于正常。

肺泡气二氧化碳分压与每分钟机体二氧化碳生成量和肺泡通气量有关，在二氧化碳生成量恒定的条件下，肺泡气二氧化碳与肺泡通气量成反比。生理范围内，二氧化碳分压与二氧化碳含量呈直线关系，相同二氧化碳分压下，氧合血的二氧化碳含量较还原血为少。肺泡气和动脉二氧化碳差值可以忽略不计，因而二氧化碳分压可以反映肺通气功能，机械通气时参数调节合适时，肺泡通气量可以增加，二氧化碳产量下降，二氧化碳分压下降。

（3）二氧化碳总量（TCO_2）：二氧化碳总量是指存在于血浆中的一切形式的二氧化碳的总含量，包括物理溶解的二氧化碳、与蛋白氨基结合者、HCO_3^-、CO_3^{2-} 和 H_2CO_3，其中 H_2CO_3 量仅为溶解状态的 CO_2 量的 1/800，CO_3^{2-} 的含量也可忽略不计。HCO_3^- 是血浆中二氧化碳运输的主要形式，约占 95%。动脉血中正常值为 19～25mmol/L，静脉血中正常值为 22～27mmol/L，该指标在静脉血中如果大于正常值，特别是没有血气分析时，要警惕是否合并慢性呼吸性酸中毒，因为呼吸性酸中毒中二氧化碳分压升高，溶解于血浆中，只有 3%，对于 TCO_2 影响很小，升高值以［HCO_3^-］为主，必定是要代偿酸中毒才会导致升高。

（4）标准碳酸氢盐和实际碳酸氢盐：标准碳酸氢盐（standard bicarbonate，SB）是指动脉血液标本在 37℃ 和血红蛋白充分氧合的条件下，用 PCO_2 为 40mmHg 的气体平衡后分离血浆，测定血浆中 HCO_3^- 的含量。这种方法消除了呼吸因素的影响，可以作为判断代谢性酸碱平衡的指标。正常平均值为 24mmol/L，范围为 22～27mmol/L。代谢性酸中毒患者 SB 降低，代谢性碱中毒时则 SB 升高。但在慢性呼吸性酸中毒中或碱中毒时，由于代偿作用（肾脏长时间调节）也可在前者有所升高，后者有所降低。

实际碳酸氢盐（actual bicarbonate，AB）在血气分析仪中，该指标的获得原理为：由机器直接测定 pH 值和 $PaCO_2$，根据 H-H 公式 pH 值=pKa+lg［HCO_3^-］/［H_2CO_3］，而 H_2CO_3=α×$PaCO_2$ 得出 pH 值=pKa+lg［HCO_3^-］/［αPCO_2］（式中 α 为

CO_2 溶解常数，37℃时 α 为 0.03mmol/L）。推导出 HCO_3^- 的计算公式为：log（HCO_3^-）= pH 值+log（$PaCO_2$）-7.604，已知上式中 pH 值和 PCO_2 两个数值是由机器直接测得，就可以计算出 HCO_3^- 的值来。AB 是指隔绝空气的血液标本，在保持其原有 PCO_2 和血氧饱和度不变的条件下，通过测定 pH 值和 PCO_2 计算得到的血浆［HCO_3^-］。因此 AB 受代谢和呼吸两方面的影响。AB 的正常值同 SB，因为正常人的条件和测定 SB 的条件是相同的。但 AB 与 SB 的差值能反映呼吸因素对酸碱平衡的影响。正常人的 AB=SB。患者通气不足，有二氧化碳潴留时，AB>SB，指示呼吸性酸中毒；患者过度通气时，AB<SB，指示呼吸性碱中毒。若两者数值均高于正常，指示有代谢性碱中毒（或慢性呼吸性酸中毒有代偿变化）。

（5）缓冲碱：缓冲碱（buffer base，BB）是指动脉血液中具有缓冲作用的负离子的总量。通常用氧饱和的全血测定，这样测出的称为全血缓冲碱（buffer base of blood，BBb），其正常值为 50±5mmol/L，其中血浆 HCO_3^- 占 35%、红细胞 HCO_3^- 占 18%、氧合和还原血红蛋白占 35%、血浆蛋白质占 7%、有机无机碳酸盐占 5%。由此可见，HCO_3^- 是最重要的缓冲碱，不仅由于它的数量占到全血缓冲碱的 50% 以上，而且能通过红细胞膜，并通过血红蛋白放大缓冲作用。它的含量受到肾脏调节，而 HCO_3^- 缓冲 H^+ 后产生的 CO_2 又由肺脏排出。血红蛋白缓冲系统在 CO_2 运输中起到很大作用。当循环血液流经组织时，氧合血红蛋白解离氧供组织利用；还原血红蛋白碱性较氧合血红蛋白强，可缓冲由组织细胞进入血液中的 CO_2，磷酸盐主要存在于细胞内，它和血浆蛋白质的缓冲作用都不如上述两种缓冲物质，但对细胞内酸中毒有重要的缓冲作用。

BB 是反映代谢性酸碱平衡的指标，由碳酸氢盐缓冲碱 ［HCO_3^-］和非碳酸氢盐缓冲碱组成，两者关系如下：$CO_2 + H_2O \longleftrightarrow H_2CO_3 \longleftrightarrow H^+ + HCO_3^-$　$Buf^- + H^+ \longleftrightarrow Hbuf$。由此可见，

当呼吸因素所造成 PCO_2 增高时，为缓冲 H_2CO_3 消耗了非碳酸氢盐缓冲碱（Buf^-），但 HCO_3^- 的含量应增加，BB 总量不变，同理，当 PCO_2 减少，HCO_3^- 含量减少，但 BB 总量仍不变，即 BB 不受呼吸因素的影响。BB 降低提示代谢性酸中毒，BB 升提示代谢性碱中毒。

（6）碱剩余：碱剩余（base excess，BE）是指在标准条件下，即在 37℃、PCO_2 为 40mmHg、Hb 为 150g/L、与氧充分结合的情况下，将 1L 全血滴定至 pH 值 7.40 时所用的酸或碱的量，称为全血碱剩余（BEb）。它代表全血缓冲碱总量的变化，用酸滴定，表示血中缓冲碱量多于正常，用正值表示；反之，用碱滴定，则表示碱不足，表示血中缓冲碱减少，用负值表示。但在慢性呼吸性酸中毒或碱中毒时，由于肾脏的长时间代偿作用，BEb 也可以分别增加或减少。正常人的 BEb 值在 0 附近，正常范围为（0±3）mmol/L。由于 Hb 是全血缓冲碱的重要成分，因此，患者 Hb 总含量直接影响全血碱剩余（BEb），其测定值要用患者 Hb 浓度按公式予以校正，一般血气分析仪给出的值是校正值。

通常根据患者重碳酸盐测定值与平均值 24mmol/L 的差值判断患者代谢方面酸碱紊乱和患者需要碳酸氢钠替代治疗的程度，但碱剩余比重碳酸盐更精确，它还考虑了其他缓冲对如磷酸盐和血红蛋白的缓冲能力，特别是可以精确评估患者因贫血引起血红蛋白下降后的缓冲能力。

细胞外液碱剩余（base excess of the total extracellular fluid，BEecf）：测定细胞外液的剩余碱称为细胞外液碱剩余（BEecf），也称标准剩余碱（SBE）。由于全血剩余碱并不能真正提示总的细胞外液的碱剩余，而蛋白含量不同和血红蛋白缺乏，细胞外液就有不同的缓冲能力，甚至每种细胞外液（如脑脊液和间质液体）缓冲能力都不相同，因此，BEecf 是根据细胞外液的缓冲能力计算出来的，计算公式固定按 Hb＝50g/L

来计算，公式为：

BE＝（1-0.014×［Hb］）（［HCO_3^-］-24）+（1.43×［Hb］+7.7）（pH 值-7.40）

BEecf＝（1-0.014×［5］）（［HCO_3^-］-24）+（1.43×［5］+7.7）（pH 值-7.40）

值得注意的是，临床上以 BEb 作为决定严重酸中毒的重碳酸盐补给量的依据有其不可避免的局限性，原因有几个方面：①由于酸中毒进程，一些病例中全血酸中毒水平难以反映全身酸负荷；②全身液体分布随水合作用的不同而不同；③细胞外液作为体重的一部分，随年龄和脂肪含量不同而变化；④体内 HCO_3^- 可以通过毛细血管膜逸出血管外，而试管内是封闭的，其 HCO_3^- 不同于体内，因此其测定值较体内水平低。

但是，由于 BE 测定是在标准状况下测定，消除了呼吸的影响，大致反映代谢性酸碱平衡和血液缓冲碱绝对量的增减，临床上可以作为补充酸或碱剂量的参考，推荐计算公式为：补碱（酸）量＝（0.1~0.2）×BE×体重（kg），公式中（0.1~0.2）×体重是指计算出酸（碱）剩余量，先按全身体重 1/10 的液体（这些液体包括血液、加上与之相平衡的液体）储备量来中和，随后复查血气结果决定是否需要继续补给。当需要根据 BEb 决定静脉补酸或碱来调整患者酸碱状况时，一定要视患者病情发展趋势准确评估酸碱状态，同步处理酸碱失衡的病因或诱因。

虽然上述 SB、BB、BEb 等指标排除了呼吸因素的影响，对于诊断有特殊的帮助，但这些指标是在体外用全血测定，滴定结果与体内的情况有些差别，要结合其他酸碱指标诊断酸碱状况，判断结果是否与临床相符，再慎重决定治疗措施。

（7）阴离子间隙：阴离子间隙（anion gap，AG）是指血浆中的未测定的正离子（undertermined cation，UC）减去未测定负离子（undetermined anion，UA），两者之量的差值。其中未测定负离子包括：Pr^-（15mmol/L）、HPO_4（2mmol/L）、SO_2^-（1mmol/L）和有机酸（5mmol/L）等；未测定的正离子包括：K^+（4.5mmol/L）、Ca^{2+}（5mmol/L）和 Mg^{2+}（1.5mmol/L）等。即 AG＝UC－UA，由于未测定的离子数值很小，故临床上通常用 AG＝$[Na^+]$－（$[Cl^-]$＋$[HCO_3^-]$）计算。AG 正常值为 12±2mmol/L（Cecil 内科学），可用于鉴别不同类型的代谢性酸中毒和三重酸碱失衡。

直至目前，AG 参考值仍有争议，根据 Gabow 等意见，AG 以静脉血 CO_2 总量为准，则高限定为 16，代谢性酸中毒（以下简称代酸）合并代碱时以 18 为宜。高 AG（＞16mmol/L）提示体内有酸的聚集，即阳离子增加或未测定阴离子减少，原因主要有：代谢性酸中毒、脱水血红蛋白浓缩、碱中毒、使用含钠盐的强酸药、使用含阴离子的抗生素如羧苄青霉素等和严重代碱。低 AG（＜8mmol/L）提示：未检测阴离子浓度下降，如严重稀释性低钠和低蛋白血症；实验室方法上血氯估计过高，如高脂血症或溴化物中毒；实验室方法上血钠估计过低，如高钠血症或黏稠度增加；钠以外的阳离子的蓄积，如 M 蛋白升高、严重高钙、高镁或锂中毒；严重的高氯代酸等。

2. 反映氧合状况的指标　反映氧合功能的指标主要包括：动脉血氧分压、动脉血氧饱和度、动脉血氧含量、氧输送、氧-血红蛋白解离曲线、通气/血流（V/Q）、动静脉分流、肺泡动脉血氧分压差和混合静脉氧水平等。

（1）动脉血氧分压（PaO_2）：是溶解状态的氧所产生的压力。正常人体在一个大气压的情况下，每 100ml 血液中的溶解氧仅为 0.3ml，所需的氧主要来自于 HbO_2 释放的氧。动脉血 PaO_2 的参考值为：80～100mmHg。低于 54.75mmHg 可出现呼吸衰竭，低于 30mmHg 会出现生命危险。正常人 PaO_2 随年龄的增加而下降，正常氧分压取决于大气压、体温、吸入氧浓度和患者年龄，患者在正常海平面上吸空气，其氧分压正常值应为：PaO_2（mmHg）= 104.2-（0.27×年龄）。低氧血症指动脉血氧分压降低，在海平面上，患者血氧不足原因主要有两个：氧气不能进入肺泡（低通气）或氧气进入血流的量减少。

（2）血氧饱和度（SaO_2）：指血液中 HbO_2 量与 Hb 总量（包括 Hb 和 HbO_2）之比，即血氧饱和度 = HbO_2/（Hb + HbO_2），用百分数表示，即血液中氧合血红蛋白的百分数。正常情况下，由于存在生理分流（部分静脉血未经气体交换直接越过肺），动脉血中血红蛋白一般只有 97% 处于氧合状态（即氧饱和度为 97%）。而静脉的血氧饱和度一般为 75%。SaO_2 与 PaO_2 关系用氧离曲线表示，PaO_2 不变时，导致氧离曲线移位的因素即为影响 SaO_2 的因素。

PaO_2 与 SaO_2 的不同之处在于：PaO_2 是氧分子进入红细胞与血红蛋白结合的驱动力，PaO_2 越高，SaO_2 越高。由于氧合血红蛋白不可能超过血红蛋白总量，因此，SaO_2 不可能超过 100%。

（3）动脉血氧含量（CaO_2）：是评估氧输送至组织最有用的指标，指每 100ml 动脉血中所带氧的毫升数，直接反映动脉血氧分子的总量，包括与血红蛋白结合和非结合形式的氧，直接与血红蛋白含量相关，还与 SaO_2（即与 PaO_2 和所处氧离曲线的位置有关）和物理溶解氧的总量有关。CaO_2 在生理条件下受到物理溶解的氧的影响很小，几乎全部受到血红蛋白的含量和氧饱和度的影响，呈线性正相关。氧含量正常值为 16~22ml O_2/dl。低氧血症时，PaO_2 和/或 SaO_2 可以正常，此时用动脉血氧含量评估氧合功能较恰当。从公式 CaO_2 = Hb×1.34×SaO_2+0.003×PaO_2 中可以看出，98% 的氧含量受限于血红蛋白水平，提高氧含量的最有效途径是增加血红蛋白的量，这个作用也可以通过影响氧输送的因素来体现。

（4）氧输送（oxygen delivery，DO_2）：是指每分钟输送至毛细血管的氧量，公式为：DO_2（ml·min^{-1}·m^{-2}）= 心输出

量（CI）×CaO$_2$=CI×（Hb×1.34×SaO$_2$+0.003×PaO$_2$），可以看出，心输出量不变时，血红蛋白含量的增加可以提高氧输送的水平。

SaO$_2$ 是相对数，不会受到血红蛋白绝对含量的直接影响，因此，贫血患者缺乏血红蛋白，SaO$_2$ 不会下降。虽然血红蛋白越高，一定量的血中会有更多的氧分子与血红蛋白结合，但可以利用的血红蛋白的百分数是与氧分压和影响氧离曲线的因素有关。CaO$_2$ 是与血红蛋白绝对数有关的，因而，贫血的患者 PaO$_2$ 和 SaO$_2$ 可以正常，但 CaO$_2$ 降低。

（5）肺泡-动脉血氧分压差（A-aDO$_2$）：A-aDO$_2$ 指肺泡氧分压与动脉血氧分压之间的差值，反映空气中的氧能否顺利从肺泡进入血液中，其差值越大，氧气通过血液的通道问题越多；其计算值排除了高通气或低通气对氧分压的影响，可以准确反映肺部的状况。肺泡氧分压（PAO$_2$）与肺泡通气量、每分钟耗氧量和吸入氧浓度有关。在每分钟耗氧量和吸入氧浓度恒定的条件下，肺泡氧分压随着肺泡通气量的增加而相应提高。计算这个差值必须先计算肺泡氧分压，其必要性在于：肺泡氧分压直接影响动脉血氧分压，而肺泡氧分压不是一成不变的，因为肺泡气中包含了水蒸气和从血液弥散至肺泡的二氧化碳，但肺泡气压力与大气压相等，因而氧分压则随着这些气体分压的变化而变化，总是比空气的氧分压低。另外，如果单凭动脉血二氧化碳分压或氧分压水平，会误导评估肺功能的状况。

从肺泡-动脉血氧分压差可以知道患者的动脉血氧分压在当时条件下（吸氧浓度、呼吸频率和所在地方的海拔高度）是否在正常范围，如血气分析中动脉血氧分压为 100mmHg，究竟是否正常？当肺泡氧分压为 120mmHg 是正常的，在肺泡氧分压为 500mmHg 时则为异常，表明肺部有病变，影响了氧从肺泡进入血管，因此肺泡-动脉血氧分压差是判断换气功能是否正常的一个依据。在心肺复苏中，当 $AaDO_2$ 显著增大时，反映肺淤血和肺水肿，肺功能可能严重减退，是反映预后的一项重要指标。在肺的氧合功能障碍同时合并 PaO_2 明显降低时，这种低氧血症通过吸纯氧不能纠正，如肺不张和急性呼吸窘迫综合征出现分流时。对于 $AaDO_2$ 中度增加的低氧血症，一般吸纯氧可望得到纠正，如慢性阻塞性肺部疾病。另外，肺泡-动脉血氧分压差值联合其他血气分析指标可以对呼吸功能异常进行定位诊断，如 $AaDO_2$ 正常，$PaCO_2$ 增加，则提示基础病因多半不在肺，很可能为中枢神经系统或神经肌肉病引起的肺泡通气不足所致的低氧血症。

肺泡-动脉血氧分压差的计算：前面提到肺泡气中包括水蒸气和按由呼吸商（RQ）的比例存在的二氧化碳，此处呼吸商的概念为：耗氧量和二氧化碳产生量的比例，取决于饮食和代谢状况，一般取 0.8，其倒数为 1.25。先计算完全湿化的空气的氧分压：（大气压-水蒸气压）×吸氧浓度，再计算按呼吸商存在二氧化碳而减少的氧分压：$1.25 \times PaCO_2$，最后，完全湿化的空气氧分压减去减少的氧分压，计算出肺泡气氧分压。这就是著名的肺泡气方程式：$PAO_2 = (BP - PH_2O) \times FiO_2 - (1.25 \times PaCO_2)$，BP 指大气压，$PH_2O$ 指水蒸气压力（47mmHg，37℃），FiO_2 指吸氧浓度。肺泡-动脉血氧分压差的计算：$AaDO_2 = PAO_2 - PaO_2$

注意 $AaDO_2$ 本身只反映总体的肺泡氧和动脉氧之间差别，不能鉴别引起差别的原因。房间隔缺损患者心脏分流未氧化的血也可以引起 $AaDO_2$ 升高，因此，必须全面根据临床评估其意义。影响肺泡-动脉血氧分压差的因素主要有：①肺泡弥散功能障碍；②生理分流增加或出现病理性分流；③肺泡的通气血流比例失调等。

（6）p50：是血红蛋白 50%氧饱和度时的氧分压，反映血液输氧能力及氧与血红蛋白的亲和力。参考值：3.3～3.7kPa。

p50 增加：提示氧离曲线右移，氧与血红蛋白的亲和力下降，Hb 易释放氧。p50 下降：提示氧离曲线左移，氧与血红蛋白的亲和力上升，Hb 易结合氧，但不易释放氧。因此，当 p50 降低时，尽管氧饱和度较高，实际上组织同样缺氧。

（7）氧合指数：动脉血氧分压与吸氧浓度的比值，通常与肺泡-动脉血氧分压差一起，对患者的氧合功能障碍原因进行鉴别和定位诊断。

（8）混合静脉氧合水平：是全身各部静脉血混合后的静脉血的氧的水平，混合静脉氧水平是除了动脉氧饱和度之外第二组评估组织氧输送的指标，包括三个指标：混合静脉氧饱和度、氧分压和氧含量。混合静脉血包括来自于上腔和下腔静脉经过右心到肺动脉的血液，最好经心导管从肺动脉导管远端取血液样本，也可以取自右心房或右心室的血液（静脉血）。

1）混合静脉氧饱和度（$SmvO_2$）：是反映组织氧代谢的最重要的信息，正常值范围为 68% ~ 78%。数值下降通常意味着氧输送不能满足组织需要，原因包括：一方面可能由于贫血、心输出量不足，另一方面组织消耗增加，如发热、运动、甲亢等机体代谢率增加。但是另外，数值下降也可以意味着组织摄取氧是满意的，低于 30% 常提示出现无氧代谢，重要在于观察其变化趋势。数值升高伴随着乳酸增加，可能提示组织不能摄取氧，或代谢需要过高引起血管床高灌注，发生局部动-静脉分流，不能摄取氧，如脓毒血症休克时的细胞毒性作用、氰化物和一氧化碳中毒、高铁血红蛋白血症、体温不升、分流等。从 Fick 公式推导出：混合静脉氧饱和度＝动脉氧饱和度－［氧消耗量/（心输出量×血红蛋白×13）］，可以看出，影响混合静脉氧饱和度的因素包括心输出量、氧消耗、血红蛋白总量和氧合血红蛋白量。动脉氧饱和度与混合静脉氧饱和度差值可以反映心输出量的高低和生理代偿机制；动脉氧饱和度与该差值比例反映 O_2 输送是否充足，理想的比例是 4∶1，对维持有氧代谢所需的最低可接受比例为 2 : 1。

2）混合静脉血氧分压（$PmvO_2$）：正常值为 35 ~ 45mmHg，低于 30mmHg 表示组织缺氧。

3）混合静脉氧含量（$CmvO_2$）：由公式 $CmvO_2 = Hb×1.34×SmvO_2+0.003×PmvO_2$ 计算出来，混合静脉血氧含量降低的原因包括贫血、肺部疾病、碳氧血红蛋白、心脏低排血量、组织代谢需要增加等。

3. 血气结果分析　血气结果分析要结合临床和病史资料综合分析。近年来，大量临床实践证实，进行血气分析的同时要结合血中电解质情况（有时甚至结合尿电解质、尿 AG 和尿渗透压进行分析，限于篇幅，本文从略），才能得出对机体内环境的全面了解。因此，血气结果分析步骤包括：①同步测定电解质；②校验血气分析数据；③在酸碱平衡诊断方面，先根据 pH 值、$PaCO_2$ 和 PaO_2 以及 HCO_3^- 得出初步酸碱紊乱类型，必要时根据相应类型计算 AG 及 AG 与 HCO_3^- 差值，判断潜在的代谢性酸碱紊乱类型；④做出氧合功能判断。

（1）血气检测数据的校验：血气酸碱分析仪检测的数据是否准确是判断酸碱紊乱的先决条件，为此，首先应核实血气分析报告单上的数据是否可靠。可以用 H-H 公式进行核实；pH 值 = 6.1+lg（［HCO_3^-］/PCO_2×0.03），已知其中任意两个数据，即可计算出另一个数据。

（2）血气结果的分析方法：分析结果数据时，要正确对待"正常值"的含义，每个实验室血气分析的各项指标都会有它自己的"正常值范围"，但不能将之绝对化，分析结果不只是辨别某个数值是否在正常范围，还要通过全面分析反映该功能的整组数据，明确患者当时所处的状态，包括氧合状况、通气是否适当和酸碱是否紊乱等。血气分析结果经过分析后，应该能够做出酸碱平衡、氧合状态以及通气功能的诊断。

（3）酸碱失衡的诊断方法：根据 pH 值、PCO_2、HCO_3^- 或

BEecf 和阴离子间隙等指标结合电解质状况综合判断。血液 pH 值主要是由 $[HCO_3^-]$ / $[H_2CO_3]$ 缓冲对所决定，据 Henderson-Hasselbalch 公式 pH 值 = pKa+lg $[HCO_3^-]$ / $[H_2CO_3]$，$[HCO_3^-]$ 反映代谢因素，而 $[H_2CO_3]$ 反映呼吸因素即公式可以表示为 pH 值 = pKa+lg（代谢因素 $[HCO_3^-]$/呼吸因素 $[PaCO_2]$），牢记此公式，就可以充分理解酸碱失衡的判断原理。

1）酸碱失衡的判断指标：从公式可以看出，pH 值是测定值，影响 pH 值的因素有两个方面的因素，即呼吸和代谢因素，抓住 pH 值、反映代谢因素的 $[HCO_3^-]$ 和反映呼吸因素的 $[PaCO_2]$，即可诊断酸碱失衡。其中，$PaCO_2$ 作为呼吸性酸碱失衡的判断指标是公认的，而 $[HCO_3^-]$ 是否能代表代谢性酸碱失衡判断指标有争议，有人主张用 BEecf，理由已于前述，鉴于 H-H 公式和预计代偿公式均以 $[HCO_3^-]$ 来计算，因而多倾向于采用 $[HCO_3^-]$。

2）判断酸碱失衡的步骤：用以判断失衡的基本指标的界线是 pH 值 = 7.40、$PaCO_2$ = 40mmHg 和 HCO_3^- = 24mmHg。

Ⅰ. 首先根据 pH 值判断是酸血症抑或是碱血症：以 pH 值 = 7.40 为界，pH 值>7.40，为碱血症，pH 值<7.40，为酸血症。

Ⅱ. 判断原发酸碱失衡的类型：若为酸血症，原发失衡为酸中毒，若为碱血症，原发失衡为碱中毒。

Ⅲ. 判断原发失衡的原因：为代谢性抑或是呼吸性酸碱失衡。判断的基本原则是：与 pH 值酸碱变化为同质改变的因素即为原发失衡的类型。从 pH 值计算公式可以看出，pH 值 = pKa+log（代谢因素 $[HCO_3^-]$/呼吸因素 $[\alpha PCO_2]$）。若 $[HCO_3^-]$ 与 pH 值同向变化，则原发失衡为代谢性；如当 pH 值<7.40，$[HCO_3^-]$<24mmol/L，而 $PaCO_2$<40mmHg，$[HCO_3^-]$ 与 pH 值同向改变-都减少，表明出现原发代谢性酸中毒；当 pH 值>7.40，$[HCO_3^-]$>24mmol/L，而 $PaCO_2$>40mmHg，pH 值与〔HCO_3^-〕同向改变-都增加，表明原发代谢性碱中毒。若〔$PaCO_2$〕与 pH 值反向变化，原发失衡为呼吸性：当 pH 值<7.40，$PaCO_2$>40mmHg，而〔HCO_3^-〕<24mmol/L，pH 值减小，而 $PaCO_2$ 升高，两者呈反向改变，表明出现原发呼吸性酸中毒，同理，当 pH 值>7.40，$PaCO_2$<40mmHg，而〔HCO_3^-〕>24mmol/L，表明出现原发呼吸性碱中毒。若〔HCO_3^-〕和〔$PaCO_2$〕同时都发生与 pH 值酸碱同样改变，则原发失衡为混合性的代谢性和呼吸性的酸碱失衡。当 pH 值>7.40，$PaCO_2$<40mmHg，而〔HCO_3^-〕>24mmol/L，表明出现混合性碱中毒（同时存在呼吸性和代谢性碱中毒），同理，当 pH 值<7.40，$PaCO_2$>40mmHg，而〔HCO_3^-〕<24mmol/L，表明出现混合性酸中毒（同时存在呼吸性和代谢性酸中毒）。

Ⅳ. 判断在原发性酸碱失衡基础上是否存在代偿反应：在体内最重要的缓冲对是〔HCO_3^-〕/〔$PaCO_2$〕，从 H-H 公式可以看出，pH 值变化与〔HCO_3^-〕/〔$PaCO_2$〕一致，其中 HCO_3^- 代表代谢因素，$PaCO_2$ 代表呼吸因素。

当 pH 值在 7.40~7.45 之间，两者呈同向变化时，为正常或代偿性原发性代谢性或呼吸性碱中毒。同时增加，出现代偿性代谢性碱中毒，即原发为代谢性碱中毒，呼吸出现代偿性通气不足导致 $PaCO_2$ 升高，发生与〔HCO_3^-〕增加同样变化的 $PaCO_2$ 升高，使 pH 值保持在正常范围。同时减少，出现代偿性呼吸性碱中毒，即原发为呼吸性碱中毒，代谢方面出现代偿性〔HCO_3^-〕减少，保持 pH 值在正常范围，但要注意代偿速度（后面详细讲述）。

当 pH 值在 7.35~7.45 之间，两者呈同向变化，为正常或代偿性的原发代谢性酸中毒或呼吸性酸中毒。例如同时减少，出现代偿性呼吸性碱中毒，即原发为代谢性酸中毒，呼吸代偿性过度通气，发生与〔HCO_3^-〕下降同向变化的 $PaCO_2$ 降低，使 pH 值保持在正常范围内。同时增加，出现代偿性代谢性碱中毒，即原发为呼吸性酸中毒，代谢方面出现与$PaCO_2$增加同向的代偿性$[HCO_3^-]$增加，保持pH值在正常范围，但要注意代偿速度（后面详细讲述）。

如何判断呼吸性酸碱失衡是急性还是慢性过程？

若为急性呼吸性酸碱失衡，$PaCO_2$从正常值开始计算，每变化10mmHg，伴随着pH值变化0.08（如：急性呼吸性酸中毒，如果$PaCO_2$从40mmHg上升至50mmHg，那么，pH值预计应从7.40降至7.32，而急性呼吸性碱中毒，如果$PaCO_2$从40mmHg降至30mmHg，那么，pH值预计应从7.40升至7.48）。

若为慢性呼吸性酸碱失衡，因$PaCO_2$的变化，可以出现肾脏介导的碳酸氢盐的变化部分代偿pH值。因此，慢性呼吸性酸碱失衡中，$PaCO_2$从正常值开始计算，每变化10mmHg，伴随着的pH值变化只有0.03（如：当慢性呼吸性酸中毒时，如果$PaCO_2$从40mmHg升至50mmHg，那么，pH值预计应从7.40降至7.37；而当慢性呼吸性碱中毒时，如果$PaCO_2$从40mmHg降至30mmHg，那么，pH值预计应从7.40升至7.43）。

注意：呼吸的代偿是很快的，发生在数秒内或数分钟内，机体通过刺激大脑中枢神经系统增加呼吸频率，因此，代谢性酸碱失衡的呼吸代偿几乎是立即开始的。而代谢性的代偿过程要慢一些，要通过肾脏清除酸或碱来实现，几小时后才出现明显的代偿反应。代谢性代偿发生在慢性呼吸性酸碱失衡，但在代谢性酸碱紊乱也可以看到肾的代谢纠正作用。因此，当$7.40<pH$值<7.45，急性过度通气刚出现时，若存在$[HCO_3^-]$$<24mmol/L$明显降低，似乎是代偿性降低的情况时，不要忘了，此时可能同时并存代谢性酸中毒，因为代谢性因素不可能马上代偿呼吸性酸碱失衡，诊断为代偿性的呼吸性碱中毒是错误的，应为呼吸性碱中毒合并代谢性碱中毒。另外，要密切结合临床表现判断，该血气结果是否与临床相符，是真正的代偿性反应，还是各自独立的异常失衡。

V. 当判断酸碱失衡出现代偿反应时，要注意将实测值与代偿范围比较，如果超出代偿范围，应诊断为合并该类型的酸碱失衡。单纯性代谢性碱中毒（以下简称代碱）时，肺代偿肾，$PaCO_2$ 升高，但由于通气不足，会造成低氧血症，因此，其代偿升高有限，不超过 55mmHg，如果超过，表明合并呼吸性酸中毒。单纯性急性呼吸性酸中毒（以下简称呼酸）时，肾代偿肺，最高不超过 30mmol/L，如果超过则为合并代碱，但不低于 26mmol/L，否则为合并代酸。

VI. pH 值在正常范围，可以出现混合性酸碱失衡的两种情况：代谢性和呼吸性数据似乎表现为代偿性改变，都没有超出计算的代偿范围，但要注意代偿出现的时间，特别是在急性呼吸性酸碱失衡时，根据病史如果立即出现代谢性改变，则很有可能合并该类型的代谢性酸碱失衡，而不是真正的代偿反应，这最多出现在原有基础病已出现代谢性酸碱失衡，但又出现急性呼吸障碍时，此时要同时纠正两种酸碱失衡。对应于原发酸碱失衡的代偿性代谢性和呼吸性因素的数据超出了代偿范围，此时不论代偿时间长短，只要超出代偿范围即为原发性酸碱失衡合并相应过度代偿的酸碱失衡，而此时 pH 值有可能在正常范围，不要误诊为代偿性的酸碱失衡。

VII. 当 pH 值<7.35，为失代偿性酸中毒，有三种情况。①混合性酸中毒：当两者反向变化时，机体没有代偿，出现与 pH 值酸碱变化一致的代谢和呼吸都有的双重酸碱失衡；②失代偿性呼吸性酸中毒：原发呼吸性酸中毒 $PaCO_2$ 升高，由于肾功能异常等原因不能代偿，［HCO_3^-］增加幅度不能保持 pH 值在正常范围；③失代偿性代谢性酸中毒：原发代谢性酸中毒［HCO_3^-］下降，由于呼吸功能差通气不足以使 $PaCO_2$ 下降至保持 pH 值在正常范围。

当 pH 值>7.45，表明出现失代偿性碱中毒，存在三种情况。①混合性碱中毒：当两者反向变化时，机体没有代偿，出现与 pH 值变化一致的代谢和呼吸混合性双重碱中毒；②失代偿性呼吸性碱中毒：原发呼吸性碱中毒 $PaCO_2$ 下降，由于肾功能异常等原因不能代偿，$[HCO_3^-]$ 减少幅度不能保持 pH 值在正常范围；③失代偿性代谢性碱中毒：原发代谢性碱中毒 $[HCO_3^-]$ 升高，呼吸受到抑制但不足以使 $PaCO_2$ 升高至保持 pH 值在正常范围。

Ⅷ. 当诊断为代谢性酸中毒时，阴离子间隙是否增宽：根据阴离子间隙，代谢性酸中毒可以分成两个类型：一类是伴有阴离子间隙增宽的代谢性酸中毒，另一类是不伴有阴离子间隙增宽的代谢性酸中毒。正如前面提到，阴离子间隙是体内血清阳离子总量和阴离子总量之间的差值（事实上，体内是不存在真正的差别的，体内阴阳离子的总量是平衡的，而此处间隙是指通常测定的不同的阴离子和阳离子的差别）。通常测定的阳离子是钠离子（有人也用钾离子计算阴离子间隙，结果稍有不同，但影响不大，由于钾离子总量少，此处不用钾离子计算阴离子间隙），测定的阴离子包括 Cl^- 和 $[HCO_3^-]$。即 $AG = ([Na^+] + [K^+]) - ([CL^-] + [HCO_3^-]) = [Na^+] - ([CL^-] + [HCO_3^-])$，正常值为 $12mmol/L$。若 $AG > 12mmol/L$，表明存在高 AG 代谢性酸中毒，主要有如下原因：甲醇、乙醇和乙二醇中毒，肾衰尿毒症，乳酸性酸中毒、酒精、副醛、阿司匹林和酮体（饥饿、酒精和糖尿病酮症酸中毒）。判断存在阴离子间隙增宽后，要判断增宽的间隙是否可以完全解释酸碱失衡？是否存在另一种代谢过程代谢性碱中毒？

阴离子间隙增宽的代谢性酸中毒，$[HCO_3^-]$ 下降与阴离子间隙升高有关。根据电中和原理，这种阴离子存在一个，就减少一个碳酸氢盐分子。阴离子间隙变化的浓度加上血清实测 $[HCO_3^-]$ 得到校正的 $[HCO_3^-]$，正常时应与正常血清中的 $[HCO_3^-]$ 一致。如果校正 $[HCO_3^-]$ 水平不正常，提示可能存在另一种代谢性失衡。公式为：

校正 $[HCO_3^-]$ mmol/L=测得的 HCO_3^-+（AG-12）

如果校正 $[HCO_3^-]$ 大于正常（>24mmol/L），可能并存代谢性碱中毒。如一例糖尿病酮症酸中毒患者，HCO_3^- 为 12mmol/L，阴离子间隙为 24mmol/L（较正常值高 12mmol/L），校正 $[HCO_3^-]$ 为 24mmol/L 属于正常范围，提示没有合并另一种代谢性失衡。但如果糖尿病酮症酸中毒患者胃轻瘫并有呕吐导致胃酸丢失造成代谢性碱中毒，HCO_3^- 测得为 18mmol/L，阴离子间隙为 24mmol/L，校正 HCO_3^- = 18＋（24－12）= 30mmol/L，提示机体同时存在两种代谢问题：高 AG 代谢性酸中毒（酮症酸中毒）和代谢性碱中毒（胃酸丢失引起）。

原发性代谢性酸碱失衡是否代偿完全？机体通过增加呼吸降低血中二氧化碳水平代偿代谢性酸中毒，$PaCO_2$ 和血清 HCO_3^- 之间是线性关系，用 Winter 公式表达：预测 $PaCO_2$ = $[1.5×HCO_3^-]$ +8±2。如果测得 $PaCO_2$ 大于预计 $PaCO_2$，呼吸系统没有代偿代谢性酸中毒，机体同时合并呼吸性酸中毒。代谢性碱中毒时，呼吸系统不像代偿代谢性酸中毒那样可以预测代偿水平，即代偿代谢性碱中毒时，不管 HCO_3^- 水平如何，呼吸系统通过 CO_2 潴留代偿压力水平不超过 50~55mmHg，超过此数值提示合并存在呼吸性酸中毒。

3）判断是否有三重酸碱失衡的步骤：三重酸碱失衡是指代碱+高 AG 代酸合并呼吸性酸碱失衡。

Ⅰ. 根据 $PaCO_2$ 判断有无呼吸性酸碱失衡，$PaCO_2$ 正常则没有三重酸碱失衡。

Ⅱ. 计算呼吸性酸碱失衡时，$[HCO_3^-]$ 的代偿范围，计算公式为：

呼酸时，$[HCO_3^-]$ 升高，升高值为：$0.35×PaCO_2$ 升高值+ 5.58（mmol/L）

呼吸性碱中毒（简称呼碱）时，$[HCO_3^-]$ 降低，降低值为：$0.35×PaCO_2$ 降低值+5.58（mmol/L）

Ⅲ. 计算 AG：判断有无高 AG 代酸的存在，AG>16mmol/L 即为高 AG。

Ⅳ. 确定在呼吸性酸碱失衡时，高 AG 代酸是否同时存在代碱：此时的判断方法与前面确定的方法稍有不同，要考虑呼吸性酸碱失衡引起［HCO_3^-］代偿性变化。同样要计算校正［HCO_3^-］浓度。公式如下：

校正［HCO_3^-］mmol/L=测得的 HCO_3^-+（阴离子间隙-12）

前面提到高 AG 代酸判断是否有代碱存在是没有呼吸酸碱失衡的前提下，其计算出的校正［HCO_3^-］浓度要与［HCO_3^-］正常值（24mmol/L）比较得出结论。而此处是有呼吸性酸碱失衡时，此时要比较的［HCO_3^-］的正常值应不只是 24mmol/L，而是应加上代偿呼吸性酸中毒而增加碳酸氢盐的量或减去代偿呼吸性碱中毒而减少的碳酸氢盐的量。即当计算出校正碳酸氢盐浓度后，引入上述代偿公式按以下方法计算出要比较的因代偿而变化了的正常值：呼酸时，代偿增加了碳酸氢盐的正常值 = 24+0.35×$PaCO_2$ 升高值+5.58（mmol/L），呼碱时，代偿降低了碳酸氢盐的正常值 = 24-0.35×$PaCO_2$ 降低值+5.58（mmol/L）。

这样，如果校正碳酸氢盐浓度大于代偿改变了的正常值，则表明存在三重酸碱失衡。

（田攀文）

第五节　心电图与动态血压及相关知识

一、临床心电学的基本知识

（一）心电图产生原理

1. 细胞的除极和复极　心脏由两种细胞构成：一种是普通心肌细胞即工作细胞，包括心房肌、心室肌，完成心脏收缩、舒张和泵血功能。另一种是特殊传导系统的细胞（自律性细胞），包括窦房结、房室交界区、房室束及其分支、浦肯野纤维等组成的细胞。心脏因具有独特的电生理特征而不同于身体的其他器官。我们从细胞水平分析理解心脏的生物电现象。

心肌细胞在静息状态时，细胞膜内、外离子不同，使细胞具有跨膜电位。在细胞内有带负电荷的阴离子，细胞外有带正电荷的阳离子，这种内负外正的电荷分布，称为极化状态。细胞膜内外两侧产生的电势差，称为跨膜静息电位。普通心肌细胞的静息膜电位较高，而窦房结和房室结细胞相对较低。

当心肌细胞受到刺激，细胞膜对带正电荷的钠离子通透性增加，钠离子流入细胞内，膜电位降低。当到达阈电位，快钠通道开放，钠离子的大量内流使细胞内带正电荷，而且电位高于细胞外。此时细胞膜两侧电荷发生改变，称之为除极。除极的最终目的是使极化膜变成外负内正的状态。随后引起心肌细胞的收缩，同时细胞内钾离子开始外流，使心肌细胞进入复极。除极和复极就是心肌细胞动作电位形成的过程。动作电位的产生是带电荷的离子通过离子通道、离子转载体、主动运转等途径进出细胞的结果。

大部分心肌细胞膜有快钠通道，窦房结和房室结细胞不具有快钠通道，取而代之是慢钙通道。

2. 动作电位　通过动作电位曲线可以形象地描述心肌细胞的除极和复极。心肌细胞的动作电位被人为地分为 0 相、1 相、2 相、3 相和 4 相。

0 相：去极化期，当心肌细胞受到刺激，钠离子通透性增加，钠离子流入细胞内，膜电位降低。当到达阈电位，快钠通道开放，钠离子的大量内流使细胞内带正电荷，而且电位高于细胞外，形成外负内正的状态。

1 相：快速复极初期，快钠通道失活，钾通道开放，钾离子快速外流使膜电位下降到 0mV 左右。

2 相：平台期，膜电位维持 0mV 左右，钾通道、慢钙通道开放，钾外流伴钙内流，两者基本持平。

3 相：快速复极末期，膜电位下降到-90mV 左右，是钾离子快速外流的结果。

4 相：静息期，膜电位下降到-90mV 左右，但膜内外离子分布尚未恢复。通过离子泵的主动运转，将进入细胞内钠离子、钙离子泵出细胞膜外，同时摄入外流的钾离子，使细胞内外恢复到静息时的离子分布，以维持细胞正常功能。

作为具有自律性的窦房结，其动作电位的变化主要表现在 0 相去极化较缓慢，复极无明显的 1、2 相，复极 3 相膜内电位下降至最大值时进入第 4 相。而 4 相膜内电位不稳定，表现为自动除极。4 相自动除极是自律细胞具有自律性的基础。

根据心肌细胞的电活动特点，可将心肌细胞分为 4 类。①快反应非自律性细胞：心房肌、心室肌；②快反应自律性细胞：房室束及其分支、浦肯野纤维；③慢反应自律性细胞：窦房结、房室交接区；④慢反应非自律性细胞：房室交接区的结区。

3. 心脏收缩和舒张 任何一次心肌细胞的除极或复极都能引发相邻细胞的除极或复极。因此一个心肌细胞的兴奋可以传导至整个心脏，引起心脏收缩或舒张。心肌细胞有规律的除极和复极，产生规律的电激动。这种电活动可经过人体组织和体液传到体表各个部位。心电图就是利用心电图记录仪将每一次心动周期所产生的这种电活动连续记录下来，并加以分析的一门学科。

（二）心电图各波段的组成和命名

正常心电活动始于窦房结，兴奋心房的同时，沿结间束传至房室结，经房室结生理性延迟后，沿房室束→左、右束支→浦肯野纤维网顺序传导，最后兴奋心室。

先后有序的电激动传导引起一系列电位变化，形成心电图上相应的波段。

正常一次心动周期包含心脏收缩和舒张一次，其心电图包括4波（P波、QRS波、T波及U波）、2段（PR段，ST段）、2间期（PR间期，QT间期）（图1-3）。

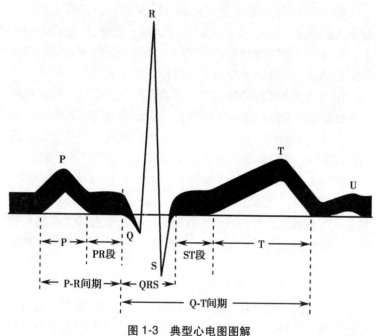

图1-3 典型心电图图解

（三）心电图的导联体系

在体表不同部位放置电极并通过导线与心电图记录仪（心电图机）的阴阳极相连，放大记录出心电图。这种电路连接方式称为心电图导联。

国际通用导联体系为 Einthoven 创设且广泛使用的常规 12 导联体系。

标准导联：Ⅰ、Ⅱ、Ⅲ。

加压单极肢体导联：aVR、aVL、aVF。

胸导联（$V_1 \sim V_6$）。

1. 单极肢体导联 反映体表检测部位电位变化。

Ⅰ导联：左上肢接正极，右上肢接负极，反映左上肢（L）与右上肢（R）的电位差。

Ⅱ导联：左下肢接正极，右上肢接负极，反映左下肢（F）与右上肢（R）的电位差。

Ⅲ导联：左下肢接正极，左上肢接负极，反映左下肢（F）与左上肢（L）的电位差。

2. 加压单极肢体导联 左上肢、右上肢或左下肢电极之一接正极，其余二电极同时与心电图机负极相连构成中心电端。将该肢体与中心电端相连接的高电阻断开，可使心电图波形的振幅增加50%，这种导联方式称为加压单极肢体导联，即aVL、aVR和aVF。

3. 胸导联 将肢体导联3个电极分别通过5000Ω高电阻与负极连接成中心电端（零电位点），把正电极放置在胸前的一定部位，可反映胸壁某点的电位变化。常用胸导联为$V_1 \sim V_6$导联。

V_1导联：探查电极置于胸骨右缘第4肋间。

V_2导联：探查电极置于胸骨左缘第4肋间。

V_3导联：探查电极置于$V_2 \sim V_4$连线的中点。

V_4导联：探查电极置于左锁骨中线与第5肋间相交处。

V_5导联：探查电极置于左腋前线，与V_4处于同一水平上。

V_6导联：探查电极置于左腋中线，与V_4、V_5处于同一水平。

（四）正常心电图

1. P波 代表左、右心房及房间隔除极的电位和时间变化。

正常 P 波在多数导联呈钝圆形，有时可有轻微切迹或双峰，双峰之间的距离<0.03 秒。正常心脏激动起源于窦房结，先右房上部激动，然后是左房除极，心房除极的综合向量是指向左、前、下，所以 P 波方向在 Ⅰ、Ⅱ、V_4 ~ V_6 导联中均向上，aVR 导联向下，其余导联可呈双向、倒置或低平。正常窦性 P 波时间一般不超过 0.12 秒，电压在肢体导联不超过 0.25mV，胸导联不超过 0.20mV。

2. PR 段　是继 P 波之后，心脏沿心房肌（结间束）、经房室交界区下传至心室，产生 PR 段。由于激动经过这段传导组织时所产生的电位影响极为微弱，在体表心电图上表现为一段平直的线。

3. Tp（或 Ta）波　心房复极波紧随 P 波之后，方向与 P 波相反。常重叠于 PR 段（P 波结束至 QRS 波开始）或延伸至 QRS 波中。通常 Tp（Ta）波不易观察到。房室阻滞或心房梗死时，Tp（Ta）波可变得明显。

4. PR 间期　是从 P 波起点到 QRS 波群起点的时间，代表心房开始除极，激动沿结间束、房室结、房室束、束支及其分支到达心室肌开始除极所需的时间，一般成人为 0.12~0.20 秒，小儿稍短。在幼儿及心动过速的情况下，PR 间期相应缩短；在老年人及心动过缓的情况下，PR 间期可略延长，但≤0.22 秒。

5. QRS 波群　代表室间隔及左、右心室肌除极电位和时间的变化。QRS 波群时限正常人多数为 0.06~0.11 秒，但不超过 0.12 秒。QRS 波群正常人 V_1、V_2 导联多呈 rS 型，V_1 的 R 波一般≤1.0mV，极少数偶可呈 QS 型，其机制不详。V_5、V_6 导联可呈 qR、qRs、Rs 或 R 型，R 波振幅≤2.5mV。在 V_3、V_4 导联，R 波和 S 波的振幅大体相等，正常人的胸导联 R 波自 V_1 至 V_6 逐渐增高，S 波逐渐变小，V_1 的 R/S 小于 1，V_5 的 R/S>1。aVR 导联的 QRS 主波向下，可呈 QS、rS、rSr′

或 Qr 型，其 R 波振幅一般≤0.5mV。aVL 与 aVF 的 QRS 波群可呈 qR，Rs 或 R 型，也可呈 rS 型。QRS 波群振幅：六个肢体导联每个 QRS 波群电压（R+S 或 Q+R 的算术和）均小于 0.5mV 或每个心前导联 QRS 电压的算术和均不超过 1.0mV 称为低电压。

正常 QRS 波群 Ⅰ 导联的 R 波振幅<1.5mV，aVL 的 R 波< 1.2mV，aVF 的 R 波<2.0mV。Ⅰ、Ⅱ、Ⅲ 导联的 QRS 波群在没有电轴偏移的情况下，其主波一般向上。

6. Q 波　除 aVR 导联可呈 QS 或 Qr 型外，其他导联 Q 波的振幅不得超过同导联后继 R 波的 1/4，时间不超过 0.04 秒，而且无切迹。正常 V_1、V_2 导联不应有 Q 波，但可呈 QS 波型。超过正常范围的 Q 波，称为异常 Q 波。

7. R 峰时间（R peak time）　又称类本位曲折时间或室壁激动时间，建议采用术语 R 峰时间更为确切。正确的测量应是 12 导联同步心电图记录中最早的 QRS 起点至特定导联 R 波顶端垂直直线的间距。如使用单导联心电图记录，则直接从各导联 QRS 起点测量至 R 峰。如有 R′波，则应测量至 R′峰；如 R 峰呈切迹，应测量至切迹第二峰。正常成人 R 峰时间在 V_1、V_2 导联不超过 0.04 秒，在 V_5、V_6 导联不超过 0.05 秒。

8. J 点　QRS 波群的终点与 S-T 段起始之交接点，称为 J 点。J 点上下偏移通常不超过 1mm，大多在等电位线上。通常随 ST 段的偏移而发生移位。有时可因心室除极尚未完全结束，部分心肌已开始复极致使 J 点上移。还可由于心动过速等原因，导致心房复极波（Ta 波）重叠于 QRS 波群的终末部，从而引起 J 点下移。

9. ST 段　是指自 QRS 波群的终点（J 点）至 T 波起点的一段水平线称为 S-T 段，代表心室缓慢复极过程。ST 段常呈水平或平缓倾斜，并逐渐过渡为 T 波，因此在大多数情况下，不可能将 ST 段与 T 波截然分开。正常任一导联 S-T 向下偏移都不应超过 0.05mV。正常 S-T 段向上偏移，在肢体导联及心前导联 $V_{4~6}$ 不应超过 0.1mV，心前导联 $V_{1~3}$ 不超过 0.3mV。

10. T 波 代表晚期心室复极时的电位变化，在 S-T 段后出现。T 波钝圆，占时较长，从基线开始缓慢上升，然后较快下降，形成前肢较长、后肢较短的波形。T 波形态可以为单向（正向或负向）、双向（正负双向或负正双向）。复极的顺序与除极相反，是从心尖向心室基底部蔓延，从心外膜向心内膜复极，电穴在前、电源在后，故 T 波方向与 QRS 波群主波一致。在 I、II、$V_{4~6}$ 导联直立，aVR 导联倒置。其他导联可直立、双向或倒置。如果 V_1 直立，V_3 不能倒置。在以 R 波为主导联中，T 波的振幅不应低于同导联 R 波的 1/10，心前导联的 T 波可高达 1.2~1.5mV。

11. QT 间期 QRS 波群中的起点至 T 波终点，代表心室肌除极和复极整个过程所需的时间。QT 间期长短与心率的快慢密切相关，心率越快，QT 间期越短，反之则越长。心率在 60~100 次/min，QT 间期的正常范围应在 0.32~0.44 秒。女性较男性略长。凡 QT 间期超过正常最高值 0.03 秒以上者称显著延长，不到 0.03 秒者称轻度延长。由于 QT 间期受心率的影响很大，所以常用校正的 QT 间期，通常采用 Bazett 公式计算：$QTc = QT/\sqrt{RR}$。QTc 就是 RR 间期为 1 秒（心率 60 次/min）时的 QT 间期。QTc 的正常上限值为 0.44 秒，超过此时限即属延长。临床上凡是能影响心室复极的因素，都可使 QT 间期发生改变。不同导联 QT 间期存在一定差异，以 V_2、V_3 导联最长。

12. U 波 是在 T 波后 0.02~0.04 秒出现的低频低振幅波，其方向一般与 T 波一致，振幅很小，一般在胸导联（尤其在 V_3、V_4）最清楚，可达 0.2~0.3mV 或 T 波振幅的 11%，而肢体导联不明显，其产生原理不详。有人认为是与浦肯野纤维的复极波或心室肌舒张的机械作用有关。U 波具有频率依赖性，心率大于 95 次/min 时很少出现；心动过缓时 U 波振幅增加，心率低于 65 次/min 者中，90% 可出现 U 波。U 波明显增高常见于低血钾。U 波倒置可见于高血钾、器质性心脏病患者，常同左室肥厚心电图并存。

（王宏治）

二、心房肥大和心室肥厚

（一）右心房肥大

1. 肢体导联　P 波≥0.25mV，以 Ⅱ、Ⅲ、aVF 导联最为突出，称"肺型 P 波"。

2. 胸前导联　P 波算数和>0.20mV，以 V_1 导联最为突出。

（二）左心房肥大

1. P 波　增宽，时限≥0.12 秒，常呈双峰，两峰间距≥0.04 秒，以 Ⅰ、Ⅱ、aVL 导联明显，称"二尖瓣型 P 波"。

2. V_1 导联　常呈双向 P 波，P 波终末电势（Ptf）≥0.04mm·s。

（三）双心房肥大

1. P 波　增宽≥0.12 秒，振幅≥0.25mV。

2. V_1 导联　P 波高大双向，上下振幅均超过正常范围。

（四）右心室肥厚

1. V_1 导联 R/S≥1；V_5 导联 R/S≤1 或 S 波比正常加深；aVR 导联以 R 波为主，R/q 或 R/S≥1。

2. RV_1 或 SV_5>1.05mV；RaVR>0.5mV。

3. QRS 波电轴右偏≥+90°。

4. 右胸导联（V_1、V_2）　继发性 ST-T 改变：ST 段压低及 T 波倒置。

（五）左心室肥厚

1. QRS 波电压增高

（1）胸导联：RV_5 或 $RV_6>2.5mV$；$RV_5+SV_1>4.0mV$（男性）或 $3.5mV$（女性）。

（2）肢体导联：$RI>1.5mV$；$RaVL>1.2mV$；$RaVF>2.0mV$；$RI+SIII>2.5mV$。

（3）Cornell 标准：$RaVL+SV_3>2.8mV$（男性）或 $>2.0mV$（女性）。

2. QRS 波 电轴轻-中度左偏，一般不超过$-30°$。

3. QRS 波时限 轻度延长，一般不超过 0.11 秒。

4. 继发性 ST-T 改变 在 R 波振幅增高的导联上，ST 段下降，T 波低平、双向或倒置。

注意：如果仅有 QRS 波电压增高，无其他阳性指标，诊断左心室肥厚应慎重。

（六）双侧心室肥大

1. 大致正常心电图。

2. 单侧心室肥厚心电图。

3. 双侧心室肥厚心电图。

三、电解质紊乱和药物的影响

（一）电解质紊乱

1. 高血钾

（1）血清钾$>5.5mmol/L$：QT 间期缩短和 T 波高尖。

（2）血清钾$>6.5mmol/L$：QRS 波增宽，PR 及 QT 间期延长，R 波电压降低及 S 波加深，ST 段压低。

（3）血清钾$>7.0mmol/L$：QRS 波进一步增宽，PR 及 QT 间期进一步延长，P 波振幅减小，时限延长甚至消失。

（4）血清钾$>10.0mmol/L$：宽大的 QRS 波与 T 波融合呈正弦波。

高血钾可引起室性心动过速、心室扑动或颤动，甚至心脏停搏。

2. 低血钾

（1）QT间期延长，T波低平，U波明显，T-U波可融合成驼峰状。

（2）可引起各种异位心律，如期前收缩及心动过速，室性较室上性多见。

3. 高血钙和低血钙

（1）高血钙：ST段缩短或消失，QT间期缩短；严重者可发生窦性停搏、窦房阻滞、室性期前收缩、阵发性室性心动过速等。

（2）低血钙：ST段明显延长，QT间期延长，T波变窄、低平或倒置。

（二）药物影响

1. 洋地黄

（1）洋地黄效应：ST段下斜型压低；T波低平、双向或倒置，双向T波常为初始部分倒置，终末部分直立变窄，与ST段相连呈"鱼钩型"；QT间期缩短。

（2）洋地黄中毒：频发性（二联律或三联律）及多源性室性期前收缩，严重时可出现室性心动过速甚至室颤；交界性心动过速伴房室脱节或房性心动过速伴不同比例房室阻滞；不同程度房室阻滞，当出现二度或三度房室阻滞时，是洋地黄严重中毒的表现；窦性停搏或窦房阻滞，心房扑动、心房颤动等。

2. 奎尼丁

（1）治疗剂量：QT间期延长；T波低平或倒置；U波增高；P波稍宽可有切迹，PR间期稍延长。

（2）奎尼丁中毒：QT间期明显延长；QRS波时限明显延长（用药过程中，QRS时限不应超过原来的25%，如达到

50%应立即停药）；各种程度的房室传导阻滞以及窦性心动过缓、窦性停搏或窦房阻滞；各种室性心律失常，严重时发生扭转型室性心动过速，甚至室颤。

3. 其他药物 Ⅲ类抗心律失常药物胺碘酮及索他洛尔可致窦性心律降低，QT间期延长。

四、起搏心电图

根据起搏电极所在的心腔，分为单腔起搏、双腔起搏和三腔起搏。

第1个字母指起搏的心腔，第2个字母指感知的心腔，第3个字母指感知后的反应方式。常见的起搏模式：AAI、VVI、DDD。

AAI表示起搏心房、感知心房，自身心房激动被感知后抑制起搏器发放1次脉冲；VVI表示起搏心室、感知心室，自身心室激动被感知后抑制起搏器发放1次脉冲；DDD表示能同时起搏和感知心房和心室，自身激动被感知后抑制或触发起搏器发放1次脉冲。

起搏器故障包括起搏异常、感知异常（感知不足和感知过度）。

（王 斯）

五、急性心肌梗死心电图的演变及分期

1. 超急性期 急性心肌梗死发病数分钟后，心电图上产生高大的T波，以后迅速出现ST段上斜型或弓背向上型抬高，与高耸直立T波相连。

2. 急性期 急性心肌梗死后数小时或数日可持续数周，ST段呈弓背向上抬高，抬高显著者可形成单向曲线，继而逐渐下降；R波振幅降低或丢失，出现异常Q波或QS波；T波由自立开始倒置，并逐渐加深。

3. 近期 梗死后数周至数个月，抬高的 ST 段恢复至基线，缺血行 T 波由倒置较深逐渐变浅，坏死型 Q 波持续存在。

4. 陈旧期 心肌梗死 3~6 个月之后或更久，ST 段和 T 波恢复正常或 T 波持续倒置、低平，趋于恒定不变，残留下坏死型 Q 波。

具体表现见表 1-10 及图 1-4~图 1-9。

表 1-10 心肌梗塞死不同时期的演变

	早期	急性期	近期	陈旧期
T 波改变	对称高尖	倒置	倒置，变浅	恢复，多直立
ST 段	斜型抬高	斜型抬高	恢复基线	恢复基线
病理 Q 波	—	+	+	+

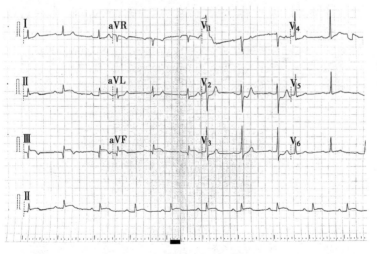

图 1-4 急性下壁心肌梗死

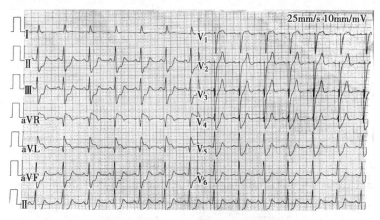

图 1-5 急性广泛前壁心肌梗死

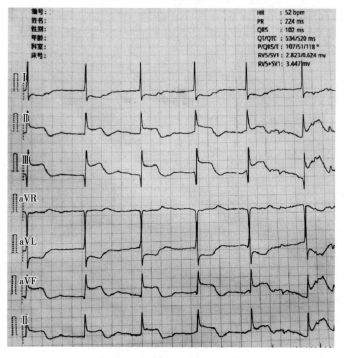

图 1-6 急性前间壁心肌梗死

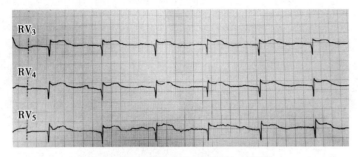

图 1-6 急性前间壁心肌梗死（续图）

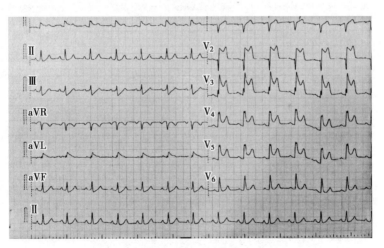

图 1-7 急性下壁、正后壁心肌梗死

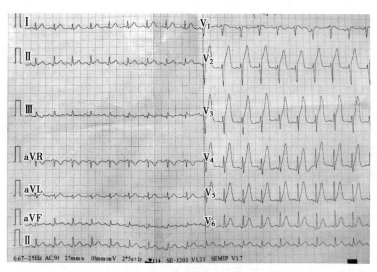

图 1-8 急性下壁、正后壁及右室心肌梗死

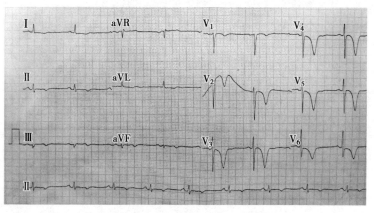

图 1-9 广泛前壁无 Q 波心肌梗死

（张 昕）

六、心律失常

（一）概述

正常人的心脏起搏点位于窦房结，并按正常传导系统顺序激动心房和心室。如果心脏激动的起源异常和/或传导异常，称为心律失常（arrhythmias）。心律失常目前多按形成原因进行分类（图1-10）。

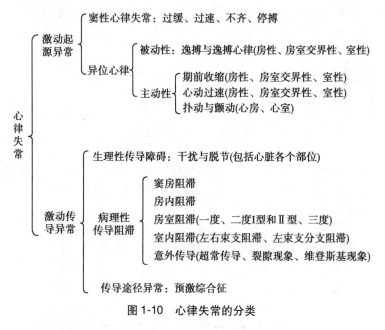

图1-10　心律失常的分类

（二）窦性心律及窦性心律失常

1. 窦性心律的心电图特征　包括：①P波呈钝圆形，在 Ⅰ、Ⅱ、aVF、$V_4 \sim V_5$ 导联直立，在 aVR 导联倒置；②正常人窦性心律的频率呈生理性波动，静息心率的正常范围一般定义为 60~100 次/min。

2. 窦性心动过速（sinus tachycardia）　特点：①窦性心

律；②P 波频率>100 次/min（成人）（图 1-11）。

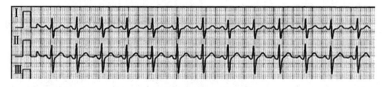

图 1-11 窦性心动过速

3. 窦性心动过缓（sinus bradycardia） 特点：①窦性心律；②P 波频率<60 次/min（图 1-12）。

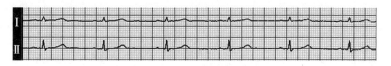

图 1-12 窦性心动过缓

4. 窦性心律不齐（sinus arrhythmia） 特点：①窦性心律；②节律不整，在同一导联上 PP 间期差异>0.12 秒（图 1-13）。

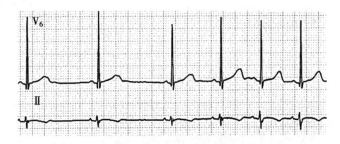

图 1-13 窦性心律不齐

5. 窦性停搏（sinus arrest） 亦称窦性静止。特点：①窦性心律；②规则的 PP 间距中突然出现 P 波脱落，形成长 PP 间距，且长 PP 间距与正常 PP 间距不呈倍数关系（图 1-14）。

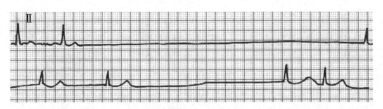

图 1-14　窦性停搏

6. 病态窦房结综合征（sick sinus syndrome，SSS）　特点：①持续的窦性心动过缓，心率<50 次/min，且不易用阿托品等药物纠正；②窦性停搏或窦房阻滞；③慢-快综合征，在显著窦性心动过缓基础上，出现室上性快速心律失常（房速、房扑、房颤等）；④双结病变，病变同时累及房室交界区，可出现房室传导障碍，或发生窦性停搏时，长时间不出现交界性逸搏（图 1-15）。

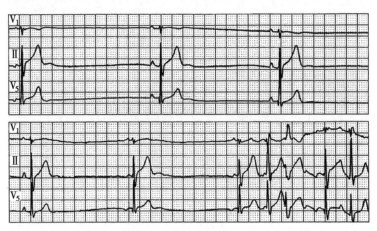

图 1-15　病态窦房结综合征

（三）期前收缩

1. 室性期前收缩（premature ventricular contraction）　特点：①期前出现的 QRS-T 波前无 P 波或无相关的 P 波；②期

前出现的 QRS 形态宽大畸形，时限通常>0.12秒，T 波方向多
与 QRS 的主波方向相反；③代偿间歇多数呈完全性，少数也
可不等（图 1-16）。

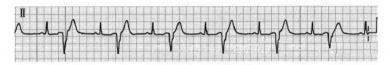

图 1-16　室性期前收缩

2. 房性期前收缩（premature atrial contraction）　特点：
①期前出现的异位 P′波，其形态与窦性 P 波不同；②P′R 间
期>0.12秒；③大多为不完全性代偿间歇（图 1-17）。

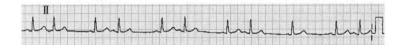

图 1-17　房性期前收缩期

3. 交界性期前收缩（premature junctional contraction）　特
点：①期前出现的 QRS-T 波，其前无窦性 P 波，QRS-T 形态
与窦性下传者基本相同；②出现逆行 P′波（P 波在Ⅱ、Ⅲ、
aVF 导联倒置，aVR 导联直立），可发生于 QRS 波群之前
（P′R 间期<0.12秒）或 QRS 波群之后（RP′间期<0.20秒），
或者与 QRS 相重叠；③大多为完全性代偿间歇（图 1-18）。

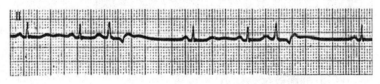

图 1-18　交界性期前收缩

（四）异位性心动过速

1. 阵发性室上性心动过速（paroxysmal supraventricular tachycardia）　特点：①发作时有突发、突止的特点；②频率一般为 160～250 次/min，节律快而规则；③QRS 形态一般正常（伴有束支阻滞或室内差异性传导时，可呈宽 QRS 波心动过速）（图 1-19）。临床上最常见的室上性心动过速类型为预激旁路引发的房室折返性心动过速（A-V reentry tachycardia，AVRT）以及房室结折返性心动过速（A-V nodal reentry tachycardia，AVNRT）。

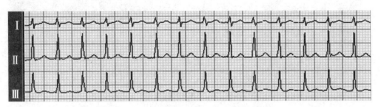

图 1-19　阵发性室上性心动过速

2. 室性心动过速（ventricular tachycardia）　特点：①频率多为 140～200 次/min，节律可稍不齐；②QRS 波群形态宽大畸形，时限通常>0.12 秒；③部分可发现房室分离：P 波频率慢于 QRS 波频率，PR 无固定关系；④偶尔心房激动夺获心室或发生室性融合波（图 1-20）。

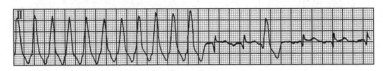

图 1-20　阵发性室性心动过速

3. 非阵发性心动过速（nonparoxysmal tachycardia）　可发生在心房、房室交界区或心室，又称加速的房性、交界性或室性自主心律。此类心动过速发作多有渐起渐止的特点。心电图特点：①频率比逸搏心律快，比阵发性心动过速慢，交界性心律频率多为 70～130 次/min，室性心律频率多为 60～100 次/min；②由于心动过速频率与窦性心律频率相近，易发生干扰性房室脱节，并出现各种融合波或夺获心搏；③此类型心动速的机制是异位起搏点自律性增高（图 1-21）。

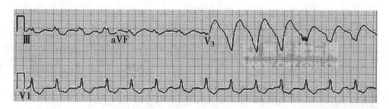

图 1-21 非阵发性室性心动过速

4. 扭转型室性心动过速（torsade de pointes，TDP） 特点：①可见一系列增宽变形的 QRS 波群，以每 3～10 个心搏围绕基线不断扭转其主波的正负方向；②每次发作持续数秒到数十秒而自行终止；③极易复发或转为心室颤动。此类心动过速是一种严重的室性心律失常，临床上表现为反复发作心源性晕厥或称为阿-斯综合征（图 1-22）。

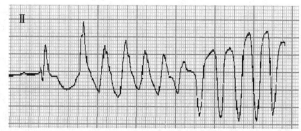

图 1-22 尖端扭转型室性心动过速

（五）扑动与颤动

1. 心房扑动（atrial flutter，AFL） 特点如下：

（1）正常 P 波消失，代之连续的大锯齿状扑动波（F 波），多数在Ⅱ、Ⅲ、aVF导联中清晰可见。

（2）F波间无等电位线，波幅大小一致，间隔规则，频率为240～350次/min，大多不能全部下传，常以固定房室比例（2∶1或4∶1）下传，故心室律规则。

（3）如果房室传导比例不恒定或伴有文氏传导现象，则心室律可以不规则（图1-23）。

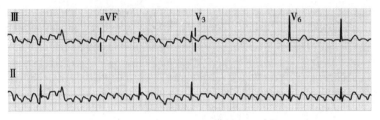

图1-23　心房扑动

2. 心房颤动（atrial fibrillation，AF）　特点如下：

（1）正常P波消失，代以大小不等、形状各异的颤动波（f波），通常以 V_1 导联最明显。

（2）房颤波的频率为350～600次/min；RR绝对不齐，QRS波一般不增宽。

（3）若是前一个RR间距偏长而与下一个QRS波相距较近时，易出现一个增宽变形的QRS波，此可能是房颤伴有室内差异传导，并非室性期前收缩，应注意进行鉴别（图1-24）。

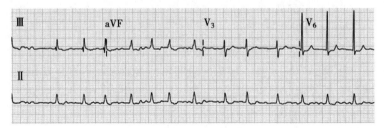

图1-24　心房颤动

3. 心室扑动与心室颤动

心室扑动特点如下：

（1）无正常 QRS-T 波，代之以连续快速而相对规则的大振幅波动，频率达 200~250 次/min，心脏失去排血功能。

（2）心室扑动常不能持久，不是很快恢复，便会转为室颤而导致死亡（图 1-25）。

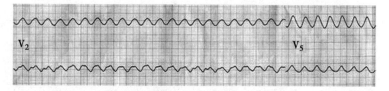

图 1-25　心室扑动

心室颤动（ventricular fibrillation）特点如下：

QRS-T 波完全消失，出现大小不等、极不匀齐的低小波，频率为 200~500 次/min（图 1-26）。

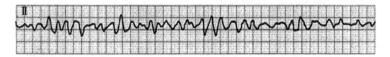

图 1-26　心室颤动

心室扑动和心室颤动均是极严重的致死性心律失常。

（六）传导异常

1. 传导阻滞

（1）窦房阻滞（sinoatrial block）：常规心电图不能直接描记出窦房结电位，故一度窦房阻滞不能观察到。三度窦房阻滞难与窦性停搏相鉴别。只有二度窦房阻滞出现心房和心室漏搏（P-QRS-T 均脱漏）时才能诊断。窦房传导逐渐延长，直至一次窦性激动不能传入心房，心电图表现为：①PP 间距逐渐缩短，于出现漏搏后 PP 间距又突然延长呈文氏现象，称为二度Ⅰ型窦房阻滞（图1-27），此应与窦性心律不齐相鉴别；②在规律的窦性PP间距中突然出现一个长间歇，这一长间歇恰等于正常窦性PP间距的倍数，此称二度Ⅱ型窦房阻滞（图1-28）。

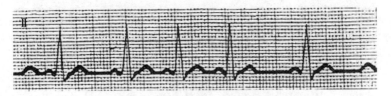

图1-27 二度Ⅰ型窦房阻滞

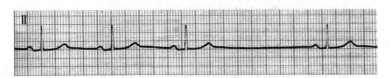

图1-28 二度Ⅱ型窦房阻滞

（2）房内阻滞（intra-atrial block）：房内阻滞一般不产生心律不齐，以不完全性房内阻滞多见，心电图表现为P波增宽≥0.12秒，出现双峰，切迹间距≥0.04秒，要注意与左房肥大相鉴别。完全性房内传导阻滞少见，心电图表现为：在正常窦性P波之外，还可见与其无关的异位P′波或心房颤动波或心房扑动波，自成节律。

（3）房室传导阻滞（atrioventricular block，AVB）

1）一度房室传导阻滞：PR间期延长。在成人若PR间期>0.20秒（老年人PR间期>0.22秒），或对两次检测结果进行比较，心律没有明显改变而PR间期延长超过0.04秒，可诊断为一度房室传导阻滞（图1-29）。

2）二度房室传导阻滞：心电图主要表现为部分P波后QRS波脱漏，分两种类型：

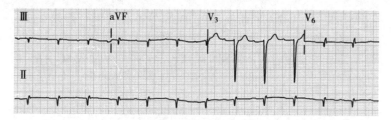

图 1-29　一度房室传导阻滞

Ⅰ. 二度Ⅰ型房室传导阻滞（称 Morbiz Ⅰ型）：①P 波规律地出现，PR 间期逐渐延长（通常每次延长的绝对增加值多呈递减）；②直到 1 个 P 波后脱漏 1 个 QRS 波群，漏搏后房室传导阻滞得到一定改善，PR 间期又趋缩短；③之后又复逐渐延长，如此周而复始地出现。通常以 P 波数与 P 波下传数的比例来表示房室阻滞的程度（图 1-30）。

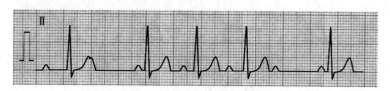

图 1-30　二度Ⅰ型房室传导阻滞

Ⅱ. 二度Ⅱ型房室传导阻滞（称 Morbiz Ⅱ型）：①PR 间期恒定（正常或延长）；②部分 P 波后无 QRS 波群（图 1-31）。凡连续出现 2 次或 2 次以上的 QRS 波群脱漏者，称高度房室传导阻滞，例如呈 3：1、4：1 传导的房室传导阻滞等。

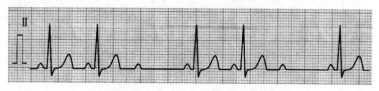

图 1-31　二度Ⅱ型房室传导阻滞

3）三度房室传导阻滞：又称完全性房室传导阻滞。当来自房室交界区以上的激动完全不能通过阻滞部位时，在阻滞部位以下的潜在起搏点就会发放激动，出现交界性逸搏心律（QRS形态正常，频率一般为40~60次/min）或室性逸搏心律（QRS形态宽大畸形，频率一般为20~40次/min），以交界性逸搏心律为多见。由于心房与心室分别由两个不同的起搏点激动，各保持自身的节律，心电图表现为：P波与QRS波毫无关系（PR间期不固定），心房率快于心室率（图1-32）。如果偶尔出现P波下传心室者，称为几乎完全性房室传导阻滞。

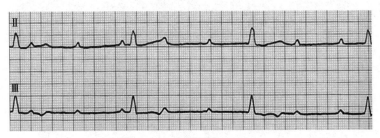

图1-32 三度房室传导阻滞

（4）完全束支与分支阻滞

1）右束支阻滞（right bundle branch block，RBBB）：比较多见，发生在各种器质性心脏病，也可见于健康人。心电图表现：①QRS波群时间≥0.12秒；②V_1或V_2导联QRS呈rsR′型或M形，此为最具特征性的改变；I、V_5、V_6导联S波增宽而有切迹，其时限≥0.04秒；aVR导联呈QR型，其R波宽而有切迹；③V-导联R峰时间>0.05秒；④V_1、V_2导联ST段轻度压低，T波倒置；I、V_5、V_6导联T波方向一般与终末S波方向相反，仍为直立（图1-33）；⑤右束支阻滞时，在不合并左前分支阻滞或左后分支阻滞的情况下，QRS电轴一般仍在正常范围。

不完全性右束支阻滞时，QRS形态和完全性右束支阻滞相似，仅 QRS 波群时间<0.12 秒。

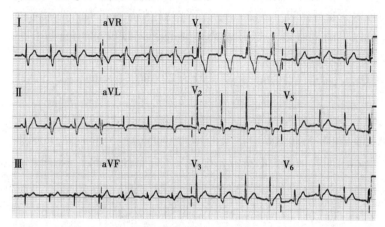

图 1-33　完全右束支传导阻滞

2）完全左束支阻滞（left bundle branch block，LBBB）：①QRS 波群时间≥0.12 秒；②V_1、V_2 导联呈 rS 波（其 r 波极小，S 波明显加深增宽）或呈宽而深的 QS 波；I、aVL、V_5、V_6 导联 R 波增宽、顶峰粗钝或有切迹；③I、V_5、V_6 导联 q 波一般消失；④V_5、V_6 导联 R 峰时间>0.06 秒；⑤ST-T 方向与 QRS 主波方向相反（图 1-34）；⑥左束支阻滞时，QRS 心电轴可有不同程度的左偏。

如 QRS 波群时间<0.12 秒，为不完全性左束支阻滞。

3）左前分支阻滞（left anterior fascicular block，LAFB）：①心电轴左偏在-30°～-90°，以等于或超过-45°有较肯定的诊断价值；②II、III、aVF 导联 QRS 波呈 rS 型，III 导联 S 波大于 II 导联 S 波；I、aVL 导联呈 qR 型，aVL 导联的 R 波大于 I 导联的 R 波；③QRS 时间轻度延长，但<0.12 秒（图 1-35）。

4）左后分支阻滞（left posterior fascicular block，LPFB）：较左前分支阻滞少见。其心电图表现：①心电轴右偏在+90°～+180°，以超过+120°有较肯定的诊断价值；②I、aVL 导联

QRS 波呈 rS 型，Ⅲ、aVF 导联呈 qR 型，且 q 波时限<0.025 秒；③Ⅲ导联 R 波大于Ⅱ导联 R 波；④QRS 时间<0.12 秒（图 1-36）。临床上诊断左后分支阻滞时应首先排除引起心电轴右偏的其他原因。

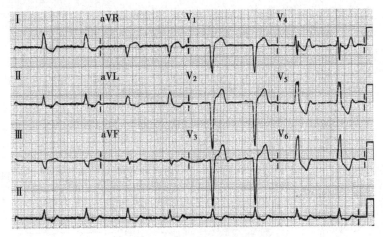

图 1-34　完全左束支传导阻滞

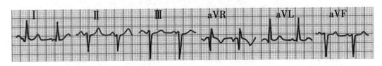

图 1-35　左前分支阻滞

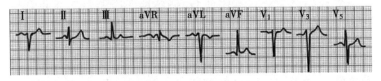

图 1-36　左后分支阻滞

2. 经典型预激综合征　又称 WPW 综合征（Wolff- Parkinson-While syndrome），属显性房室旁路。其解剖学基础为房室环存在直接连接心房与心室的一束纤维（Kent 束）。窦房结激动或心房激动可经传导很快的旁路纤维下传预先激动部分心室肌，同时经正常房室结途径下传激动其他部分心室肌，形成特殊的心电图特征：①PR 间期缩短<0.12 秒；②QRS 增宽≥0.12 秒；③QRS 起始部有预激波（delta 波）；④P-J 间期正常；⑤出现继发性 ST-T 改变（图 1-37）。

预激综合征多见于健康人，其主要危害是常可引发房室折返性心动过速（AVRT）。

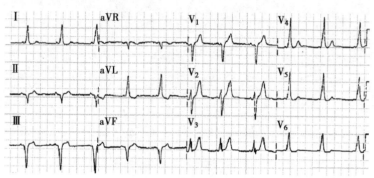

图 1-37 预激综合征

（七）逸搏与逸搏心律

当高位节律点发生病变或受到抑制而出现停搏或节律明显减慢时（如病态窦房结综合征），或者因传导障碍而不能下传时（如窦房或房室传导阻滞），或其他原因造成长的间歇时（如期前收缩后的代偿间歇等），作为一种保护性措施，低位起搏点就会发出一个或一连串的冲动，激动心房或心室。

1. 房性逸搏心律 特点：①异位 P′波，其形态与窦性 P 波不同；②QRS-T 形态与窦性下传者基本相同，频率多为 50～60 次/min，略低于窦房结。

2. 交界性逸搏心律 特点：①是最常见的逸搏心律，见于窦性停搏以及三度房室传导阻滞等情况；②其 QRS 波群呈交界性搏动特征，频率一般为 40~60 次/min，慢而规则（图1-38）。

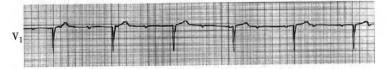

V₁

图 1-38 三度房室传导阻滞伴交界性逸搏心律

3. 室性逸搏心律 特点：①多见于双结病变或发生于束支水平的三度房室传导阻滞；②其 QRS 波群呈宽大畸形，频率一般为 20~40 次/min，慢而规则，亦可以不十分规则（图 1-39）。

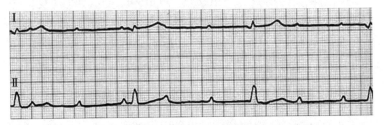

I

II

图 1-39 三度房室传导阻滞合并室性逸搏心律

（彭 勇）

七、其他心脏疾病及其他系统疾病的心电图

（一）心肌炎

1. 窦性心律失常 急性心肌炎患者，窦性心动过速多见，而窦性心动过缓、窦房传导阻滞和窦性停搏较少见。

2. 传导系统的改变 主要是病变直接累及心脏传导系统，如房室结、房室交界区或房室束支所致，同时与迷走神经张力增高亦有关。一般多为一度房室传导阻滞，严重的可发生二度或三度房室传导阻滞。以上心电图改变，往往随心肌炎的恢复而改善，病变治愈可完全恢复正常。仅少数病例由于传导系统遭到严重破坏或纤维化，而引起永久性的传导障碍。

3. ST-T 改变　ST-T 改变可见于各导联，尤其是在左侧心前导联更多见。多为轻度 ST 段水平性降低和 T 波平坦或倒置。少数重症心肌炎患者可表现为多个导联 ST 段抬高。ST-T 改变随着病变进展或减轻而演变，这种变化和演变过程在排除其他原因引起的 ST-T 改变的可能时，结合临床表现则有助于心肌炎的诊断。

4. QRS 波群低电压和异常 Q 波　心肌炎常见 QRS 波群低电压。重症心肌炎心电图上可出现异常 Q 波。上述改变可能是由于心肌的炎性病变影响心肌除极，使其除极延缓及心电动力减低甚至消失所致。病情缓解后 QRS 电压可逐渐恢复，异常 Q 波消失，心电图恢复正常。

5. QT 延长　从理论上讲，心肌炎必然影响心肌的除极和复极过程，从而使 QT 间期延长。但在临床实际中并非所有患者都有这种表现。

6. 其他心律失常　心肌炎以房性期前收缩或室性期前收缩、心房扑动或心房颤动、阵发性室上性或室性心动过速最常见。持续性室性心动过速、心室扑动或心室颤动虽不多见，却是引起心源性死亡的主要原因。

（二）心包炎

1. 急性心包炎

（1）ST 段普遍抬高：多数导联 ST 段呈凹面向上型抬高，往往不如心肌梗死显著。抬高之 ST 段持续数小时或数日，即自行回归到等电位线。ST 段抬高是由于心炎症所致的心肌损伤所引起。

（2）T 波改变：T 波多为直立高耸，当 ST 段恢复到等电位线时，T 波常逐渐减低或倒置。

（3）QRS 低电压：是由于心包内渗液，使心肌激动时产生的电流"短路"所致。常伴有 P 波、T 波电压过低，有时可出现心电交替或心电阶梯现象。

（4）窦性心动过速。

2. 慢性缩窄性心包炎

（1）各导联 QRS 低电压：可能与心包积液、心肌纤维萎缩、心包纤维增生、心包肥厚、心包钙化等造成短路有关。可同时伴有 P 波和 T 波电压减低。

（2）ST-T 改变：广泛的 T 波低平、双向或倒置，少数病例可有 ST 段压低。

（3）P 波改变：半数以上的病例可出现 P 波增宽，呈双峰，可能与心房肥大或房内传导障碍有关。

（4）心电轴较固定或心电轴右偏：部分病例可因肺动脉压增高而出现右心室肥大或不完全性右束支传导阻滞图形。

（5）常伴有窦性心动过速和心房颤动。

（三）心肌病

1. 扩张性心肌病

（1）P 波异常：P 波异常见于 14%～32%患者。最常见是双峰 P，增宽且有切迹，ptfv1 负值增大，可能与双心房扩大，或由于心房负荷过重左房内压增高有关。

（2）左心室肥大：虽绝大多数患者有左室肥大表现，仅约 1/3 患者 QRS 出现左室高电压表现。原因如下：①并发束支阻滞；②广泛纤维化；③同时合并右室肥大，两个肥大心室向量抵消。心电图表现为双室肥大者少见，单纯表现为右室肥大者更为少见。有学者认为胸前导联高电压（$RV_5 + SV_1 \geq 3.5mV$）加肢体导联相对低电压（$R+S \leq 0.8mV$）为 DCM 特征性心电图改变。心肌广泛纤维化后胸前导联和肢体导联均可出现 QRS 低电压。

（3）异常 Q 波：扩张性心肌病异常 Q 波检出率可达 11%～20%，最常见在左胸前导联，其次在右胸前导联和肢导联，少数仅在肢导联出现。胸前导联的 Q 波常伴低 R 波（可类似心肌梗死），或伴有 ST 段弓背向上抬高，以及 ST-T 动态改变。扩张性心肌病 Q 波的产生是由于多区域坏死或纤维化扩展到整个左室和室间隔，使该部分心电活动消失，往往意味着心肌已有较严重的病理学改变。扩张性心肌病的异常 Q 波不像肥厚性心肌病出现异常 Q 波具有一定特征，从心电图上很难与冠心病、急性心肌梗死鉴别。

（4）房室传导阻滞：房室传导阻滞常见一度房室传导阻滞合并左束支阻滞。有学者报道，在扩张型心肌病病程中，心电图上连续的改变是 PR 间期和 QRS 时限进行性延长。

（5）ST-T 异常：是扩张性心肌病常见的心电图改变之一，多数呈水平型或上斜型降低，T 波低平、倒置或双向。但 ST-T 降低和 T 波倒置的程度均较轻，未见有类似"冠状 T 波"的对称性 T 波倒置。严重病例可因心内膜下心肌严重损害，而出现 ST 段显著下移，呈下斜型单向曲线。如心肌严重损害、坏死或缺氧严重，则 ST 段可明显上移，呈单向曲线，酷似急性心肌梗死的 ST 段改变。

（6）各种心律失常：以房颤和室性异位搏动最常见，房室传导阻滞和束支传导阻滞多见。

2. 肥厚型心肌病

（1）左心室肥大：是常见的心电图改变。肥厚性梗阻型心肌病的左心室肥厚心电图发生率比非梗阻型更高。右心室肥厚的心电图改变往往不典型，虽然有时 V_1 及 V_3 导联呈现 RS 型和 R 波电压>1.0mV，但有人认为不是真正右心室壁异常肥厚改变（因为病理上肥厚性心肌病右心室增厚较轻），可能是由异常增厚的室间隔左侧面的除极向量所致。

（2）异常 Q 波：是肥厚性心肌病常见的心电图改变之一。梗阻型肥厚性心肌病发生率显著高于非梗阻型。异常 Q 波常见于 II、III、aVF、V_5 及 V_6 导联，其特点是深而不宽，且同导联的 T 波呈直立，即所谓"Q 波与 T 波向量不一致"。有时在 V_1 及 V_2 导联亦可出现深 Q 波及高 R 波，呈 QR 型，一般认为其产生原因是由于肥厚的室间隔产生的除极向量异常增大所致。上述改变可以消失或减少，或由浅变深，或出现新的异常Q波。这种动态改变不伴ST-T和R波改变，它不同于心肌梗死的异常Q波。有人认为这种改变取决于室间隔和心室壁之间肥厚程度的平衡关系，而不是心肌坏死的反映。

（3）P波增宽：P波增宽在本病不少见，P波时限多大于0.11毫秒，并有切迹。同时约有1/4的患者PR间期延长超过正常范围，少部分患者P波电压增高至0.22mV。

（4）非特异性ST-T改变：是本病常见的心电图改变，大多数ST段呈水平型压低，少数为下垂型压低，同时伴有T波低平或倒置。有的T波倒置呈对称型，酷似"冠状T波"。因此，在有缺血型ST段降低及"冠状T波"的患者，除考虑缺血性心肌病外，在年轻患者还应注意与肥厚性心肌病的鉴别诊断。通常认为肥厚性心肌病的ST-T改变是继发于左心室肥厚。但有资料表明，有的病例虽无左心室肥厚的心电图改变，却有明显的ST段水平型下降。据此认为，原发性复极异常也可能是肥厚性心肌病ST-T改变的另一主要原因。

（5）各种心律失常：肥厚性心肌病合并心律失常虽不如扩张性心肌病常见，但其发生率仍很高。心房颤动约为40%，60%有室性期前收缩，约30%的患者可见室性心动过速，严重者可引起猝死。另外，左束支传导阻滞、左前分支传导阻滞亦较多见。肥厚性心肌病并发预激综合征的发生率比一般人群高，心电图上通常不易发现预激波，但容易合并阵发性室上性心动过速。

3. 限制性心肌病

（1）非特异性ST-T改变。

（2）胸前导联R波进行性降低是常见的表现，同时右心室大。

（3）右房显著增大。

（4）可因心包积液而出现低电压。

（5）心房颤动亦较常见。

（6）束支传导阻滞也是较常见的异常改变。

4. 致右室心律失常性心肌病　ARVD 患者室速发作时呈左束支传导阻滞图形且电轴多左偏。局限于右室流出道的 ARVD 发生室速时电轴也可右偏，但比较少见。窦性心律时的心电图检查对 ARVD 诊断尤为重要，约 70% 的患者有不正常表现，主要有右胸导联（$V_{1~3}$），特别是 V_2 导联 T 波倒置，V_1 导联 QRS 波群时间延长>110 毫秒，部分患者呈完全或不完全右束支传导阻滞图形，30% 的 ARVD 患者能在右胸导联特别是 V_1 导联上见到 QRS 波终末，ST 段起始部有小棘波，称 epsilon 波，此波出现提示右室壁局部激动延迟。另外可出现房室传导阻滞、左前分支阻滞、预激综合征和室上性心律失常、右心房、右心室肥厚和低电压等。

（四）先天性心脏病

1. 房间隔缺损

（1）继发孔型房间隔缺损

1）不完全性或完全性右束支阻滞：并非真正的右束支传导阻滞，而是由于右心室舒张期容量负荷过重，导致右心室流出道肥厚所致。

2）右房、右室肥大：右房肥大多表现为 P 波高尖；右室肥大可表现为右胸导联 R 波增高、电轴右偏。

3）心律失常：可出现一度房室传导阻滞及心房颤动。

（2）原发孔型房间隔缺损

1）电轴左偏：类似左前分支阻滞图形，这是与继发孔型房间隔缺损的主要区别。

2）出现不完全性或完全性右束支阻滞：图形右心室肥大，但发生率比继发孔型小。

3）心律失常：出现一度房室传导组织，发生率高于继发孔型。

2. 室间隔缺损

（1）左心室肥大：表现为左心室舒张期容量负荷过重的图形：左胸导联 Q 波加深、R 波增高、ST 段抬高、T 波直立。

（2）双侧心室肥大。

（3）其他表现：可见到左心房肥大、房性心律失常、一度房室传导阻滞及不完全性右束支阻滞等。

3. 动脉导管未闭

（1）左心室肥大：呈左心室舒张期负荷过重的表现。

（2）双侧心室肥大。

（3）其他表现：左心房肥大及心律失常等。

4. 法洛四联症

（1）右心室肥大：这是法洛四联症最主要的心电图改变。

（2）右心房肥大。

（五）心脏瓣膜病

1. 二尖瓣狭窄

（1）左心房肥大：心电图出现特征性的二尖瓣 P 波。①P 波时间>0.11 秒；②P 波常双峰，峰距≥0.04 秒；③Ptf-V_1≤ -0.04mm·s。

（2）右心室肥大：右胸导联电压增高、电轴右偏。

（3）心律失常：房颤最为常见，也可见其他多种心律失常。

2. 二尖瓣关闭不全

（1）左心房肥大：心电图改变一般不如二尖瓣狭窄明显。

（2）左心室肥大：表现为容量负荷过重导致的左室肥大。

（3）心律失常：风湿性二尖瓣关闭不全以房颤常见，二尖瓣脱垂以室性心律失常多见。

3. 主动脉瓣狭窄　左心室肥大伴劳损改变多见，表现为左胸导联 R 波电压增高，ST 段下移、T 波倒置。

4. 主动脉瓣关闭不全

（1）左心室肥大：多表现为容量负荷过重导致的左室肥大特征：Ⅰ、aVL、V_5、V_6 导联 Q 波加深、R 波增高，ST 段抬高及 T 波直立。

（2）ST-T 改变：ST-T 可呈现上述改变，也可以出现心肌缺血导致的 ST 段下移、T 波双向或倒置。

（六）高血压心脏病

1. 左心室肥大伴劳损　心电图改变为左心室电压增高及ST-T 改变。

2. 左心房肥大　因为左心室肥大导致心室顺应性下降，左心房负荷加重而导致。

3. 心律失常　房性期前收缩、室性期前收缩、束支传导阻滞、房颤为多。

（七）病态窦房结综合征

1. 原发的持续而显著的窦性心动过缓　心率<50 次/min，尤其是<40 次/min。

2. 窦性停搏和窦房传导阻滞　较短的停搏可见于正常人尤其是运动员，但是大于 3 秒的窦性停搏在正常人中罕见，更多见于病窦患者。

3. 窦房传导阻滞和房室传导阻滞同时存在　病变同时累及到交界区，则交界性逸搏不能及时发出（逸搏间期≥2 秒），或逸搏心率<35 次/min，成为双结病变；双结病变也可表现为合并房室传导阻滞。

4. 心动过缓-心动过速综合征　窦性心动过缓和异位快速心律（如心房颤动、心房扑动或房性心动过速）交替发作。

（八）Brugada 综合征

Brugada 综合征心电图的 ST 段改变是动态的，不同的心电图图型可以在同一个患者身上先后观察到：

1. Ⅰ型　以突出的"穹隆型"ST 段抬高为特征，表现为

J 波或抬高的 ST 段顶点≥2mm，伴随 T 波倒置，ST 段与 T 波之间很少或无等电位线分离。

2. Ⅱ型　J 波幅度（≥2mm），引起 ST 段下斜型抬高（在基线上方并≥1mm），紧随正向或双向 T 波，形成"马鞍型"ST 段图型。

3. Ⅲ型　右胸前导联 ST 段抬高<1mm，可以表现为"马鞍型"或"穹隆型"，或两者兼有。

（九）长 QT 间期综合征

1. QT 间期延长　QT 间期延长是特发性 QT 间期延长综合征患者的主要心电图特征。QT 间期延长传统的诊断标准是经心率校正后的 QT 间期（QTc）超过 0.44 秒（女性>0.46 秒），计算公式为 $QTc = QT/\sqrt{RR}$。也约有 12% 的长 QT 间期综合征基因携带者 QTc 可正常。

2. T 波、U 波异常　T 波出现电交替，T 波交替以 T 波的振幅、形状或极性随心率逐渐发生改变为特征；也可出现 T 波宽大、切迹、低平或双峰。U 波可表现为振幅增高、T-U 融合。

3. ST-T 改变　与长 QT 综合征基因分型有关，不同的亚型的长 QT 综合征，其 ST-T 形态有不同的特征性改变。

4. 反复出现多形性室性期前收缩、多形性及尖端扭转型室速或室颤。

（十）肺源性心脏病

1. 急性肺源性心脏病

（1）S I Q Ⅲ T Ⅲ 三联症：Ⅰ导联出现明显的 S 波，Ⅲ导联出现明显的 Q 波，Ⅲ导联 T 波倒置。

（2）胸导联过渡区左移呈顺钟向转位：V_5 导联 S 波增深，呈 rS 型或 RS 型。

（3）电轴右偏。

（4）出现右心室肥厚或右束支阻滞改变。

（5）ST-T 改变：左胸导联常出现缺血型 ST-T 下移；右胸

导联常出现 T 波倒置。

（6）窦性心动过速。

（7）常伴发房性快速性心律失常：如房性心动过速、心房扑动、心房颤动等，多为一过性。

2. 慢性肺源性心脏病

（1）右心房肥大：①肺型 P 波，Ⅱ、Ⅲ、aVF 导联的 P 波高而尖，电压>0.25mV（或>0.2mV 并且>1/2R）；②PV_1 起始指数（PV_1 正向部分振幅 mm 和时间 s 的乘积）≥0.03mm·s。

（2）右心室肥大：①V_1~V_6 导联呈 rS 型，表现为极度顺钟向转位；②V_1 导联 R 波增大呈 qR、R、Rs 型，RV_1>1.0mV，RV_1+SV_5>1.05mV，V_1 导联 R/S>1，V_5 导联 R/S<1；③V_1 导联呈右束支阻滞图形 rsR′ 型；④aVR 导联 R/Q 或 R/S≥1。

（3）电轴右偏≥+90°：少数电轴显著右偏可以到达右上象限，多在-120°~-90°，少数患者电轴左偏在-90°~-30°。

（4）肢体导联 QRS 低电压。

（5）常伴心律失常：如房早、室早、房速、房颤等。

（十一）自发性气胸

1. 电轴多右偏。

2. 左侧气胸时，左胸导联 QRS 波群电压突然显著降低。

3. 心脏与胸壁的距离随呼吸忽远忽近，从而 QRS 波群电压忽高忽低。

4. 个别病例气胸侧导联 R 波可消失呈 rS 或 QS 型，类似心肌梗死，但无 ST 段异常抬高。

（十二）甲状腺功能亢进

1. 持续的窦性心动过速，且频率与甲亢严重程度成正比。

2. 部分出现房性心律失常，如房早、房速、房颤。

3. 少数出现右束支阻滞或者房室传导阻滞。

4. 长期可能有甲亢性心脏病，心电图出现左右心室肥大表现。

（十三）甲状腺功能减退

1. 窦性心动过缓。

2. P 波、QRS 波群电压降低。

3. T 波低平或倒置，但不伴有 ST 段变化。

4. 少数病例出现 PR 间期或 QRS 波群时间延长。

（十四）糖尿病

1. 窦性心动过速　主要是迷走神经损害导致。

2. 窦性心动过缓　糖尿病晚期，交感神经也受损时可出现明显的频率固定的心动过缓。

3. QT 间期延长　自主神经调节障碍致心肌复极异常而造成 QT 间期延长。

4. ST-T 改变　多种因素导致心肌缺血缺氧所致。

5. 心律失常　病变累及传导系统可引起各种心律失常，如房室传导阻滞、束支传导阻滞、房性期前收缩、室性期前收缩等。

6. 心肌梗死改变。

7. 左心室肥大　多出现于糖尿病晚期。

（十五）脑血管意外

1. T 波改变　T 波巨大，基底部宽阔，多数深倒置，少数高达直立，发病数小时内即出现 T 波改变，一般数周恢复正常。

2. U 波增大　U 波振幅增大，可直立也可倒置，常与 T 波融合。

3. QT 间期延长。

4. 少数患者出现病理性 Q 波和 ST 抬高，酷似急性心肌梗死，多见于蛛网膜下腔出血。

（孟庆滔）

八、动态心电图临床操作

动态心电图仪（ambulatory electrocardiograph，AECG）是用于 24 小时长时间连续记录体表心电图的仪器。它能一次性连续记录 24 小时或 72 小时的体表心电图，并能对患者在日常活动中身体和精神状况不断变化的条件下进行心电图检测，对 24 小时或 72 小时内的心电图作出综合的统计和评估。还能将患者记录的活动日记与心电图的异常改变联系起来，找出发生异常心电图的诱因以及评估患者日常不适症状与心电图的相关性。

动态心电图系统主要由记录仪和计算机系统构成如图 1-40 所示。

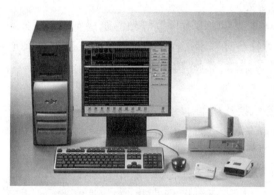

图 1-40　动态心电图系统组成图

记录仪实际上就是一台便携式的心电图机，它体积小、重量轻、方便患者长时间佩戴，能连续记录和存储 24～72 小时的心电图。记录完成后，把记录仪中存储的心电数据传送到计算机中，由计算机中的动态心电图分析软件对数据进行分析，通过对数据的回顾，修正分析中的错误，发现并编辑异常心电图，结合患者佩戴记录仪时日记记录情况作出综合分析最后形成报告。

（一）目的

用于捕获日常生活中出现的常规心电图不易发现的各种心律失常和心肌缺血，定量及定性分析心律失常和心肌缺血。

（二）适应证

（1）明确与症状相关的心律失常诊断：对于心悸、心慌、胸闷、头晕、头痛、黑蒙的患者便于发现与之症状相关的心律失常；对于病态窦房结综合征患者，便于了解 24 小时内的最快心率和最慢心率、长间歇的性质（窦性停搏、窦房阻滞），评价症状与心动过缓的关系。

（2）心律失常的定性及定量分析：可确定单位时间内心律失常的有或无、种类和数量，而且可确定心律失常的起始时间以及与日常生活和自觉症状之间的关系，还可以了解不同心脏病心律失常发作的特点。

（3）心律失常的鉴别诊断：动态心电图便于了解心律失常发作前后的全貌，因此对某些常规心电图无法明确诊断的心律失常，有助于鉴别诊断。

（4）心律失常的危险分层：根据快速心律失常的类型可以明确其严重性和危险程度，如快速心房颤动、持续性室速、多形性室速、心室颤动等常可导致血流动力学异常，通过对有无心律失常以及室性心律失常的定性和定量分析，有助于把患者较精确地分组。

（5）抗心律失常药物疗效的评价及抗心律失常药物致心律失常作用的评价。

（6）冠心病心肌缺血的诊断与评价：便于监测不稳定性心绞痛、变异性心绞痛，以及无痛性心肌缺血，便于评价抗心绞痛药物的疗效。动态心电图是唯一可用于评价日常活动中心肌缺血及其严重性的方法。

（7）心脏起搏器功能评价：便于检出间歇性起搏和感知障碍，能评估功能复杂的双腔起搏器功能以及发现无症状的起搏器功能异常。

（8）对于呼吸暂停综合征患者的评价：监测阻塞型睡眠呼吸暂停低通气综合征伴随的心律失常或伴随的 ST 段压低。

（9）需要做心率变异性指标分析的患者。

（10）运动医学及航空、航天医学。

（11）心血管疾病的科研与教学。

（12）临床药物试验。

（三）禁忌证

精神状态异常不能配合检查的患者。胸前贴电极部位的皮肤有红肿、皮疹、破溃的患者。

（四）操作前准备

（1）医生着装准备：按医院要求着装。

（2）核对医嘱。

（3）环境及物品、记录仪的准备：室内温度不应低于18℃，以免患者因寒冷引起肌电干扰。导线、10 片动态心电图专用电极、动态心电图日记单、无水酒精、棉签、专用细砂纸及胶布、碱性高能电池。

（4）给记录仪接上导线并安装电池，检查仪器是否正常工作。

（5）与患者沟通，解释该检查的目的及过程，取得患者的配合。

（6）协助患者采取适宜的体位，充分暴露前胸。如遇胸毛多的患者，必须剃掉胸毛（以免影响粘贴度，又可避免揭掉电极的同时会拔掉粘住的胸毛引起疼痛）。

（五）操作步骤

（1）做好解释工作：消除紧张心理，嘱患者解开上衣，露出胸前皮肤。

（2）用棉签沾取无水酒精在安置电极位置处进行脱脂及消毒，然后使用专用细砂纸轻轻擦拭脱脂部位。

（3）按照统一标准，准确安置十二导联动态心电图专用电极如图 1-41 所示。

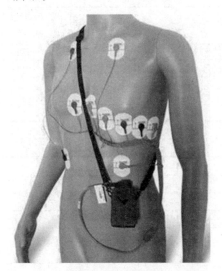

图 1-41　动态心电图电极安置示意图

RA：位于右锁骨中线第 2 肋。

LA：位于左锁骨中线第 2 肋。

LL：位于左锁骨中线第 7 肋；

RL：位于右锁骨中线第 7 肋。

CM1：位于胸骨右缘第 4 肋。

CM2：位于胸骨左缘第 4 肋。

CM3：位于 CM2 和 CM4 连线的中间点。

CM4：位于左锁骨中线第 5 肋。

CM5：位于左腋前线第 5 肋。

CM6：位于左腋中线第 5 肋。

（4）将导联线上的电极扣按照规定颜色扣牢在电极上，用胶布固定，最后把电缆线顺着腰际固定好。

（5）启动记录仪，注意观察运行是否正常，确认运行正常后，在动态心电图活动日记（图 1-42）上记录开始时间，再将记录仪装入盒套给患者斜肩佩戴。

动态心电图活动记录卡

| 姓名 | | 性别 | | 年龄 | | 检查日期 | | 年 | | 月 | | 日 |
| 住院号 | | 床号 | | 科室 | | 登记时间 | | 分 | | 时 | | 秒 |

时间	事 件 及 症 状

注 意 事 项

1、提前预约。为保证检查质量，防止电极脱落，患者检查前一日洗浴，检查时穿宽松、舒适的衣服。

2、在检查期间不要洗浴，不要做X线、CT、磁共振、B超、脑电图、肌电图等影响动态心电图监测结果的各项检查；应远离强力电源和磁场，不宜接听手机、不听收音机、不骑摩托车、坐汽车时远离发动机、不用微波炉、电磁炉等，以免干扰心电信号，影响分析结果；检查期间避免雨、水等液体进入记录器内，影响检查；避免不安全因素，严防磕、碰，损害记录仪；严禁自行打开记录盒、随意移动电极及导联线。佩戴记录盒期间若发现异常，须由医护人员处理。

3、佩戴动态心电图记录仪后，日常起居应与平时一样，可进行日常各项活动，如上班、散步、简单家务等，不必刻意休息少动。受检者可根据病情和检查目的做相应活动，如：住院患者可慢走、快慢交替走、上下楼梯，避免做扩胸运动、举重等剧烈的体育运动，以防止心电图波形失真，干扰过多或大量出汗引起电极片脱落等影响诊断分析。

4、请认真填写生活日记：按时间顺序记录检查期间的生活情况、身体不适症状及用药情况；患者不能填写者，应由家属或他人代写。

图 1-42 动态心电图活动日记

（六）注意事项

（1）嘱咐患者把监测中出现的症状和发生的时间及当时活动情况填入日记。

（2）监测中爱护记录仪：记录仪不要碰撞、摔落、沾水。不要接近强磁场，不要做针灸理疗避免产生心电干扰。

（3）胸前所贴电极片及电极扣不要脱落，按规定的时间回医院卸下记录仪。

（七）并发症及解决方法

偶有对胶布或电极片过敏者，如果皮肤红肿、水疱可用碘伏消毒治疗，过敏特别严重者可服用抗过敏药物。

（李江波）

九、动态血压监测

高血压是最常见的慢性病，也是心脑血管病最主要的危险因素，可以导致脑卒中、心肌梗死、心力衰竭及慢性肾脏病等主要并发症；国内外的实践证明，预防及控制高血压可明显减少相关并发症，显著改善患者的生存质量，有效降低疾病负担。血压测量是评估血压水平、诊断高血压以及观察降压疗效的主要手段。目前，在临床和人群防治工作中，主要采用诊室血压测量（office blood pressure measurement，OBPM）、动态血压监测（ambulatory blood pressure monitoring，ABPM）以及家庭血压监测（home blood pressure monitoring，HBPM）三种方法。①诊室血压测量：由医护人员在诊室按统一规范进行，是目前评估血压水平和临床诊断高血压并进行分级的常用方法；②动态血压监测：通常由自动的血压测量仪器完成，通常监测24小时，测量次数较多，无测量者误差，可避免白大衣效应，并可测量夜间血压，因此，既可准确地测量血压，也可评估血压短时变异和昼夜节律；③家庭血压监测：通常由患者或家庭成员完成，因在患者熟悉的环境中进行，

175

因而也可避免白大衣效应，家庭血压监测还可用于评估数日、数周甚至数个月、数年血压的长期变异或降压治疗效应。本部分主要根据 2014 年欧洲高血压学会《动态血压监测实践指南》介绍动态血压监测。

（一）优点及局限性

动态血压监测与诊室血压测量相比，无测量者误差，可避免白大衣效应，可提供更多的血压数据，评估 24 小时血压变化，且具有更好的重复性等；但也存在一定的局限性，详见表 1-11。

表 1-11 动态血压监测的优点及局限性

与诊室血压测量相比，动态血压监测的优点	动态血压监测的局限性
☆提供更多的血压数据	☆在普通全科中可用性有限
☆提供 24 小时、日间和夜间平均血压，且具有良好的可重复性	☆可能引起不适，特别是夜间
☆识别白大衣高血压及经治疗/未治疗的隐匿性高血压患者	☆部分患者可能不愿使用，特别是重复测量时
☆提供了个体在日常生活环境中的血压概况	☆成本影响（随着设备成本降低，ABPM 的成本效益或许将超过诊室血压测量）
☆证实夜间高血压和构型血压模式	☆对每小时内的血压重复性不佳
☆评估 24 小时血压变化	☆测量的是一定时间间隔的血压，而不完全是动态的
☆评估降压药物治疗的 24 小时疗效	☆在活动时测量的血压可能不准确
☆监测 24 小时内的血压过度降低现象	☆偶尔无法检测到真正的血压值
☆是一个更强的心血管疾病发病率和死亡率的预测因子	

（二）适应证与禁忌证

动态血压监测的适应证比较广泛，分为绝对适应证及附加适应证，详见表1-12。动态血压监测无绝对禁忌证，但是出现下列情况暂时不宜进行：①需要安静和休息的患者，如急性心肌梗死；②严重血液系统疾病、严重皮肤病、传染病急性期及发热患者等；③心律严重不齐的患者，如房颤。

表1-12　动态血压监测的适应证

绝对适应证	附加适应证
☆ 识别白大衣高血压现象	☆ 评估晨间高血压和晨间血压升高
未经治疗的白大衣高血压患者	☆ 阻塞性睡眠呼吸暂停的筛查和随访
经治疗或未经治疗的白大衣效应	☆ 评估血压变异性的升高
经治疗的、归因于白大衣效应的假性难治性高血压患者	☆ 评估儿童和青少年高血压
☆ 识别隐匿性高血压现象	☆ 评估孕期高血压
未经治疗的隐匿性高血压	☆ 评估老年高血压
经过治疗但未控制的隐匿性高血压	☆ 评估高血压高危患者
☆ 识别异常的24小时血压模式	☆ 识别动态低血压
日间高血压	☆ 确定帕金森患者的血压模式
午餐/餐后低血压	☆ 评估内分泌性高血压
夜间高血压	
构型状态/孤立性夜间高血压	
☆ 评估治疗	
评估24小时血压控制情况	
识别真正的难治性高血压	

（三）监测方法及注意事项

1. 应使用经英国高血压协会（British Hypertention Society, BHS）、欧 洲 高 血 压 协 会（European Society Hypertention, ESH）和/或美国医学仪器促进联合会（AAMI）方案验证的动态血压监测仪，每年至少 1 次与水银血压计进行读数校准。

2. 动态血压监测装置是可以编程的，允许使用者设定开始监测的时间、测量间隔和监测的持续时间（24~48 小时）；通常情况下，测量间隔白天应 10~30 分钟测 1 次，夜间 30 分钟测 1 次，不推荐 1 小时以上的间隔，因为夜间仅有几次测量可用，而当误差发生时，可评价的测量次数可能不够。在开始动态血压监测前，监测值应当与听诊测值相比较至少 3 次；动态血压监测装置与常规技术测量的平均差值最好在 5mmHg 以内。

3. 在做动态血压监测前，应告知患者在袖带充气时需保持上臂不动；而当袖带充气时如患者感觉上臂疼痛或麻木，应停止监测，因为动态血压监测装置袖带充气超过 280mmHg，有些患者可能觉得上臂麻木等不适；医生应事先对患者解释相关的此类可能问题并告知如何停止。对驾车或操作其他危险机械的患者，不应做动态血压监测。在做动态血压监测前，还应给患者提供活动日记，以记录就寝、起床、就餐、排便、服药和其他日常活动的时间，以便后期用于评估与血压变化相关的临床情况。

4. 动态血压监测可在一天中的任何时间开始。然而，对首次做 ABPM 的患者，在睡前几小时开始是最好的，因为动态血压监测可能造成精神和躯体的紧张。还有，第 1 小时的资料应排除在分析之外，因为由于初始阶段的紧张可能造成测值高于正常情况。

5. 当下列标准没有达到时，动态血压监测血压再次进行：①24 小时血压记录需要达到预期的 70%；②至少 20 次有效的白天血压及 7 次有效的睡眠血压；③至少每小时有 2 次有效的白天血压及 1 次有效的睡眠血压。

（四）结果分析

1. 由于各种原因，动态血压监测的高血压诊断阈值国际上一直没有形成一个统一的正常值标准，2014 年欧洲高血压学会《动态血压监测实践指南》对于动态血压监测情况下诊断高血压的阈值建议如表 1-13 中所述。

表 1-13　动态血压监测的高血压诊断阈值

时间	阈值/mmHg
24 小时	130/80
日间	135/85
夜间	120/70

2. 动态血压监测反应的血压昼夜变化模式　动态血压监测下可确定一系列的血压昼夜变化模式，如构型、减弱的构型、非构型、反构型及超构型血压，以及夜间与晨间高血压等，这些血压昼夜变化模式具有不同的临床意义，详见表 1-14。

表 1-14　动态血压监测反应的血压昼夜变化模式

各种构型血压	夜间及晨间高血压
☆ 构型血压	☆ 夜间高血压
夜间收缩压和舒张压较日间血压值下降>10%，或夜/昼收缩压和舒张压比值>0.8 且<0.9	夜间收缩压和/或舒张压绝对水平升高（120/70mmHg）
正常的舒张压和收缩压昼夜模式	心血管疾病风险增加：可能预示阻塞性睡眠呼吸暂停
☆ 减弱的构型血压	☆ 晨间高血压
夜间收缩压和/或舒张压较日间血压下降 1%~10%，或夜/昼收缩压和/或舒张压比值>0.9 且<0.1	晨间收缩压和/或舒张压水平过度升高

各种构型血压	夜间及晨间高血压
舒张压和收缩压昼夜变化减小	对定义、阈值及预后影响存在争议
与心血管疾病风险增加相关	
☆ 非构型和反构型血压	
夜间收缩压和/或舒张压较日间血压未降低或增高，或夜/昼收缩压和/或舒张压比值≥1	
与心血管疾病风险增加相关	
☆ 超构型血压	
夜间收缩压和/或舒张压较日间血压显著降低>20%，或夜/昼收缩压和/或舒张压比值<0.8	
与心血管疾病风险的关系存在争议	

减弱的构型血压这个定义将会使非构型血压的经典定义受到质疑，因为它将减弱的构型血压作为了其中的一种形式；虽然这个定义不甚精确，但在临床上可能是合理的。两种情况均与心血风险增加相关

（何　森）

第六节　肺功能检查及相关知识

一、肺量计检查

肺量计检查包括慢肺活量、用力肺活量和时间肺活量、最大自主通气量，是一系列肺功能检查的基础，也是临床上最为广泛采用的项目。

（一）慢肺活量检查

慢肺活量检查是指受试者在放松状态下，尽最大努力吸气和完全呼气来测定肺容积的检查，如图 1-43 所示。

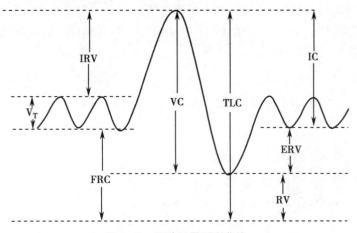

图 1-43 慢肺活量测定曲线

1. 慢肺活量测定指标

四个基础容积：潮气容积（V_T）、补吸气容积（IRV）、补呼气容积（ERV）和残气容积（RV）。

由两个或者两个以上的基础容积可组合成四个容量：深吸气量（IC）、功能残气量（FRC）、肺活量（VC）和肺总量（TLC）。

2. 慢肺活量测定要求

（1）操作者指导受试者平静呼吸，平静呼气末基线平稳无漂移。

（2）呼气至 RV 位或吸气至 TLC 位时均应出现平台。

（3）重复检查，最少获得 2 次可接受的测试，VC 最佳值与次佳值之间的误差应<0.15L。两次测定之间，受试者需要休息 1 分钟以上。

（二）用力肺活量和时间肺活量检查

用力肺活量（FVC）是指最大吸气至 TLC 位后，作最大努力、最快速度的呼气，直至 RV 位所呼出的气量。单位时间（秒）内所呼出的气量称为时间肺活量。在测定过程中，可同时描绘出流量-容积曲线（F-V 曲线）（图 1-44）和容积-时间曲线（V-T 曲线）（图 1-45）。

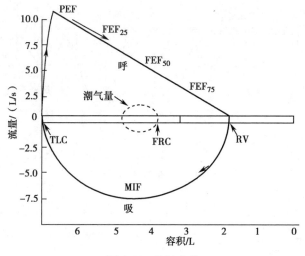

图 1-44　F-V 曲线

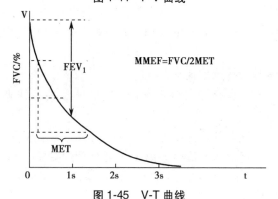

图 1-45　V-T 曲线

MMEF：最大呼气中期流量；MET：用力呼气中段时间

1. 用力肺活量和时间肺活量测定指标

F-V 曲线：用力呼吸时吸入或呼出的气体流量随肺容积变化的关系曲线。常用指标包括：呼气峰流量（PEF）、用力呼出 25% 肺活量的呼气流量（$FEF_{25\%}$）、用力呼出 50% 肺活量的呼气流量（$FEF_{50\%}$）、用力呼出 75% 肺活量的呼气流量（$FEF_{75\%}$）等。

V-T 曲线：在用力呼气过程中各呼气时间段内发生相应改变的肺容积与呼气时间关系图。常用指标包括：用力肺活量（FVC）、第 1 秒用力呼气容积（FEV_1）、最大呼气中期流量（MMEF）等。

2. 用力肺活量和时间肺活量测定要求

（1）受试者呼气起始无犹豫，有爆发力，F-V 曲线显示 PEF 尖峰迅速出现。

（2）呼气相降支曲线平滑，呼气时间≥3 秒（10 岁以下儿童）或≥6 秒（10 岁以上受试者），或 V-T 曲线显示呼气平台出现（容积变化<0.025L）持续 1 秒以上。

（3）呼气过程无中断、无咳嗽、无牙齿或舌头阻塞口器、无漏气、无影响测试的声门关闭等情况。

（4）重复测定至少 3 次，且 FVC 和 FEV_1 的最佳值与次佳值之间的误差应≤0.15L。如果 FVC≤1.0L，则这些值的误差应≤0.10L。

（三）最大自主通气量检查

最大自主通气量（MVV）是指受试者 1 分钟内以尽可能快的速度和尽可能深的幅度重复最大自主努力呼吸所得到的通气量。通常是测定 12 或 15 秒的最大通气量，然后换算为 MVV。

操作者指导受试者先平静呼吸 4~5 次，待呼气容量基线平稳后，以最大呼吸幅度、最快呼吸速度持续重复呼吸 12 秒或 15 秒。呼吸频率宜在 60 次/min，每次呼吸的容量约为 60%

VC。至少进行 2 次可接受的测试，误差应<8%。

（四）肺量计检查的临床应用

肺量计检查，包括慢肺活量、用力肺活量和最大自主通气量检查，均是肺通气功能的测定内容。应结合受试者的病史、体征、影像学检查以及临床症状体征等资料，才能对肺通气功能障碍的类型、性质及程度等做出正确的评估。

1. 肺通气功能障碍的类型　依通气功能损害的性质可分为阻塞性通气功能障碍、限制性通气障碍及混合性通气障碍，其 V-T 曲线和 F-V 曲线见图 1-46。各类型通气功能障碍的判断及鉴别见表 1-15。

表 1-15　各类型通气功能障碍的判断及鉴别

障碍类型	FVC	FEV_1	FEV_1/FVC	RV	TLC
阻塞性	-/↓	↓	↓	↑	↑
限制性	↓	↓/-	-/↑	↓/-	↓
混合性	↓	↓↓	↓	?	?

-：正常；↓：下降；↑：上升；?：不明

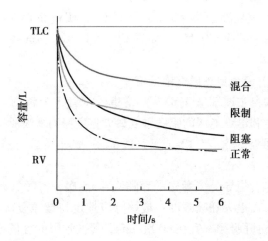

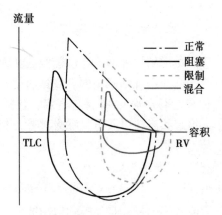

图 1-46　肺通气功能障碍不同类型的 V-T 曲线和 F-V 曲线

2. 肺通气功能障碍的程度　肺通气功能障碍程度的划分有助于临床医师判断疾病的严重程度并指导其对患者进行合理的药物选择，但应强调的是，肺功能损害程度的判断应结合临床资料进行具体分析，综合判断。

不同的临床协会以及研究组织对肺功能损害的程度评估标准有所差异。参考 2005 年美国胸科协会（ATS）/欧洲呼吸协会（ERS）有关肺功能检查的联合指南，我国首部肺功能指南建议不论阻塞性、限制性或混合性通气功能障碍，均依照 FEV_1 占预计值的百分比对肺功能损害的程度做出判断，见表 1-16。

表 1-16　肺通气功能障碍的程度分级

严重程度	FEV_1%预计值
轻度	≥70%，但<LLN 或 FEV_1/FVC 比值<LLN
中度	60%~69%
中重度	50%~59%
重度	35%~49%
极重度	<35%

LLN：正常值下限

二、肺弥散功能检查

肺的弥散功能是指某种肺泡气通过肺泡膜从肺泡向毛细血管扩散到达血液内，并与红细胞中的血红蛋白结合的能力。目前多利用一氧化碳进行肺弥散功能的测定，包括一口气呼吸法、内呼吸法、恒定状态法以及重复呼吸法等，其中一口气呼吸法在临床上最为常用。

（一）肺弥散功能测定指标

肺一氧化碳弥散量（D_LCO）：是指 CO 在单位时间及单位压力差条件下所能转移的量，是反映弥散功能的主要指标。

比弥散量（D_LCO/V_A）：是指 CO 弥散量与肺泡通气量（V_A）比值。由于弥散量受 V_A 影响，肺泡通气量减少可导致 D_LCO 减少，因此评价弥散功能时应该考虑受试者的肺容积。

（二）肺弥散功能测定要求

1. 操作者向受试者详细介绍测试动作，示范并指导依次练习呼气、深吸气、屏气、呼气等动作，包括呼吸动作的幅度和速度。

2. 受试者夹鼻夹、口含咬嘴后平静呼吸 4~5 个周期，待潮气末基线显示平稳后，指导其呼气至完全（RV 位），接着令受试者快速均匀吸气至 TLC 位（最大吸气位），屏气 10 秒，最后均匀中速呼气至完全。

3. 整个测试过程中必须保证无漏气，特别注意口角和呼气阀。

4. 吸气容量不少于 85%VC；吸气时间不超过 2.5 秒（健康人）或不超过 4.0 秒（气道阻塞者）；对某些确实不能屏气 10 秒者，可依据病情需要缩短屏气时间但不低于 7 秒；呼气时间应控制在 2.0~4.0 秒内。

5. 重复测试间隔时间应≥4 分钟，且最佳 2 次 D_LCO 间的变异系数<10%。

（三）肺弥散功能测定的适应证

1. 累及肺间质的疾病 如间质性肺疾病、肺气肿、肺水肿、肺肿瘤等引起肺泡-毛细血管膜弥散障碍或通气-血流比率失衡的疾病。

2. 呼吸困难或活动后气促查因，不明原因低血氧的疾病。

3. 怀疑有肺损伤或毁损肺的患者，尤其有肺总量减少，限制性肺通气功能障碍的疾病需要进一步了解其弥散功能。

4. 胸外科手术患者及有呼吸系统相关疾病的其他部位手术的术前风险评估。

5. 高原或航天、潜水等特殊要求职业的常规体检以及流行病学调查中需要了解受试者的弥散功能。

（四）肺弥散功能测定的临床应用

凡能影响肺泡毛细血管膜面积与弥散能力、肺泡毛细血管床容积以及 CO 与血红蛋白结合能力者，均能影响 CO 弥散量，使 D_LCO 和 D_LCO/V_A 测值增高或降低。

1. 肺弥散量增高的病理生理状态或疾病 左向右分流的先天心脏病、世代居住高原的居民、运动过程、左心衰竭、平卧体位以及红细胞增多症等。

2. 肺弥散量降低的病理生理状态或疾病 肺毛细血管床容积减少导致弥散面积减少如肺气肿、肺叶切除术后等；弥散距离增加如间质性肺疾病、肺水肿等；肺泡破坏引起的肺血管病如肺动脉高压；血红蛋白水平下降如贫血等。

3. 肺弥散功能障碍的程度分级 D_LCO 和 D_LCO/V_A 是反映弥散功能的主要指标，其异常的严重程度的判断见表 1-17。应强调的是，肺弥散功能受损的严重程度，需结合受试者的病史及临床资料进行综合分析。

表 1-17 肺弥散功能障碍的异常分级

级别	%预计值
正常	80%~120%
轻度	60%~79%
中度	40%~59%
重度	<40%

三、支气管激发试验

支气管激发试验是通过物理、化学、生物等人工刺激,诱发气道平滑肌收缩,然后借助肺功能指标的改变来判断支气管是否缩窄及其程度的方法,是测定气道高反应性(AHR)最常用、最准确的临床检查。支气管激发试验方法很多,吸入型激发试验是最常用的激发方法,组织胺和乙酰胆碱是最常用的激发剂。

(一)适应证及禁忌证

1. 适应证

(1)临床疑诊为哮喘的患者。

(2)慢性咳嗽查因、反复发作性胸闷及呼吸困难者。

(3)对哮喘治疗效果的评估。

(4)其他需要了解气道反应性的疾病,如变应性鼻炎等。

2. 绝对禁忌证

(1)曾有过致死性哮喘发作者。

(2)对吸入的激发剂有明确的超敏反应。

(3)基础肺通气功能损害严重(FEV$_1$<60%预计值或成人<1L)。

(4)未控制的高血压(收缩压>200mmHg,或舒张压>100mmHg);在过去的3个月内有心肌梗死或卒中。

(5)有其他不适宜用力通气功能检查的禁忌证,如主动脉瘤患者、大咯血、巨大肺大疱等。

3. 相对禁忌证

（1）基础肺功能呈中度阻塞（FEV_1<70%预计值），但如严格观察并做好充足的准备，则 FEV_1>60%预计值者仍可考虑予以激发试验。

（2）肺通气功能检查已诱发气道阻塞发生，在未吸入激发剂的状态下 FEV_1 即下降>20%。

（3）近期呼吸道感染（<4 周）、哮喘发作或加重期、妊娠及哺乳女性。

（二）试验流程

1. 测定基础肺功能。

2. 吸入生理盐水再测定肺功能作为对照。

3. 从低浓度（剂量）开始，按不同方法吸入激发试剂，吸入后再测定肺功能，直至 FEV_1 较基础值下降≥20%，或出现明显的不适及临床症状，或吸入最高浓度（剂量）为止。

4. 吸入支气管舒张剂。

（三）支气管激发试验的临床应用

1. 安全性 尽管检查中危急重症的发生率很低，但是仍应引起医护人员的重视，做好安全防范措施：

（1）检查前需详细了解病史，掌握检查的禁忌证，签署知情同意书。

（2）肺功能室应配备相关的监护设备、急救物品和吸氧装置。

（3）在激发试验过程中，操作者除观察肺功能指标的改变外，还应对受试者的反应，如有无出现咳嗽、喘息、呼吸困难等进行严密观察，对可能发生的危险备有应急预案。

（4）激发剂：应从低浓度（剂量）开始，逐渐增加；当 FEV_1 较基础值下降≥20%即应及时终止激发试验；激发后应及时给予短效支气管舒张剂吸入，以便快速扩张已收缩的支气管。

2. 结果判断 尽管肺功能测试指标众多，但 FEV_1 仍是目前最主要和最常用的判断指标。

（1）定性判断：在试验过程中，当 FEV_1 较基础值下降 ≥ 20%可判断为激发试验阳性，即气道反应性增高；当吸入最大浓度激发剂后，FEV_1 仍未达上述标准，则为气道反应性正常，激发试验阴性。

（2）定量判断：累积激发剂量（PD）或累积激发浓度（PC）常可用于定量判断气道反应性。如 PD_{20}-FEV_1 是指使 FEV_1 较基线下降 20%时累积吸入刺激物的剂量，PC_{20}-FEV_1 是使 FEV_1 较基线下降 20%的累积激发浓度。而且，可以依据 PD_{20}-FEV_1 或 PC_{20}-FEV_1 对 AHR 的严重程度进行分级（表1-18）。

表1-18 气道高反应性分级

分级	组织胺	乙酰胆碱	
	PD_{20}-FEV_1/ [mg（μmol）]	PD_{20}-FEV_1/ [mg（μmol）]	PC_{20}-FEV_1/ （g/L）
重度	<0.031（0.1）	<0.035（0.18）	<1.0
中度	0.031~0.275 （0.1~0.8）	0.035~0.293 （0.18~1.4）	<1.0
轻度	0.276~1.012 （0.9~3.2）	0.294~1.075 （1.5~5.4）	1.0~4.0
可疑或极轻度	1.013~2.400 （3.3~7.8）	1.076~2.500 （5.5~12.8）	4.0~16
正常	>2.400（>7.8）	>2.500（>12.8）	>16

3. 临床应用 支气管激发试验主要适用于协助临床诊断 AHR，尤其是对支气管哮喘的诊断及鉴别诊断。此外，亦用于

对支气管哮喘患者病情严重度的判断和治疗效果的分析；并可用于对气道疾病发病机制的研究。

（1）协助哮喘的诊断及鉴别诊断：典型的支气管哮喘在排除可能相关的其他肺部疾病后，根据病史、体征比较容易得出诊断。但对于轻度支气管哮喘、咳嗽变异型哮喘或患有变应性鼻炎而哮喘处于潜伏期的患者，AHR 可能是唯一的临床特征和诊断依据。AHR 的早期发现对于支气管哮喘的预防和早期治疗具有重要的指导作用。

支气管激发试验阴性者可考虑排除哮喘，但阳性者并不一定就是哮喘。许多其他疾病，如变应性鼻炎、慢性支气管炎、病毒性上呼吸道感染、过敏性肺泡炎、结节病、支气管扩张症、左心衰竭以及长期吸烟等也可能出现 AHR，表现为支气管激发试验阳性，但阳性时 PD_{20}-FEV_1 或 PC_{20}-FEV_1 较高，而哮喘患者则较低。

（2）评估哮喘严重程度及预后。

（3）判断疗效。

四、支气管舒张试验

气道受到外界因素的刺激可引起痉挛收缩反应；与之相反，痉挛收缩的气道可自然或经支气管舒张药物治疗后舒缓。通过给予支气管舒张药物的治疗，观察阻塞气道舒缓反应的方法，称为支气管舒张试验。支气管舒张剂很多，其中吸入型 β_2 肾上腺素受体激动剂最为广泛使用。

（一）适应证及禁忌证

1. 适应证

（1）有合并气道痉挛的疾病：如支气管哮喘、慢性阻塞性肺疾病（慢阻肺）等；但肺通气功能检查已证实无气道阻塞者，一般无需进行此试验。

（2）有气道阻塞征象，需排除非可逆性气道阻塞的疾病，如上气道阻塞。

2. 禁忌证

（1）对已知支气管舒张剂过敏者，禁用该舒张剂。

（2）有严重心功能不全者慎用 β_2 肾上腺素受体激动剂；有青光眼、前列腺肥大排尿困难者慎用胆碱能（M）受体拮抗剂。

（二）试验流程

受试者先测定基础肺功能，然后吸支气管舒张剂。如吸入的是速效 β_2 肾上腺素受体激动剂如硫酸沙丁胺醇，应在吸入药物 15~30 分钟内重复肺功能检查；如吸入的是速效 M 受体阻滞剂如异丙托溴铵，则在吸入 30~60 分钟内重复检查。

（三）支气管舒张试验的临床应用

1. 结果判断　目前最主要和常用的判断指标为 FEV_1 及 FVC。若 FEV_1 和/或 FVC 用药后较用药前增加≥12%，且绝对值增加≥200ml，则为支气管舒张试验阳性。FVC 作为舒张试验的判断指标多用于慢阻肺患者，气流受限越重者，其舒张后 FEV_1 改变越少，FVC 改善越大，反映患者肺的过度充气、气体陷闭得到改善。因而舒张试验结果需综合 FEV_1 及 FVC 进行判断。

2. 临床应用

（1）支气管哮喘的诊断：气道阻塞具有可逆性是支气管哮喘患者气道的病理生理特征之一。对疑似哮喘患者，若其基础肺功能呈中度以上的阻塞（FEV_1<70%预计值），不宜做支气管激发试验时，可采用支气管舒张试验。舒张试验阳性支持哮喘的诊断。

（2）慢阻肺的诊断及严重程度分级：在慢阻肺的诊疗指南中，将吸入支气管舒张剂后 FEV_1/FVC<0.7 作为诊断慢阻肺持续气流受限的"金标准"。而且，可以依据吸入支气管舒张剂后 FEV_1 占预计值百分比对慢阻肺的严重程度进行分级。

（3）指导用药：支气管舒张剂是支气管哮喘和慢阻肺的主要治疗药物。通过支气管舒张试验，可了解或比较各种支气管舒张剂的疗效，以指导患者正确选择药物。

（梁斌苗　王　岚）

第七节　胸腔穿刺术及相关知识

【目的】

1. 取胸腔积液　进行一般性状检测、化学检测、显微镜检测和细菌学检测，明确积液的性质，寻找引起积液的病因。

2. 抽出胸膜腔的积液和积气　减轻液体和气体对肺组织的压迫，使肺组织复张，缓解患者的呼吸困难等症状。

3. 抽吸胸膜腔的脓液，进行胸腔冲洗，治疗脓胸。

4. 胸膜腔给药　可胸腔注入抗生素或者抗癌药物。

【适应证】

1. 胸腔积液性质不明，诊断性穿刺可以确定积液的性质，协助诊断。

2. 胸腔内大量积液或气胸患者，给予其行穿刺抽液、抽气，以减轻其对肺脏的压迫。

3. 抽吸脓液，治疗脓胸。

4. 胸腔内注射药物。

【禁忌证】

1. 体质衰弱、病情危重，难以耐受操作者。

2. 穿刺部位有炎症病灶、外伤等。

3. 有严重出血性疾病、大咯血。

4. 对麻醉药物过敏。

【术前准备】

1. 患者准备　向患者及家属说明穿刺的目的，签署知情同意书。对精神紧张者，可于术前半小时给地西泮 10mg，或可待因 30mg 以镇静止痛。叮嘱患者在操作过程中，避免深呼吸和咳嗽。

2. 器械准备　胸腔穿刺包、消毒剂、2%利多卡因、棉签、手套、帽子、口罩、胶布、注射器（5ml + 50ml）、血压计。

【操作步骤】

1. 准备并检查器械，按 6 步洗手法认真清洗双手。

2. 测脉搏、血压。患者体位：患者取直立坐位，面向椅背，两前臂平放于椅背上，前额伏于前臂上。不能起床者，可取半卧位，患侧前臂上举抱于枕部。

3. 穿刺点定位

（1）一般在患侧后背第 7~9 肋间隙、肩胛线和腋后线区间选择穿刺点，先进行胸部叩诊，选择实音明显的部位，可参考 B 超定位点进行穿刺。

（2）包裹性和局限性胸腔积液的患者，应在 B 超确定定位后或 B 超引导下进行穿刺。

（3）穿刺点用甲紫在皮肤上作标记。

4. 消毒铺巾　打开穿刺包、检查器械，准备 3 条胶布，打开 2%利多卡因，以穿刺点为中心常规消毒皮肤，戴无菌手套，铺消毒洞巾。

5. 麻醉　5ml 空针抽取 2%利多卡因 3~4ml 于穿刺点自皮肤至胸膜壁层进行局部浸润麻醉，边回抽边推药，拔出针头后以纱布轻压麻醉部位。

6. 穿刺　夹闭穿刺针后的橡皮胶管，以左手固定穿刺部位局部皮肤，右手持穿刺针，沿麻醉部位经肋骨上缘垂直缓慢刺入，当针尖抵抗感突然消失后表明针尖已进入胸膜腔。术者固定穿刺针，接上 50ml 注射器，松开橡皮胶管，由助手抽吸胸腔液体，注射器抽满后，夹闭橡皮胶管，取下注射器，将液体注入盛器中，记量并送化验检查。

若用三通活栓式穿刺针穿刺，穿刺前应先将活栓转到与胸腔关闭处，进入胸腔后接上注射器，转动三通活栓，使注射器与胸腔相通，然后进行抽液。注射器抽满液体后，转动三通活栓，使注射器与外界相通，排出液体。

如需胸腔内注药，在抽液完后，将药液用注射器抽好，接在穿刺针后胶管上，回抽少量胸腔积液稀释，然后缓慢注入胸腔内。

7. 术后处理　抽液完毕后，拔除穿刺针，覆盖无菌纱布，稍用力压迫穿刺部位，以胶布固定，嘱患者静卧休息。观察术后反应，注意并发症如气胸、肺水肿等。

8. 整理用物、脱手套、洗手、三查、推车，测血压。

9. 填检验单、送标本、书写穿刺记录。

【注意事项】

1. 术前应向患者阐明穿刺的目的和大致过程，以消除其顾虑，取得配合。

2. 在取坐位行胸腔穿刺术时，患者要前屈而不能将身体前倾，前倾容易导致胸水前移，穿刺时易刺伤肺导致气胸。

3. 穿刺针应沿肋骨上缘垂直进针，不可斜向上方，以免损伤肋骨下缘处的神经和血管。

4. 局部麻醉时，要充分麻醉壁层胸膜，以免造成疼痛和胸膜反应。

5. 抽液不可过多过快，严防负压性肺水肿发生　以诊断为目的者抽液 50～100ml；以减压为目的者，第 1 次不超过600ml，以后每次不超过 1000ml；如为脓胸，每次尽量抽尽。疑为化脓性感染时，助手用无菌试管留取标本，行涂片革兰氏染色镜检、细菌培养及药敏试验。做细胞学检查至少需100ml，并应立即送检，以免细胞自溶。

6. 穿刺中患者应避免咳嗽及转动，必要时可事先服用可待因。术中如出现头晕、胸闷、面色苍白、出汗，甚至昏厥等胸膜反应；或出现连续性咳嗽、气短、咳泡沫痰等现象时，应立即停止抽液，拔出穿刺针，让患者平卧，必要时皮下注射 0.1% 肾上腺素 0.3~0.5ml，或进行其他对症处理。

7. 严格无菌操作，操作中要防止空气进入胸腔，始终保持胸腔负压。

8. 应避免在第 9 肋间以下穿刺，以免穿透膈肌损伤腹腔脏器。

9. 对于恶性胸腔积液患者，在胸腔内注入抗肿瘤药或硬化剂可能诱发化学性胸膜炎，促使脏层与壁层胸膜粘连，闭合胸腔。

（王 业）

第八节 腹腔穿刺术及相关知识

【目的】

为明确腹腔积液的病因、减轻患者腹腔内压力、腹腔内注射药物，或腹部创伤疑有脏器破裂的鉴别诊断。

【适应证】

1. 诊断

（1）腹腔积液或积脓原因不明，可作诊断性穿刺，做腹水常规、生化、细菌、涂片、培养及细胞学检查以明确病因。

（2）对于腹部创伤疑有肝脾等实质性脏器或胃肠等空腔脏器破裂者，特别是对有受伤史或伤后昏迷者以及休克难以用其他部位创伤解释者，具有鉴别诊断价值。急性腹膜炎疑为胃、十二指肠溃疡急性穿孔、坏疽性阑尾炎穿孔、急性重型胰腺炎，绞窄性肠梗阻、肝癌破裂以及宫外孕等诊断不清时，可诊断性穿刺。

2. 治疗

（1）大量腹水造成严重胸闷、气促及腹胀，抽腹水以缓解压迫症状。

（2）需腹腔内注药或腹水浓缩再输入者。

（3）膈下、盆腔及肠间积液或积脓的反复穿刺抽除。

（4）经腹腔穿刺向腹腔注入抗生素、抗癌药及防止肠管粘连药物等。

【禁忌证】

1. 有结核性腹膜炎粘连包块和重度肠胀气者。

2. 有肝性脑病先兆、棘球蚴病及巨大卵巢囊肿者。

3. 大量腹水伴有严重电解质紊乱者禁忌大量放腹水。

4. 精神异常或不能配合者。

5. 妊娠。

6. 有严重出血倾向、穿刺部位有炎症病灶，对麻醉药物过敏者。

【操作前准备】

1. 操作者熟悉患者病情，掌握本操作的技术。

2. 与患者和家属沟通，解释操作目的和操作简要过程，取得理解，争取患者配合，签订侵入性检查操作同意书。

3. 物品和器械的准备　腹腔穿刺包、试管架、无菌试管数支、500ml 空玻璃瓶、安尔碘棉球、麻醉剂（2%利多卡因注射液）、手套、注射器（5ml、50ml 各 1 支）、多头腹带（大量放腹水时用）、无菌纱布及胶布。

4. 穿刺前患者须排小便，以免穿刺时损伤膀胱。

5. 测血压、脉搏、量腹围、检查腹部体征。

【操作步骤】

1. 洗净双手、戴帽子、口罩。

2. 向患者解释穿刺的目的，避免患者过分精神紧张。

3. 准备消毒器械及穿刺包。

4. 嘱患者斜坡侧卧位，衰弱者可取其他适当体位，如半卧位、平卧位或侧卧位。

5. 选择适宜的穿刺点

（1）左下腹脐与髂前上棘连线的中、外 1/3 交点，此处不易损伤腹壁动脉。

（2）脐与耻骨联合连线中点上方 1cm 偏左或偏右边 5cm 处，此处无重要的器官且易愈合。

（3）侧卧位，在脐水平与腋前线或腋中线相交处，此处常用于诊断性穿刺。

（4）少量积液，尤其有包裹性分隔时，须在 B 超指导下定位穿刺。

6. 穿刺部位常规消毒，戴无菌手套，覆盖消毒洞巾。

7. 检查器械，注意穿刺针是否通畅，胶管是否漏气及破损。

8. 自皮肤至壁层腹膜以 2% 利多卡因逐层浸润麻醉，麻醉皮肤局部应有皮丘。麻醉注射器回抽有腹水时确定穿刺针深度。

9. 术者左手固定穿刺部皮肤，右手持穿刺针经麻醉处垂直刺入腹壁，待针锋抵抗感突然消失时，示针尖已穿过腹膜壁层，即可抽取腹水，并留样于无菌试管内送检。可直接用 20ml 或 50ml 空注射器及适当针头进行诊断性穿刺。

10. 当大量腹腔积液作治疗性放液时，通常用针座接有橡皮管的 8 号或 9 号针头，在麻醉处刺入皮肤，在皮下组织横行 0.5~1.0cm，再垂直刺入腹膜腔，用胶布固定针头，腹腔积液即沿橡皮管进入容器中，记录放液量。橡皮管上可用输液夹，以调整腹腔积液流出速度。

11. 放液后拔出穿刺针，覆盖消毒纱布，用手压迫片刻，再用胶布固定。

12. 大量放液后则需束以多头腹带，以防腹压骤降，内脏血管扩张引起休克。

13. 将抽出液送化验、记量。

14. 术后嘱患者静卧，告诉患者如有不适立即通知医护人员。

【注意事项】

1. 术中应密切观察患者 如有头晕、心悸、恶心、气短、脉搏增快及面色苍白等，应立即停止操作，并作适当的处理。

2. 放液不宜过快、过多 肝硬化患者一次放液一般不超过 3000ml，过多放液可诱发肝性脑病和电解质紊乱；但在维持大量输入白蛋白的基础上，也可大量放液。

3. 放腹水时若流出不畅，可将穿刺针稍作移动或稍变换体位。

4. 术后嘱患者平卧，并使穿刺孔位于上方以免腹水继续漏出。对腹水量较多者，为防止漏出，在穿刺时即应注意勿使自皮肤到腹膜壁层的针眼位于一条直线上；方法是当针尖通过皮肤到达皮下后，即在另一只手的协助下，稍向周围移动一下穿刺针头，尔后再向腹腔刺入。

5. 放液前、后均应测量腹围、脉搏、血压，检查腹部体征，以便观察病情变化。

6. 注意严格无菌操作，以防止腹腔感染。

7. 腹水为血性者于取得标本后，应停止抽吸或放液。

8. 如为腹腔积脓，每次尽量抽尽；疑为化脓性感染时，用无菌试管留取标本，行涂片革兰氏染色镜检、腹水培养；做细胞学检查至少需要 100ml，并应立即送检，以免细胞自溶。

【并发症及处理】

该操作可能发生如下并发症，需操作前及操作中严格遵守操作规范，操作后密切观察患者临床变化：

1. 穿刺点出血或皮下出血。

2. 腹腔积液穿刺后外渗。

3. 复张后低血压（减压性休克）。

4. 痛性晕厥。

5. 感染。

避免上述并发症的注意事项：

1. 确定穿刺点时，尽可能避开腹壁动脉及腹壁静脉。穿刺部位准确，穿刺方法正确，一般不会出血。凝血功能异常时，穿刺前后应输入止血药物。一旦有出血现象，可用消毒棉球压迫穿刺孔止血，用蝶形胶布拉紧，再用多头腹带包裹腹部。

2. 大量腹水患者放腹水后有漏出时，侧卧使穿刺处位于上方，可用蝶形胶布或火棉胶粘贴，再用多头腹带包裹腹部。

3. 大量腹腔积液抽液时不宜过快、过多，术中要不断询问患者自我感觉，如出现面色苍白、头晕、心悸、冷汗、脉细数等表现，应拔针停止抽液，平卧，立即皮下注射 0.1% 肾上腺素 0.5mg，并注意血压变化，防止休克。也可在腹穿抽液时，系多头腹带，抽液的同时系紧腹带，以保持腹压的稳定，可避免减压性休克的发生。

4. 穿刺前向患者说明目的及注意事项，以取得患者的配合。对于精神紧张者，予以安慰以消除恐惧心理。穿刺时不要让患者看见手术器械和腹水。对于紧张者，术前 0.5 小时肌内注射地西泮 10mg，可避免痛性晕厥的发生。多数患者在注射麻醉药时即出现头晕、面色苍白、恶心、全身冷汗等症状，这时，可让患者稍作休息，症状消失后再进行穿刺。

5. 严格无菌操作可预防感染。

（钟册俊）

第九节　腰椎穿刺术及相关知识

【目的】

1. 查脑脊液的性质，协助诊断中枢神经系统的炎症或出血性疾病。

2. 测定颅内压力、了解蛛网膜下腔有无阻塞。

3. 作其他辅助检查，如脑室、脑池放射性核素扫描。

4. 对颅内出血、炎症或颅脑手术后，引流有刺激性脑脊液可减轻临床症状。

5. 进行腰椎麻醉或鞘内注射药物治疗。

【适应证】

1. 中枢神经系统炎症感染性疾病的诊断　包括化脓性脑膜炎、结核性脑膜炎、病毒性脑膜炎、隐球菌性脑膜炎。

2. 中枢神经系统炎性疾病的诊断　免疫性脑炎、脊髓炎，吉兰-巴雷综合征、多发性硬化等。

3. 中枢神经系统血管性疾病的诊断　蛛网膜下腔出血诊断与鉴别诊断。

4. 肿瘤性疾病的诊断　送检脑脊液脱落细胞。

5. 代谢疾病的诊断　乳酸、丙酮酸、葡萄糖、蛋白质的测定。

6. 测定颅内压力和了解蛛网膜下腔是否阻塞等。

7. 椎管内给药。

【禁忌证】

1. 脑疝风险的患者。

2. 生命体征不稳定的患者，如休克患者。

3. 穿刺局部病变。

4. 有严重的出血风险及凝血功能障碍患者　如血友病、血小板低的患者。

【术前准备】

1. 完善头颅 CT 或 MRI，以评估脑疝风险。完善血常规、凝血功能检测。以及了解患者病情及穿刺部位情况。

2. 与患者和家属沟通，解释操作目的和操作简要过程，告知穿刺风险，并签字。

【操作步骤】

1. 洗净双手，戴帽子、口罩。

2. 物品和器械准备　腰穿针，样本管，测压管，消毒剂，棉签，麻醉剂（2%利多卡因），手套，纱布及胶布。

3. 患者取侧卧位，头下垫一枕头，以保证脊髓与床平行，背部与床面垂直，头向前胸部屈曲，两手抱膝紧贴腹部，使背部呈弓形，尽量暴露棘突间隙，便于进针。

4. 确定穿刺点　双侧髂嵴最高点与腰部中线的交点大约为 L_4 棘突。在 L_3 与 L_4，或 L_4 与 L_5 之间进针，取第 $L_{3~4}$ 或 $L_{4~5}$ 腰椎作为穿刺点。

5. 沿穿刺点为中心，由内到外做环形消毒，半径 15cm，消毒 3 次，之后采用无菌洞巾覆盖操作区。

6. 操作者用左手固定穿刺点皮肤，用2%利多卡因，先针头斜45°麻醉皮肤，再垂直进针，自皮肤到椎间韧带逐层作局部浸润麻醉，在注入麻醉剂前，应先回抽确定针不在血管内。

7. 操作者用左手固定穿刺点皮肤，右手持穿刺针，以垂直背部的方向缓慢刺入或偏向头部偏斜15°，穿刺针针面向上，目的是减少对黄韧带和硬脊膜的切断，减少脑脊液的渗漏，成人进针深度为 4~6cm，儿童则为 2~4cm。穿刺针通过皮肤、皮下组织、棘上韧带、棘间韧带、黄韧带、硬膜外腔、硬脊膜、蛛网膜，进入到蛛网膜下腔，当针头穿过黄韧带时，有第一次落空感，而穿过硬脑膜时，有第二次落空感。此时可将针芯慢慢抽出（以防脑脊液迅速流出，造成脑疝），即可见脑脊液流出。如果穿刺过程不成功，遇到骨性抵抗，将穿刺针撤回到皮下组织，并不撤离皮肤，再次进针。

8. 嘱咐患者伸直双腿及颈部，放松，将穿刺针的针面转向头端，接上测压管测量压力，在测压管中脑脊液平面不再上升时读数，测压时可能会看到压力平面随心脏或呼吸运动而波动。

9. 在采样过程中，不能采取抽取方式，待患者脑脊液自行流出，收集脑脊液 3~4ml 送检。

10. 术毕，将针芯插入后一起拔出穿刺针，消毒穿刺点，覆盖消毒纱布，用胶布固定。

11. 术后患者去枕平卧 4~6 小时。

12. 整理物品。

【注意事项】

1. 严格掌握禁忌证 有脑疝风险，患者处于休克、衰竭或濒危状态以及局部皮肤有炎症、有严重凝血功能障碍及血小板减少者均禁忌穿刺。

2. 穿刺时患者如出现呼吸、脉搏、面色异常等症状时，应立即停止操作，并作相应处理。

3. 放脑脊液速度不宜快，一般 10~15 滴/min，正常颅压患者一次放脑脊液不超过 5ml，以防脑疝形成。

【并发症及解决方法】

1. 穿刺失败 肥胖患者穿刺比较困难，因为比较难以进行体表标志定位。骨性关节炎、强直性脊柱炎、脊柱侧后凸畸形、既往接受过腰椎手术、椎间盘退变性疾病等，均可使腰椎穿刺术难度增加。对于上述患者，应提前与患者沟通。

2. 最常见的并发症是头痛 在操作的 48 小时内，头痛的发生率约为 36.5%，侧卧位脑脊液压力在 60~80mm 水柱以下，较为常见。多因穿刺针过粗，脑脊液由穿刺点部位漏出，并且漏出速度超过了脑脊液的产生速度，头痛发生的机会与穿刺针头的大小密切相关。患者于坐起后头痛明显加剧，伴有恶心、呕吐或眩晕，平卧或头低位时头痛等即可减轻或缓解。约持续 1 至数日。故应使用细针穿刺，如已发生，嘱患者继续平卧和多饮开水外，可静脉滴注 5% 糖盐水 500~1500ml，连用数日。

3. 脑疝形成 在颅内压增高（特别是后颅凹占位性病变）

时，由于脑室与脊髓管产生较大梯度的压力差所致，此种压力梯度可以由于腰穿而增加，可在穿刺当时或术后数小时内发生脑疝，故应严加注意和预防。必要时，可在腰穿前先快速静脉滴注 20%甘露醇液 250ml 脱水剂后，以细针穿刺，缓慢滴出数滴脑脊液进行化验检查。术后严密观察患者瞳孔及意识变化，可疑脑疝形成时应立即采取相应抢救措施，快速静脉滴注 20%甘露醇 0.5~1.0g/kg 和呋塞米 20mg，疗效不佳时应急请外科医师考虑手术处理。

4. 对于具有出血素质的患者，腰穿时更容易出现出血，出血将导致脊髓受压。

5. 此外还可因穿刺不当发生颅内感染和马尾部的神经根损伤等，应注意无菌操作，当患者出现下肢闪电样疼痛时，应停止穿刺，并改变穿刺方向。

（陈佳妮 杨金荣）

第十节 骨髓穿刺术、骨髓组织活检及相关知识

（一）骨髓穿刺术

【目的】

骨髓穿刺术（bone marrow puncture）是临床常规诊疗操作，目的是获取骨髓标本行细胞形态学、细胞免疫表型、细胞遗传学、分子生物学、病原学等其他检查，为原发造血系统和非造血系统疾病的诊断和评估提供重要信息。

【适应证】

1. 不明原因的贫血、红细胞指数异常、血细胞减少或增多。

2. 外周血涂片异常或有幼稚细胞，提示骨髓可能存在病变。

3. 恶性血液系统疾病的诊断、分期、随访（如急性或慢性白血病、骨髓增生异常综合征、慢性骨髓增殖性疾病、淋巴瘤、浆细胞肿瘤、淀粉样变、肥大细胞增生症等）。

4. 恶性肿瘤骨髓转移。

5. 不明原因的肝、脾、淋巴结长大、发热、恶病质等。

6. 可疑感染性疾病行病原学培养或探查，特殊感染（如散播性结核分枝杆菌、杜氏利什曼原虫、疟原虫等）。

7. 探查有无脂质/糖原代谢异常性疾病。

【禁忌证】

骨髓穿刺的绝对禁忌证少见，严重出血的血友病禁忌做骨髓穿刺。

1. 血友病或有明显出血倾向等患者　不宜做骨髓穿刺，但为明确诊断疾病也可做，穿刺后必须局部压迫止血 5~10 分钟。

2. 晚期妊娠的女性　慎做骨髓穿刺。

【术前准备】

1. 了解、熟悉患者病情。

2. 与患者及家属谈话，交代检查目的、检查过程及可能发生情况，并签署同意书。

3. 器械准备　无菌骨髓穿刺包、75%酒精、2%碘酒或碘伏、2%利多卡因、治疗盘、无菌棉签、手套、洞巾、注射器、纱布以及胶布。

4. 操作者熟悉操作步骤，戴口罩、帽子。

【操作步骤】

1. 洗净双手，戴帽子、口罩。

2. 向患者解释穿刺目的，避免患者过分情绪紧张。

3. 准备消毒器械及穿刺包。

4. 穿刺部位选择

（1）髂前上棘：常取髂前上棘后上方 1~2cm 处作为穿刺

点，此处骨面较平，容易固定，操作方便安全。

（2）髂后上棘：位于骶椎两侧、臀部上方骨性突出部位。

（3）胸骨柄：此处骨髓含量丰富，当上述部位穿刺失败时，可作胸骨柄穿刺，但此处骨质较薄，其后有心房及大血管，严防穿透发生危险，较少选用。

（4）腰椎棘突：位于腰椎棘突突出处，极少选用。

5. 胸骨及髂前上棘穿刺　取仰卧位，前者还需用枕头垫于背后，以使胸部稍突出。髂后上棘穿刺时取侧卧位或俯卧位。腰椎棘突穿刺时取坐位或侧卧位。

6. 常规消毒皮肤，戴无菌手套、铺消毒洞巾，用2%利多卡因作局部浸润麻醉直至骨膜。

7. 将骨髓穿刺针固定器固定在适当长度上（髂骨穿刺约1.5cm，肥胖者可适当放长，胸骨柄穿刺约1.0cm），以左手拇、示指固定穿刺部位皮肤，右手持针于骨面垂直刺入（若为胸骨柄穿刺，穿刺针与骨面成30°~40°斜行刺入），当穿刺针接触到骨质后则左右旋转，缓缓钻刺骨质，当感到阻力消失，且穿刺针已固定在骨内时，表示已进入骨髓腔。

8. 用干燥的20ml注射器，将内栓退出1cm，拔出针芯，接上注射器，用适当力度缓慢抽吸，可见少量红色骨髓液进入注射器内，先抽吸少量骨髓液（以0.1~0.2ml为宜）行骨髓涂片，取下注射器，将骨髓液推于玻片上，由助手迅速制作涂片5~6张，送检细胞形态学及细胞化学染色检查。

9. 如需作免疫分型、细胞遗传学、分子生物学、骨髓培养等检查，再接上注射器，抽吸适量骨髓液送检。

10. 如未能抽得骨髓液，可能是针腔被皮肤、皮下组织或骨片填塞，也可能是进针太深或太浅，针尖未在髓腔内，此时应重新插上针芯，稍加旋转或再钻入少许或再退出少许，拔出针芯，如见针芯上带有血迹，再行抽吸可望获得骨髓液。

11. 抽吸完毕，插入针芯，轻微转动拔出穿刺针，随将消毒纱布盖在针孔上，稍加按压，用胶布加压固定。

【注意事项】

1. 骨髓穿刺前应检查出血时间和凝血时间，有出血倾向者行骨髓穿刺术时应特别注意，血友病患者禁止骨髓穿刺检查。

2. 骨髓穿刺针和注射器必须干燥，以免发生溶血。

3. 穿刺针针头进入骨质后要避免过大摆动，以免折断穿刺针。胸骨穿刺时不可用力过猛、穿刺过深，以防穿透内侧骨板而发生意外。

4. 应注意的是穿刺前先检查针芯是否已经合套，穿刺时手一定要顶住穿刺针的针芯。

5. 穿刺过程中如果感到骨质坚硬、难以进入骨髓腔时，不可强行进针，以免断针。应考虑为大理石骨病的可能，及时行骨骼 X 线检查，以明确诊断。

6. 做骨髓细胞形态学检查时，抽取的骨髓液不可过多，以免影响骨髓增生程度的判断、细胞计数和分类结果。

7. 行骨髓液细菌培养时，需要在骨髓液涂片后，再抽取 1~2ml 骨髓液用于培养。

8. 由于骨髓液中含有大量的幼稚细胞，极易发生凝固。因此，穿刺抽取骨髓液后应立即涂片。

9. 多次干抽时应进行骨髓活检。

10. 送检骨髓液涂片时，应同时附送 2~3 张血涂片。

【并发症及解决方法】

穿刺部位局部血肿，加强按压。

（二）骨髓活组织检查

骨髓活组织检查术（bone marrow biopsy）是临床常用的诊断技术，常与骨髓穿刺术一起进行，为临床诊断提供信息。骨髓活检的适应证如下：

1. 临床疑诊霍奇金淋巴瘤或非霍奇金淋巴瘤。

2. 非霍奇金淋巴瘤的分期。

3. 诊断骨髓增生异常综合征、再生障碍性贫血、低增生性白血病、骨髓纤维化、骨髓增殖性肿瘤、多发性骨髓瘤等。

4. 影像学提示的不明原因骨组织病灶。

5. 恶性肿瘤骨转移。

6. 不明原因发热。

【方法】

骨髓组织活检与骨髓穿刺术在操作上很相似,这里简单介绍骨髓组织活检的情况。

1. 选择检查部位 骨髓活组织检查多选择髂前上棘或髂后上棘。

2. 采用髂前上棘检查时,患者取仰卧位;采用髂后上棘检查时,患者取侧卧位。

3. 常规消毒局部皮肤,操作者戴无菌手套,铺无菌洞巾,然后行皮肤、皮下和骨膜麻醉。

4. 穿刺 将骨髓活组织检查穿刺针的针管套在手柄上。操作者左手拇指和示指将穿刺部位皮肤压紧固定,右手持穿刺针手柄以顺时针方向进针至骨质一定的深度后,拔出针芯,在针座后端连接上接柱(接柱可为 1.5cm 或 2.0cm),再插入针芯,继续按顺时针方向进针,其深度达 1.0cm 左右,再转动针管 360°,针管前端的沟槽即可将骨髓组织离断。

5. 取材 按顺时针方向退出穿刺针,取出骨髓组织,立即置于 95% 乙醇或 10% 甲醛中固定,并及时送检。

6. 加压固定 以 2% 碘酊棉球涂布轻压穿刺部位后,再用干棉球压迫创口,敷以消毒纱布并固定。

【注意事项】

1. 开始进针不要太深,否则不易取得骨髓组织。

2. 由于骨髓活组织检查穿刺针的内径较大,抽取骨髓液的量不易控制。因此，一般不用于吸取骨髓液做涂片检查。

3. 穿刺前应检查出血时间和凝血时间。给有出血倾向者穿刺时，应特别注意。对于血友病患者，禁止骨髓活组织检查。

（陈佳妮　杨金荣）

第十一节　心包穿刺术及相关知识

心包穿刺术（pericardiocentesis）是指使用穿刺针直接刺入心包腔的诊疗技术，可以将心包腔内异常积液抽吸或引流出，以迅速缓解心脏压塞或获取心包积液，从而达到治疗或协助临床诊断。

【目的】

穿刺心包放液，解除心脏压塞。对心包液进行常规、生化、细菌及细胞学等检查，以明确病因。心包内注入药物用于治疗。

【适应证】

1. 诊断　原因不明的心包积液，可通过穿刺抽取心包积液作常规及生化测定，并可作结核分枝杆菌或其他细菌培养，以及查找病理细胞，以鉴别诊断各种性质的心包疾病。

2. 治疗

（1）大量或快速心包积液引起心脏压塞者：穿刺抽液以降低心包腔内压力，从而缓解症状。

（2）化脓性心包炎时：穿刺排脓、冲洗及注射药物等。

【禁忌证】

1. 未经纠正的凝血障碍　如出血性疾病、严重血小板减少症（血小板小于 50×10^9/L）及正在接受抗凝治疗者。

2. 拟穿刺部位有感染者或合并菌血症或败血症者。

3. 不能很好配合操作的患者。

4. 心包积液未肯定或积液量很少者不宜进行。

5. 心包积液位于心后。

6. 无心胸外科医生作为后盾以提供可能需要的急诊开胸抢救。

【操作前准备】

1. 操作前　需对患者进行病史询问及查体，并完善血常规、凝血常规、心电图及心包腔超声等检查，确认有心包积液，并估计积液程度；积液量少者不宜进行穿刺。

2. 向患者及家属说明操作目的及方法，取得患者及家属的理解和配合，并签署知情同意书。

3. 物品和器械准备　基础治疗盘 1 套、中心静脉导管包 1 个（包含：单腔中心静脉导管 16G ×20cm，Y 型穿刺针 18G ×6.5cm，扩张管、J 型导丝、配套注射器）、50ml、5ml 注射器各 1 支、无菌治疗碗 1 个、三通管 1 个、一次性引流袋 1 个、无菌手套 2 副、试管数支用于实验室检查标本留取、心电监护仪及心肺复苏器械。

4. 药品准备　需备抢救药物（包括肾上腺素、阿托品及多巴胺等）和用于局麻的 2% 利多卡因。

5. 开放静脉通路。

【操作步骤】

1. 洗净双手，戴帽子、口罩。

2. 向患者解释操作目的和简要过程，缓解患者的紧张情绪。

3. 准备消毒器械及穿刺包。

4. 选择适宜的穿刺点及相应体位　患者一般取坐位或半卧位，暴露前胸、上腹部。仔细叩出心浊音界。穿刺点应选择积液量多的位置，但应尽可能地使穿刺部位离心包最近，同时尽量远离、避免损伤周围脏器。剑突下和心尖部为常用穿刺点。必要时可由超声来确定穿刺部位。如从心尖部进针常取坐位；如选择剑突下进针常选斜坡卧位，腰背部垫枕。

5. 常规消毒局部皮肤，术者及助手均戴无菌手套，覆盖消毒洞巾。

6. 检查器械　注意穿刺针是否通畅，引流袋是否漏气及破损。

7. 在穿刺点，自皮肤至心包壁层以 2% 利多卡因作局部麻醉。

8. 将 Y 型穿刺针与配套注射器相接，抽取少量 0.9% 生理盐水，保持负压于穿刺点缓慢进针，当负压感突然消失并见心包液涌入注射器时即停止进针，以免触及心肌或损伤冠状动脉，若达到进针的深度，仍无液体流出可退针至皮下，略改变穿刺方向后再试。

9. 术者左手固定穿刺部位皮肤，右手持穿刺针在选定的局麻部位进针，常用穿刺方法有下列三种：

（1）心前区穿刺：于左第 5、第 6 肋间隙心浊音界内侧约 2cm 的部位进针，穿刺针沿肋骨上缘，自下向后、向内指向脊柱方向刺入心包腔。此部位操作技术较剑突下穿刺点的难度小，但不适于化脓性心包炎或渗出液体较少的心包炎穿刺。穿刺针会依次经过皮肤、浅筋膜、深筋膜和胸大肌、肋间外韧带、肋间内肌、胸内筋膜；纤维性心包及壁层心包，进入心包腔。进针深度成人为 2~3cm。

（2）剑突下穿刺：于胸骨剑突与左第 7 肋软骨交界处之下作穿刺点，穿刺方向与腹壁成 30°~45° 角，针刺向上、后、稍向左而入心包腔的后下部。穿刺针经过皮肤、浅筋膜、深筋膜和腹直肌、膈肌胸肋部、膈筋膜、纤维性心包及壁层心包，进入心包腔。进针深度成人为 3~5cm。

（3）有条件可在超声指导下进行：沿超声确定的部位、方向及深度进针。

10. 将 J 型导丝经 Y 型穿刺针另一端缓慢送入心包腔 15cm 左右,退出穿刺针,保留导入导丝,扩张鞘扩张皮下组织,置入中心静脉导管 8~10cm,确认进入心包腔后退出导丝,在切口处用缝线固定导管。然后接入 50ml 注射器,缓慢抽取积液,并记录抽液量,留标本送检。抽液完毕,封闭导管末端,用无菌敷料覆盖固定,以备下次抽液或心包腔内注入治疗用药。

11. 若需进行心包持续引流,置管成功后连接三通管及一次性引流袋,调整好导管长度后固定好穿刺点及导管位置。打开导管及三通管上开关缓慢进行心包积液引流。第 1 小时内引流量不超过 200ml,夹管观察 2~3 小时后再开放三通管间断引流或缓慢持续引流,全日总引流量控制在 500ml 内,以后每天引流 1~2 次,更换引流袋 1 次/d。

12. 术后嘱患者静卧并监测生命体征,并告知患者如有不适立即通知医务人员。

13. 整理物品。

【注意事项】

1. 严格掌握适应证 因此操作有一定危险性,应由有经验临床医师操作或指导。有条件者,应在心电图监护下进行穿刺,并做好抢救准备工作,一旦发现异常,及时处理。

2. 术前须进行心脏超声检查,确定液平段大小与穿刺部位,选液平段最大、距体表最近点作为穿刺部位,或在超声指导下进行穿刺抽液更为准确、安全。

3. 术前应向患者作好解释,并嘱其在穿刺过程中切勿咳嗽或深呼吸,必要时在操作前予以适当镇静。

4. 麻醉要完善,以免因疼痛引起神经源性休克。

5. 穿刺过程中如出现期前收缩,提示可能碰到了心脏,要及时向外撤穿刺针。

6. 首次抽液量以 100ml 左右为妥,以后每次抽液 300~

500ml；抽液速度要慢，抽液时过多过快可能导致心脏急性扩张或回心血量过多而引起肺水肿。

7. 若抽出液体为血性积液，应先抽出 3~5ml，如放置 5~10 分钟不凝固，提示抽出为血性心包积液，可再行抽液；如抽出液体很快凝固，则提示损伤了心肌或动脉，应立即停止抽吸，并严密观察有无心脏压塞的症状出现，并采取相应的抢救措施。

8. 注射时必须先回抽通畅后才能注入药物，切忌注射于心肌内，以免引起心律失常或心肌坏死。

9. 术中需密切观察患者的呼吸、血压、脉搏、心率、心律等的变化，若患者感到不适，如心跳加快、出冷汗、头晕、气短等，应立即停止操作，做好急救准备。

10. 操作应严格无菌，术后观察穿刺部位有无渗血，保护伤口，防止感染。

【并发症及处理】

心包穿刺术可见下列并发症如：心肌损伤、冠状动脉损伤、肺损伤、肝损伤、心律失常、感染及急性肺水肿等。

通常情况下，严格按照上述操作步骤进行操作，出现并发症的概率很少。但在操作过程中，若患者出现胸痛、呼吸困难加重、烦躁、意识模糊或意识丧失、血压突然明显降低、心率加快，应警惕可能为心脏或冠状动脉被刺破后撕裂引起心脏压塞。患者动脉收缩压尚能维持在 80~90mmHg 以上且神志清楚时，可先行超声检查，确定心包积液是否较穿刺前增加；若患者的血流动力学状态已严重恶化或出现心室颤动，则不必进行超声检查，应该立即抓紧抢救，迅速将穿刺针或导丝、导管拔出，心室颤动者立即电除颤，并给予快速扩充血容量，以及紧急药物处理以改善血流动力学状况，同时立刻联系外科做紧急开胸手术。

（刘 凯）

第十二节 三腔二囊管止血法及相关知识

【目的】

利用气囊压力，压迫胃底和食管下端曲张破裂静脉达到止血的目的。

【适应证】

门静脉高压引起的食管下端静脉和胃底静脉曲张破裂大出血者。

【禁忌证】

1. 生命体征不平稳者、昏迷患者。

2. 患者合并有严重的冠心病、胸主动脉瘤和呼吸困难等。

【操作前准备】

1. 告知患者和家属，签署知情同意书。

2. 用物准备 换药盘内盛三腔二囊管 1 根、换药碗 2 个（分别盛生理盐水和液状石蜡）、50ml 空针 3 副、棉签 4 根、纱布 1 张、止血钳 3 把、治疗巾 1 张，弯盘 1 个、牵引重物 1 个（500g）、牵引绷带 1 根、牵引架 1 个、血压计 1 台（去袖带后接玻璃接头）、记录用笔和纸、隔离衣 1 件、护目镜 1 副、手套 1 双、污物桶 1 个、胶布 6 条。

3. 检查三腔二囊管 检查胃管腔通畅；抽尽胃气囊内的气体、夹闭管道末端，向胃气囊注入气体 200～300ml 后测压力（40～60mmHg），置气囊于生理盐水中观察有无漏气，用胶布标记胃气囊于管道末端，记录注入的气体量和压力值；同法检查食管气囊（注气 50～100ml、压力 20～40mmHg）并标记和记录。抽尽气囊内余气并夹闭管腔。必要时注气量参照三腔二囊管说明书。

【操作步骤】

1. 给患者进行相关指导，如操作目的、配合方法等。

2. 置牵引架于床尾。

3. 患者平卧位（呕吐时头偏向一侧），治疗巾和弯盘于颌下，清洁并润滑鼻腔。

4. 穿隔离衣、戴护目镜及手套。

5. 测量三腔二囊管安置长度（发际到剑突再延长 10cm、55~65cm）并用胶布标记。

6. 将三腔二囊管置于液状石蜡换药碗内充分润滑。

7. 同胃管安置法安置三腔二囊管，至咽喉部时嘱患者吞咽，伴随吞咽时向下送管，达到所测深度时固定于鼻翼。

8. 抽吸胃内容物、生理盐水冲洗胃管。

9. 胃气囊注气并测压（注气 200~300ml，压力为 40~60mmHg）。

10. 牵引带捆绑三腔二囊管总管处，向外牵拉后牵引，牵引角度45°、牵引物离地30cm。

11. 标记置入深度。

12. 必要时根据病情胃管内注入药物。

13. 撤离弯盘和治疗巾。

14. 观察胃内容物，根据病情必要时向食管气囊注气并测压（50~100ml、20~40mmHg）。

15. 整理用物。

【注意事项】

1. 插管长度足够、检查证实胃管在胃内。胃气囊部必须完全到达胃内才能向胃气囊注气。

2. 先向胃气囊注气、测压后才能牵引管道。

3. 如单用胃气囊压迫已止血，食管气囊不必充气。

4. 置管后准确记录胃气囊及食管气囊的注气量及压力、胃管内抽出物的量和性状、患者病情。

5. 放气观察时必须先放松牵引后，胃气囊才能放气。

6. 拔管前患者口服液体石蜡 20~30ml，15~20 分钟后，缓慢旋转松动三腔二囊管，用空针抽尽气囊内气体后拔管。

【并发症及处理】

1. 窒息 当胃气囊充气不足或意外破裂时，食管气囊和胃气囊可因牵引向上移动至喉部，引起窒息。观察患者有无突然发生的呼吸困难或窒息表现；床旁备剪刀，胃气囊意外破裂时紧急剪断三腔二囊管总管、避免管道滑出引起患者窒息。

2. 食管和胃黏膜糜烂 压力过高或压迫时间过长引起局部组织坏死。食管气囊持续充气加压≤12 小时，自然放气观察；胃气囊持续充气加压≤24 小时，放松牵引、气囊自然放气观察。气囊（间断）压迫时间一般以 3 天为限。

3. 吸入性肺炎 嘱患者勿咽下分泌物如唾液，及时清除食管内积聚的液体，及时清除鼻腔及口腔分泌物等，以防误吸引起吸入性肺炎。

4. 心律失常 食管气囊压力过大、胃气囊滑出卡在贲门部，通过迷走神经反射可引起心律失常甚至心脏骤停。应定时测量气囊内压力、记录压力值，观察管道有无滑出。

5. 压疮 三腔二囊管牵引压迫人中部位易发生皮肤破损，可垫棉球或水胶体溃疡贴；牵引过程中，可根据病情协助患者翻身，适当调整牵引角度。

（张铭光）

第二章

外　科

第一节　外科营养支持技术

营养是机体生存、组织修复、增强免疫功能及维持正常生理功能的物质基础，是活动的能量源和康复不可缺少的条件。营养缺乏所致的营养不良，不仅有蛋白质的大量缺失，免疫功能也受到影响，同时伴有激素和酶类的分泌异常，使机体抵御能力下降，对再次应激的反应性减弱。外科手术患者术后处于机体高代谢、高应激状态，而合理的营养支持将改善患者的营养状况，提高机体抵抗力，有利于临床转归。

一、外科患者代谢变化

1. 手术或创伤后的代谢改变

（1）多种激素分泌增加。

（2）脂肪水解增加。

（3）葡萄糖耐量降低。

2. 感染引起的代谢改变　受很多因素的影响，反应比较复杂。

（1）感染早期：特别是阴性杆菌感染时，有明显的神经内分泌反应，出现高糖血症、胰岛素抵抗、甘油三酯升高、游离脂肪酸不适当地增加、酮体和乳酸及丙酮酸增加、糖耐量降低。

（2）感染时：血浆中氨基酸浓度降低，血液循环中蛋白质量下降，脂肪水解速度加快。

（3）严重感染时：出现自身消耗现象。

二、围术期营养支持

1. 手术前营养支持的适应证

（1）复杂手术或慢性消耗性疾病患者已有营养不良。

（2）体重3个月内下降10%以上或在6个月内下降15%以上，血清白蛋白在35g/L以下。

（3）胃肠道肿瘤等患者，营养支持时间宜为7～10天。

2. 术后营养支持的适应证

（1）术前因营养不良曾给予营养支持的，术后需继续给予，直至恢复口服饮食。

（2）术前有营养不良，但因某些原因而未进行营养支持，术后短期内又不能获得足够营养的。

（3）术后发生并发症者，如肠瘘、严重感染、胃肠功能障碍等。

3. 营养支持的时间

（1）术前最短营养支持时间一般为7～14天。

（2）判断营养支持的有效指标为清蛋白、前蛋白、转铁蛋白，单纯的体重增加不作为有效指标。

三、营养支持方法

（一）胃肠外营养

【定义】

指经静脉、动静脉导管（肾衰竭患者透析用）、肌肉、皮下导管途径补充全部或部分营养。

【目的】

提供有效的营养代谢底物，以维持器官的功能和代谢，又不加重器官的负荷和代谢紊乱。

【原则】

1. 支持的营养物质由碳水化合物、脂肪和氨基酸混合组成。

2. 减少葡萄糖负荷，40%的非蛋白能量由脂肪乳供给。

3. 每天提供的非蛋白能量一般小于 35kcal/kg。

4. 非蛋白能量：氮的比值不超过 100kcal：1g。

【适应证】

任何原因导致的 4~5 天不能经胃肠进食的患者，如急性胰腺炎早期、短肠综合征、肠梗阻、多发内脏伤、炎性肠道疾病等。

【相对禁忌证】

失血性休克、肝肾功能严重障碍、脂肪代谢障碍、内环境严重紊乱。

【并发症】

1. 导管相关并发症 导管性败血症、气胸、空气栓塞等。

2. 代谢相关并发症 高血糖、低血糖、高渗性昏迷、必需脂肪酸缺乏、各种电解质代谢紊乱、酸碱平衡失调及各种微量元素缺乏症。

3. 肝胆系统并发症 淤胆、黄疸和转氨酶增高。

【临床应用】

1. 产热效能 1g 糖＝1g 蛋白质＝4kcal，1g 脂肪＝9kcal。

2. 所需能量 1kcal＝4.18kJ。一般患者：20~25kcal/（kg·d），重症患者：25~30kcal/（kg·d）。

3. 蛋白质需要量 0.8~1.5g/（kg·d）。体内蛋白质约含氮 16%，即 1g 氮＝6.25g 蛋白质。

4. 糖脂肪混合性能源 糖：脂＝（1~1.5g）：1g，非蛋白热卡：氮＝150kcal：1g。

5. 液体量范围　30～40ml/（kg·d）。

（二）胃肠内营养

【定义】

经胃肠道以口服或管饲（经鼻胃管、鼻肠管或胃、空肠造瘘管）的方式补充物质的营养支持方式，是改善和维持营养的最符合生理、最经济的措施。

【原则】

1. 患者肠道（尤其是小肠）有功能，能吸收所提供的各种营养素。

2. 肠道能耐受肠内营养制剂的患者，尽可能应用肠内营养。

【适应证】

1. 意识障碍、昏迷和某些神经系统疾病患者。

2. 吞咽困难和失去咀嚼能力患者。

3. 上消化道梗阻或上消化道手术者。

4. 高代谢状态。

5. 消化管瘘　通常适用于低流量瘘或瘘的后期。

6. 术前准备和术后营养不良。

7. 短肠综合征。

8. 胰腺疾病　急性胰腺炎肠功能恢复后、慢性胰腺功能不全者。

【禁忌证】

1. 完全性机械性肠梗阻、胃肠出血、严重腹腔感染。

2. 严重应激状态早期、休克状态、持续麻痹性肠梗阻。

3. 短肠综合征早期。

4. 高流量空肠瘘。

5. 持续顽固性呕吐、顽固性腹泻、严重小肠炎、结肠炎。

6. 胃肠功能障碍或某些要求胃肠休息的情况。

7. 急性胰腺炎初期。

【并发症】

1. 机械性并发症。

2. 感染性并发症　细菌污染、吸入性肺炎。

3. 胃肠道并发症　包括：①恶心、呕吐、胃潴留；②胃、食管反流及误吸；③腹胀、痉挛性腹痛；④腹泻；⑤便秘。

4. 代谢性并发症。

【临床应用】

1. 肝衰竭患者配方　含低量芳香族氨基酸，而支链氨基酸含量较高。

2. 肾衰竭患者配方　只供给必需氨基酸如 9-AA（8 种必需氨基酸和组氨酸），限制非必需氨基酸的摄入可以减少尿素氮的蓄积。

3. 呼吸衰竭患者配方　减少饮食中糖的含量并提倡使用高脂肪含量的肠内营养配方。

4. 增强免疫配方　含有大量的肽类物质、精氨酸、谷氨酰胺、核苷酸等多种不饱和脂肪酸以及维生素 C、E、A 等可增加免疫功能。

5. 糖尿病患者配方　缓释碳水化合物配方。

（夏　霖）

第二节　无菌术及相关知识

无菌术是临床医学的一个基本操作规范，是针对微生物及感染途径所采取的一系列预防措施，包括灭菌、消毒法、操作规则及管理制度。在理论上，灭菌是指杀灭一切活的微生物。消毒则是指杀灭病原微生物和其他有害微生物，但并不要求清除或杀灭所有微生物（如芽胞等）。灭菌和消毒都必须能杀灭所有病原微生物和其他有害微生物，达到无菌术的要求。

一、手术人员洗手法

【目的】

手术前洗手作为一种简单易行的消毒措施，能有效预防和控制病原体传播，防止术后感染的发生。

【适应证】

凡进入手术室直接参加手术的医护人员都必须洗手。

【禁忌证】

1. 手臂皮肤破损或有化脓性感染。

2. 参加手术的人员患有传染性疾病，且处于传染期。

【操作前准备】

1. 洗手前必须更换手术室专用衣、裤、鞋，戴好消毒口罩、帽子，口罩必须遮住口与鼻孔，帽子应完全遮住头发。

2. 修剪指甲，除去甲缘下的积垢，摘除手上的饰品。

3. 将洗手衣双侧衣袖卷至上臂上 1/3 处，上衣的下摆塞在裤腰内。

【操作步骤】

手臂消毒方法很多，现介绍 3 种方法供手术人员选择应用。

1. 肥皂洗刷酒精浸泡法

（1）将双手及臂部先用肥皂擦洗一遍，再用自来水冲洗干净。

（2）取消毒毛刷蘸消毒肥皂水，按顺序交替刷洗双侧指尖、手指、手掌、手背、前臂、肘部至肘上 10cm。应特别注意刷洗甲缘、指蹼、掌纹及腕部的皱褶处。刷洗动作要稍用力并稍快，刷完一遍后用自来水冲洗干净。在刷洗和冲洗过程中，应保持手指在上，手部高于肘部，使污水顺肘部流下，以免流水污染手部。

（3）另换一个毛刷，按上法再洗刷 2 遍。刷洗 3 遍时间共计 10 分钟。

（4）用无菌干毛巾自手指向上臂方向依次拭干已刷洗过的部位。

（5）将手和手臂浸泡于70%~75%酒精中5分钟，浸泡范围到肘上6cm。

（6）在刷洗过程中，如不慎污染了已刷洗的部位，则必须重新刷洗。如经消毒液浸泡处理后不慎被污染，必须重新刷洗5分钟，擦干，并重新在70%~75%酒精中浸泡5分钟。浸泡手臂时，手在酒精中手指要张开、悬空，并时时移动。

（7）浸泡5分钟后，悬空举起双手前臂，使手上酒精沿肘流入浸泡桶中，双手上举胸前呈拱手姿势进入手术间内，待手臂上消毒液干后再穿无菌手术衣和戴无菌手套。担任消毒患者皮肤者，应在替患者消毒皮肤后再在酒精内泡手1~3分钟，方可穿无菌手术衣和戴无菌手套。

2. 4%葡萄糖酸洗必泰外科刷手程序　4%葡萄糖酸洗必泰特别添加润肤保湿成分和表面消毒剂。

（1）用肥皂清洁双手至上臂，用流动水冲净。

（2）取无菌刷1把，压取1~2泵（3~5ml）4%葡萄糖酸洗必泰洗手液，由指尖至上臂中分按三节六面由下向上充分刷洗双手各面（指尖到腕关节为第一节，腕关节到前臂上分为第2节，前臂上分到上臂中分为第3节），刷洗3分钟，每节开始时应覆盖上节，刷完后用流动水冲净泡沫。注意：冲洗时，手向上、肘关节向下、水从肘关节流下，手不要触及周围的物品。

（3）待手上的水稍滴干，压取1~2泵（3~5ml）4%葡萄糖酸洗必泰洗手液于手上，揉搓双手和前臂3分钟。

（4）无需再用水冲净，到所在手术间取无菌毛巾将双手及前臂擦干即可。

3. 0.13%~0.20%苯扎氯铵皮肤消毒剂外科刷手程序

以 0.13%~0.20%苯扎氯铵为主要杀菌有效成分的皮肤消毒剂，可杀灭细菌繁殖体（除结核分枝杆菌）和白色念珠菌。

（1）用肥皂清洁双手至上臂，用流动水冲净。

（2）取无菌刷一把，压取 1~2 泵（3~5ml）0.13%~0.20%苯扎氯铵消毒液，由指尖至上臂中分按三节六面由下向上充分刷洗双手各面（指尖到腕关节为第一节，腕关节到前臂上分为第二节，前臂上分到上臂中分为第三节），刷洗 3 分钟，每节开始时应覆盖上节，刷完后用流动水冲净泡沫。注意：冲洗时，手向上、肘关节向下、水从肘关节流下，手不要触及周围的物品。

（3）待手上的水滴干，压取 1~2 泵（3~5ml）0.13%~0.20%苯扎氯铵消毒液，涂抹双手和前臂至肘上，揉搓 3 分钟。

（4）无需再用水冲洗或擦干，自然干后即可穿无菌手术衣，戴无菌手套。

【注意事项】

1. 洗手的目的是为了消灭手术人员手及臂部皮肤表层及部分深层的细菌，以免造成手术人员手上所携带的细菌直接污染手术野。

2. 肥皂刷手的原理是利用毛刷的机械刷洗及皂化作用，使皮肤浅表细菌数目大为减少，再经浸泡化学消毒剂消灭寄居在手和臂部皮脂腺、毛囊、汗腺的深部细菌，从而达到手臂消毒之目的。

3. 连台手术的刷手　如手套未破，连续施行另一台手术时，可不用重新刷手，仅需浸泡 70%酒精或 0.1%苯扎溴铵溶液 5 分钟，也可用 4%葡萄糖酸洗必泰或 0.13%~0.20%苯扎氯铵等消毒液涂抹双手和前臂至肘上，再穿无菌手术衣和戴手套。若前一台手术为污染手术，则连续实施手术前应重新刷手。

二、手术区消毒

【目的】

手术区域消毒的目的是消灭拟作切口处及其周围皮肤上的细菌，防止细菌进入创口内。因此，手术区域消毒是无菌操作的一个重要环节。

【适应证】

任何手术均需通过皮肤或黏膜进入手术野才能进行操作，所以凡是准备手术者均需要进行手术区域的消毒。

【禁忌证】

目前常用的消毒剂有5%碘酊加用75%酒精脱碘、0.5%碘伏溶液或聚维酮碘溶液等，如患者对某种消毒剂过敏，则应更换其他消毒剂进行消毒。

【操作前准备】

术前备皮就是将手术区域的毛发剃除，然后用肥皂水洗干净。备皮时注意，先要用肥皂水或剃毛膏涂抹备皮部位，然后再用剃刀剃除毛发，如果皮肤松弛或有皱褶，一定将其绷紧后再剃毛，否则容易在皮肤上形成伤痕，成为术后感染的危险因素。另外，如皮肤上有较多油脂或胶布粘贴的残迹，可先用汽油或乙醚拭去，然后再备皮。儿外科手术（除头部手术者）不必备皮。

【操作步骤】

1. 临床上手术区消毒最常用的方法是碘酊消毒法 先以5%碘酊溶液（对头面部、颈部等皮肤娇嫩部位，用2.5%碘酊溶液）涂抹1次，待其自然干燥后，用75%的酒精溶液擦净碘酊。碘酊消毒法要求消毒完毕后一定要将碘酊用酒精擦干净，否则会造成皮肤灼伤。

应用0.5%碘伏溶液或聚维酮碘等消毒液时，则只需要连续消毒两遍即可。

对于会阴部等皮肤特别娇嫩的部位，临床上一般采用硫柳汞消毒法，即用0.1%硫柳汞溶液擦洗两次。此外，也可以用0.1%苯扎溴铵溶液擦洗3次，或用2%红汞溶液擦1次，再用酒精擦2次。

2. 清洁切口的消毒顺序　如果切口位于一个水平面上，应由手术区中心部位向四周涂擦；如果切口不位于一个水平面上，则先消毒最上面，再逐渐向下涂抹，否则上方的消毒液会流下污染下方已消毒的区域。消毒中注意已经接触污染部位的药液纱布，不应再返回擦拭清洁处。如果是感染伤口或肛门等处手术，消毒顺序则应改为自手术区外周涂向感染伤口或会阴肛门处。

3. 一般手术区皮肤消毒范围要包括手术切口周围15cm的区域。如手术时有延长切口的可能，则应适当扩大消毒范围。

【常见手术的消毒范围】

1. 颅脑手术消毒范围　面部消毒包括眉弓至耳根上沿连线以上的额部和顶部，脑后消毒范围包括向上与顶部消毒范围汇合，下方至第7颈椎棘突平面，两侧至耳根后方及胸锁乳突肌后沿，见图2-1。

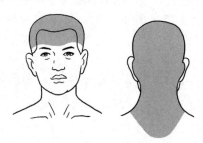

图 2-1　颅脑手术消毒范围

2. 颈部手术消毒范围　上方至下颌下沿，下方到乳头连线上方，两侧至胸锁乳突肌后沿及肩峰水平，见图2-2。

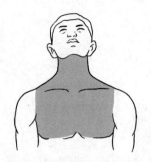

图 2-2 颈部手术消毒范围

3. 胸部手术消毒范围 上方至颈根部、下方至肋弓下沿、前面至对侧乳头以下、后面至对侧肩胛下角线，上臂消毒范围还包括术侧的腋窝、肩部及上臂近端，见图 2-3。

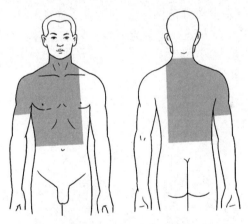

图 2-3 胸部手术消毒范围

4. 腹部手术消毒范围 上方至乳头连线下方，下方至耻骨联合水平，两侧至腋中线水平，见图 2-4。

5. 腹股沟手术消毒范围 上方至脐平面以下，下方至大腿中部，两侧至腋后线水平，见图 2-5。

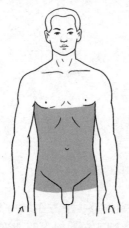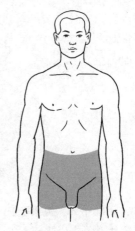

图2-4　腹部手术消毒范围　　图2-5　腹股沟区手术消毒范围

6. 肾脏手术消毒范围　上方至乳头连线以下，下方至耻骨联合水平，前方至对侧髂前上棘，后方至对侧肩胛下角线，见图2-6。

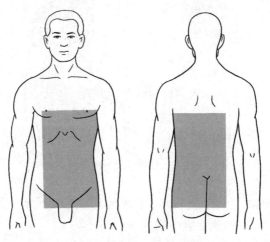

图2-6　肾脏手术消毒范围

7. 会阴部手术消毒范围 前方至耻骨联合与肚脐连线中点平面，后方至尾椎平面，两侧至大腿的中上 1/3，见图 2-7。

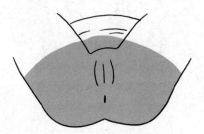

图 2-7 会阴部皮肤消毒范围

8. 四肢手术消毒范围如图 2-8 所示。

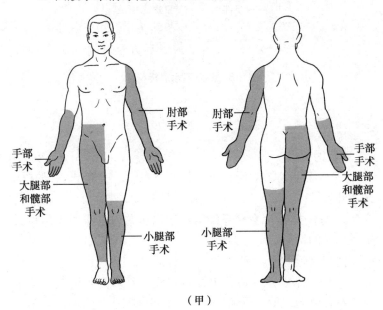

（甲）

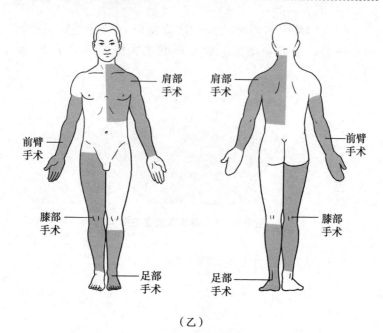

（乙）

图 2-8 四肢手术消毒范围

三、铺 巾

【目的】

1. 显露手术切口所必需的最小皮肤区，使手术区域成为无菌环境。

2. 身体其他非手术部位均需予以遮盖，以避免和尽量减少手术中的污染。

【操作步骤】

1. 小手术仅盖一块孔巾即可，较大手术则须铺盖无菌巾和其他必要的布单。原则是除手术野外，至少要有两层无菌布单遮盖。一般的铺巾方法为：用四块无菌巾，每块的一边双折少许，在切口每侧铺盖一块无菌巾，盖住手术切口周围。通常先铺操作者的对面，或铺相对不洁区（如下腹部、会阴部），最后铺靠近操作者的一侧，并用布巾钳将交角处夹住，以防止移动。如操作者已经穿手术衣，则先铺操作侧，后铺对侧。无菌巾铺下后，不可随便移动，如果位置不准确，只能由手术区向外移，而不应向内移动。

2. 根据手术部位的具体情况，再铺中单或大单　大单布的头端应盖过麻醉架，两侧和足端部应垂下超过手术台边30cm。

3. 上、下肢手术　在皮肤消毒后应先在肢体下铺双层无菌中单布。肢体近端手术常用双层无菌巾将手（足）部包裹。手（足）部手术需在其肢体近端用无菌巾包绕。

4. 在手术区的皮肤粘贴无菌塑料薄膜的方法也很常用　皮肤切开后薄膜仍黏附在伤口边缘，可防止皮肤上尚存的细菌在术中进入伤口。

四、穿脱手术衣与戴无菌手套

【目的】

任何一种洗手方法都不能完全消灭皮肤深处的细菌，这些细菌在手术过程中逐渐移行到皮肤表面并迅速繁殖生长，故洗手之后必须穿上无菌手术衣，戴上无菌手套，方可进行手术。

【操作前准备】

1. 在穿无菌手术衣与戴无菌手套前，手术人员必须洗手，并经消毒液泡手和晾干。

2. 无菌手术衣包事先由巡回护士打开，无菌手套亦由巡回护士备好。

3. 根据标号选择无菌手套的大小。

【操作步骤】

1. 穿无菌手术衣方法　见图2-9。

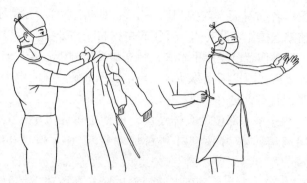

图 2-9　穿无菌手术衣

（1）从已打开的无菌衣包内取出无菌手术衣 1 件，在手术间内找一较空旷的地方穿衣。先认准衣领，用双手提起衣领的两角，充分抖开手术衣，注意勿将手术衣的外面对着自己。

（2）看准袖筒的入口，将衣服轻轻抛起，双手迅速同时伸入袖筒内，两臂向前平举伸直，此时由巡回护士在后面拉紧衣带，双手即可伸出袖口。

（3）双手在身前交叉提起腰带，由巡回护士在背后接过腰带并协助系好腰带和后面的衣带。

2. 戴无菌手套方法　见图 2-10。

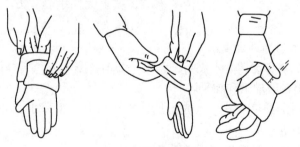

图 2-10　戴无菌手套

（1）穿好手术衣后，取无菌手套一副。

（2）取手套时只能捏住手套口的翻折部，不能用手接触手套外面。

（3）对好两只手套，使两只手套的拇指对向前方并靠拢。右手提起手套，左手插入手套内，并使各手指尽量深地插入相应指筒末端。再将已戴手套的左手指插入右侧手套口翻折部之下，将右侧手套拿稳，然后再将右手插入右侧手套内，最后将手套套口翻折部翻转包盖于手术衣的袖口上。

（4）用消毒外用生理盐水洗净手套外面的滑石粉。

3. 脱手术衣

（1）他人帮助脱衣法：自己双手抱肘，由巡回护士将手术衣肩部向肘部翻转，然后再向手的方向扯脱，如此则手套的腕部就随着翻转于手上。

（2）个人脱手术衣法：左手抓住右肩手术衣，自上拉下，使衣袖翻向外，如此再拉下左肩手术衣。脱下全部手术衣，使衣里向外翻，保护手臂及洗手衣裤不被手术衣外面所污染。

（3）先脱手术衣，再脱手套。

【注意事项】

1. 穿无菌手术衣必须在手术间内比较空旷的地方进行。一旦接触未消毒的物件，立即更换。

2. 若发现手术衣有破洞，应立即更换。

3. 穿好手术衣后，如手术不能立即开始，应将双手插入胸前特制的衣袋中，并选择手术间内较空旷处站立等待。

4. 一定要掌握戴无菌手套的原则，即未戴手套的手，只允许接触手套内面，不可触及手套的外面。已戴手套的手则不可触及未戴手套的手或另一手套的内面。

5. 手套破损须及时更换，更换时应以手套完整的手脱去应更换的手套，但勿触及该手的皮肤。

（蒋 欣）

第三节 外科伤口处理及换药

正确规范的外科伤口处理可以保护伤口、控制感染，避免再损伤，促进伤口愈合。对于初期完全缝合的切口，在临床上应用三级分类分级方法，观察切口愈合情况并作出记录，如甲状腺大部切除术后愈合优良，则记为"Ⅰ/甲"。

（一）手术切口分类

1. 0 类手术切口（清洁切口） 手术未进入感染炎症区，未进入呼吸道、消化道、泌尿生殖道及口腔部位。

2. Ⅰ类手术切口（清洁-污染切口） 手术进入呼吸道、消化道、泌尿生殖道及口咽部位，但不伴有明显污染。

3. Ⅱ类手术切口（污染切口） 手术进入急性炎症但未化脓区域；开放性创伤性手术；胃肠道、尿路、胆道内容物及体液有大量溢出污染；术中有明显污染（如开胸心脏按压）。

4. Ⅲ类切口（感染切口） 有失活组织的陈旧创伤手术；已有临床感染或脏器穿孔的手术。

（二）伤口愈合分类

1. 甲级愈合 是指愈合优良，没有不良反应的初期愈合。

2. 乙级愈合 是指愈合欠佳，愈合处有炎性反应，如红肿、硬结、血肿、积液等，但未化脓。

3. 丙级愈合 是指脓肿切开引流术后的愈合或切口化脓后的愈合。

一、换 药

【目的】

1. 观察伤口的情况和变化。

2. 清除伤口分泌物，去除伤口内异物和坏死组织，通畅引流，控制感染，促进伤口愈合。

【适应证】

1. 手术后无菌的伤口，如无特殊反应，3~5天后第1次换药。

2. 感染伤口，分泌物较多，应每天换药1次。

3. 肉芽创面，隔1~2天换药1次。

4. 严重感染或置引流的伤口及粪瘘等，应根据其引流量的多少，决定换药的次数。

5. 烟卷引流伤口，每天换药1~2次，以保持敷料干燥，并在术后12~24小时转动烟卷，并适时拔除引流。橡皮片引流，常在术后48小时内拔除。

6. 硅胶管引流伤口术后2~3天换药1次，引流3~7天更换或拔除。

【操作前准备】

1. 患者准备

（1）了解换药部位情况，对操作过程可能出现的状况做出评价。

（2）告知患者换药的目的、操作过程及可能出现的情况。

（3）患者应采取最舒适且伤口暴露最好的体位，注意保护患者隐私。

（4）应注意保暖，避免着凉。

（5）如伤口较复杂或疼痛较重，可适当给予镇痛或镇静药物以解除患者的恐惧及不安。

2. 操作者准备

（1）了解伤口情况，协助患者体位摆放。

（2）合理安排换药时间，应避开患者进食及陪护人员在场，操作前半小时勿清扫。

（3）操作者的无菌准备，包括衣服、帽子、口罩、洗手、剪指甲等。

（4）根据用品、人员及伤口情况，选择在病房或换药室进行换药操作。

3. 材料准备

（1）准备治疗车或者治疗托盘。

（2）物品准备：无菌治疗碗 2 个，盛无菌敷料，弯盘 1 个（放污染敷料），镊子 2 把，剪刀 1 把，备消毒液棉球、干棉球、纱布、引流条、盐水、胶布等。

（3）根据需要准备无菌手套、胸（腹）带或绷带、注射器等器械。

【操作步骤】

1. 用手取下外层敷料（勿用镊子），再用镊子取下内层敷料。与伤口粘住的最里层敷料，应先用盐水浸湿后再揭去，以免损伤肉芽组织或引起创面出血。

2. 用双手执镊操作法，一把镊子接触伤口，另一把接触敷料，两镊不可相碰。每次均用接触敷料的镊子夹起消毒棉球或敷料传递给接触伤口的镊子。整个操作过程中，接触敷料的镊子始终略高于接触伤口的镊子，避免污染清洁敷料。

3. 用消毒棉球清洁伤口周围皮肤，化脓性伤口由外向内，无菌或清洁伤口由内向外，用盐水棉球清洁创面，轻轻拭去伤口内脓液或分泌物，拭净后根据不同伤口，适当安置引流物（纱布、消毒凡士林纱布、橡皮片或引流管等）。

4. 分泌物较多且创面较深时，宜用生理盐水冲洗。

5. 高出皮肤或不健康的肉芽组织，可用剪刀剪平，或先用硝酸银棒腐蚀，再用生理盐水冲洗；或先用纯石炭酸腐蚀，再用 75% 酒精冲洗。肉芽组织有较明显水肿时，可用高渗盐水湿敷。

6. 盖上无菌干纱布，以胶布粘贴固定，胶布粘贴方向应与肢体或躯体长轴垂直。如创面广泛、渗液多，可加用棉垫。肢体部位用胶布不易固定时，可加用绷带包扎。

【注意事项】

1. 严格遵守外科无菌技术　换药者如已接触伤口的绷带和敷料，不应再接触换药车或无菌的换药碗。需要物件时可由护士供给或洗手后再取。各种无菌棉球、敷料从容器取出后，不得放回原容器内。污染的敷料须立即放入污物盘或敷料桶内。

2. 多个换药顺序　应先换清洁的伤口，如拆线等，然后再换感染伤口，最后为严重感染的伤口换药。

3. 换药时应注意取出伤口内的异物　如线头、死骨、弹片、腐肉等，并核对引流物的数目是否正确。

4. 换药动作应轻柔，保护健康组织。

5. 每次换药完毕，须将一切用具放回指定的位置，认真洗净双手后方可给另一患者换药。

二、拆　线

【目的】

1. 不论愈合伤口或感染伤口，一切皮肤缝线作为异物均需在适当的时间被剪除。

2. 手术切口发生某些并发症时（如切口化脓性感染、皮下血肿等）拆除部分或全部缝线，便于充分引流，促进伤口愈合。

【适应证】

1. 无菌手术切口，局部及全身无异常表现，已到拆线时间，切口愈合良好者。

2. 拆线时间　面颈部 4~5 天；下腹部、会阴部 6~7 天；胸部、上腹部、背部、臀部 7~9 天；四肢 10~12 天，近关节处可适当延期，减张缝线 14 天方可拆线。

3. 伤口术后有红、肿、热、痛等明显感染者，应提前拆线。

【操作前准备】

1. 患者准备　同换药部分。

2. 操作者准备　同换药部分。

3. 材料准备　无菌换药包，小镊子 2 把，拆线剪刀、消毒液棉球、干棉球、纱布、引流条、盐水、胶布等。

【操作步骤】

1. 取下切口上的敷料，用消毒棉球由内向外消毒缝合切口及周围皮肤 5cm 左右，待干。

2. 用镊子将线头提起，将埋在皮内的线段，拉出针眼之外少许，在该处用剪刀剪断，以镊子向剪线侧拉出缝线。拆线过程中应避免皮肤外的线段经过皮下，以免增加感染的机会。

3. 用消毒棉球再消毒皮肤一遍后覆盖纱布，胶布固定。

【注意事项】

遇有下列情况，应延迟拆线：

1. 严重贫血、消瘦，轻度恶病质者。

2. 严重失水或水电解质紊乱尚未纠正者。

3. 老年患者及婴幼儿。

4. 咳嗽没有控制时，胸、腹部切口应延迟拆线。

5. 切口局部水肿明显且持续时间较长者。

6. 有糖尿病史者。

7. 服用糖皮质激素者。

8. 腹内压增高，大量腹水等。

（蒋　欣）

第四节　脓肿切开引流术及相关知识

【目的】

1. 及时有效并充分引流组织感染引起的脓肿，有助于炎症的有效控制，减少毒素的吸收。

2. 根据脓液的细菌培养和药物敏感试验结果指导临床医师合理选择抗生素。

【适应证】

1. 急性感染　致组织坏死、液化，形成局部脓液积聚，有波动感，压痛，可伴局部运动障碍。

2. 需收集脓液行细菌培养和药物敏感试验，指导抗感染治疗方案。

【禁忌证】

1. 凝血功能障碍，有全身出血倾向的患者。

2. 脓肿尚未形成时，或经积极抗感染治疗后炎症有吸收、消散趋势时。

【操作前准备】

1. 术者准备

（1）了解患者病情：测定体温、脉搏、呼吸、血压等生命体征，评估是否具有手术适应证，无绝对手术禁忌证。

（2）了解本次操作的目的，熟悉脓肿切开引流术的手术步骤、操作规范及并发症的应对方法。

（3）手术器材的准备：治疗车、治疗盘、注射器（5ml 和 10ml）、手术刀（尖刀片）、小弯血管钳、无齿环钳、无菌手套、无菌治疗巾、纱球、凡士林纱条、纱布、无菌培养瓶、抢救车、2%利多卡因、5%聚维酮碘溶液、生理盐水。

2. 患者准备

（1）明确此次操作的目的以及操作的必要性、风险性；操作前、操作过程中以及操作后需配合和注意的事项。

（2）患者本人或授权委托人签署手术知情同意书。

（3）着装宽松舒适，适当的禁食禁饮时间，手术部位的清洁。

【操作步骤】

1. 体位　根据脓肿部位选取患者舒适体位。

2. 消毒铺巾 操作者戴口罩、帽子，刷手并戴好无菌手套，用无齿环钳夹持蘸满 5% 聚维酮碘溶液的纱球消毒手术区域三遍。消毒时，由外向内叠瓦式消毒，需超过手术区域 15cm。无菌孔巾对准手术操作区域。

3. 麻醉 1% 利多卡因局部浸润麻醉，注射药物时应从健康组织逐渐向脓肿附近推进，避免针头接触感染区域。

4. 切开 于脓肿中央波动最明显处用尖刀作一适当刺入，然后用刀向上反挑一切口，可见脓液流出，用注射器抽取适量脓液送细菌培养与药物敏感试验。用血管钳或手指探查脓腔的大小。若该脓腔有分隔，则用手指钝性分离，使其融合为一大腔，便于充分引流。

5. 引流 生理盐水冲洗脓腔后，凡士林纱条填塞脓腔，凡士林纱条的一端置于脓腔底部，另一端留置于脓腔口，填塞时，尽量做到底松口紧，无菌纱布覆盖伤口。

6. 换药 术后每天伤口换药，根据分泌物量和脓腔愈合情况逐步更换为生理盐水纱条引流，并最终拔除。

【注意事项】

1. 应在脓肿波动最明显处做切口 对不确定者，可先用注射器穿刺抽吸脓液定位或超声波辅助定位穿刺部分。

2. 切口应足够长且位于脓腔的低位 便于充分引流。

3. 切口应尽量沿皮纹且与大血管、神经等重要组织平行；避免跨越关节，以免瘢痕挛缩影响关节功能；因局部解剖关系切口不能扩大或脓腔过大者，可在两极作对口引流，充分敞开脓腔。

4. 切口不应过深，使脓液充分排出即可，不要穿过对侧脓腔壁而达到正常组织；脓腔的探查应轻柔，有分隔时需钝性分离；以免损伤血管、神经等重要组织和引起感染扩散。

5. 脓肿切开后切口经久不愈，需考虑结核等特殊感染可能，需做 PPD 皮试和完善相关检查；还需考虑是否合并先天性甲状舌骨囊肿或腮裂囊肿等基础疾病可能，需行相应部位的超声检查；另外，还需特别注意是否有异物存留等可能，需尽快探明并取尽异物。

【并发症及处理】

1. 出血　脓肿壁的渗血不应盲目止血，用凡士林纱条填塞脓腔压迫止血即可。

2. 感染扩散　充分引流，加强伤口换药，根据细菌培养和药物敏感试验结果选取合理抗生素。

（曾　莉）

第五节　外科感染的处理及相关知识

外科感染指需要外科治疗的感染，范围广，分类方法多样。熟练掌握外科感染的相关知识和处理原则对全面提高临床医疗质量有重要意义。

（一）分类

1. 按引起外科感染的病原体　细菌、病毒、真菌、原虫等。

2. 按病程长短　急性感染（小于 3 周）、亚急性感染（3 周~2 个月）、慢性感染（大于 2 个月）。

3. 按感染的特异性　非特异性感染（疖、痈、急性蜂窝织炎、急性淋巴结炎等）、特异性感染（破伤风、气性坏疽、结核、念珠菌病等）。

（二）总体处理原则

1. 积极处理原发感染灶以及迁徙病灶。

2. 根据细菌培养和药敏试验选择合理抗生素。

3. 原有的基础疾病应予以相应处理　如糖尿病患者应注意血糖的控制、高血压患者应注意血压的控制等。

4. 增强抵抗力，必要时予以支持治疗　如低蛋白血症可输白蛋白、贫血患者可输血等治疗。

5. 重症患者应加强监护，注意观察体温、脉搏、呼吸、血压、血氧饱和度、神志、尿量等的变化；对全身炎症反应综合征的患者，必要时给予缓解应激反应、抑制炎症介质的免疫调理治疗。

一、疖

疖是一个毛囊及其所属皮脂腺的急性化脓性感染，常扩展到皮下组织。

【病因】

1. 致病菌　以金黄色葡萄球菌和表皮葡萄球菌为主。

2. 诱因　全身或局部机体抵抗力下降，皮肤擦伤、皮脂过多、不清洁等。

【临床特点】

1. 好发部位　毛囊和皮脂腺丰富的部位，如头颈部、面部、背部、腹股沟部等。

2. 临床表现　一般无明显的全身症状。局部最初出现红、肿、痛的小结节，逐渐肿大，呈锥形隆起。数日后，结节中央因组织坏死而变软，出现黄白色小脓栓，红、肿、痛范围扩大。最后，脓栓脱落，排出脓液，炎症逐渐消失而愈合。

3. 辅助检查　血常规检查白细胞计数可增加。

【诊断】

诊断依据主要依靠临床表现。

【治疗】

1. 局部治疗为主　对无波动感未破溃的炎性结节予热敷、红外线照射等物理疗法；外敷六合丹；外涂 5% 聚维酮碘溶液。

2. 全身治疗　若全身抵抗力弱、全身症状明显，面部疖或并发急性淋巴管炎和淋巴结炎者，应予静脉抗生素治疗。

3. 手术治疗 炎性结节已有波动时，应及时切开引流。

【操作步骤】

1. 根据疖的部位选取患者舒适体位。

2. 常规消毒铺巾。

3. 1%利多卡因局部麻醉。

4. 于疖中央波动最明显处用尖刀作一适当刺入，切口不应超过正常皮肤，使脓液充分排出，用注射器抽取适量脓液送细菌培养与药物敏感试验。

5. 生理盐水冲洗后，凡士林纱条填塞脓腔，无菌敷料覆盖。

6. 术后每天伤口换药，根据分泌物量和脓腔愈合情况逐步更换为生理盐水纱条引流，并最终拔除。

【注意事项】

1. 面部，特别是位于上唇周围和鼻部"危险三角区"的疖，如被挤压或挑破，易使感染沿眼静脉和内眦静脉向颅内扩散，引起化脓性海绵状静脉窦炎，病情危重，死亡率高。

2. 对于全身症状明显且抗生素治疗效果欠佳的患者，应根据脓液细菌培养与药物敏感试验结果调整抗生素。

3. 对于未成熟的疖，忌挤压，勿作切开引流。

二、痈

痈是邻近的多个毛囊及其所属的皮脂腺或汗腺的急性化脓性感染，也可由多个疖融合而成。

【病因】

1. 致病菌 以金黄色葡萄球菌为主。

2. 诱因 全身或局部机体抵抗力下降，皮肤擦伤、不清洁等。

【临床特点】

1. 年龄 多见于成年人，老年居多；糖尿病患者因白细胞功能不良，较易患痈。

2. **好发部位** 厚韧皮肤部，如颈部、项部、背部等。

3. **临床表现** 有畏寒、发热、食欲减退等全身症状。局部初始为小片皮肤硬肿、色暗红，其中可有数个脓点；随后范围增大，脓点增大、增多；中心处可破溃出脓、坏死脱落，像"火山口"，皮肤可因组织坏死呈紫褐色，很难自行愈合。周围呈浸润性水肿，引流区域淋巴结肿大和疼痛。

4. **辅助检查** 血常规检查的白细胞计数明显增加。

【诊断】

诊断依据主要依靠临床表现。

【治疗】

1. **全身治疗** 及时使用抗生素；加强营养，增强抵抗力；控制糖尿病。

2. **保守治疗** 初期仅有红肿时，表面予以六合丹外敷或50%硫酸镁湿敷，促进炎症消退，减轻疼痛。

3. **手术治疗** 痈区中央有皮下坏死、局部软化或已破溃流脓时应及时切开引流。

【操作步骤】

1. 根据痈的部位选取适当体位。

2. 一般选择全身麻醉。

3. 常规消毒铺巾。

4. 于痈中央波动最明显处用尖刀作一适当刺入，然后用刀向上反挑切口，使形成"+"或"++"形切口；切口线应超出病变边缘皮肤，深达筋膜；清除已化脓和尚未成脓、但已失活的组织；用注射器抽取适量脓液送细菌培养与药物敏感试验。

5. 生理盐水冲洗后，凡士林纱条填塞脓腔，无菌敷料覆盖。

6. 术后每天伤口换药，注意创面渗血情况；积极促进肉芽创面生长；待肉芽组织健康时，可行植皮术加快修复。

【注意事项】

1. 唇痈易引起颅内化脓性海绵状静脉窦炎，危险性大。

2. 唇痈不宜采用切开手术。

三、急性蜂窝织炎

急性蜂窝织炎是皮下、筋膜下、肌间隙或深部蜂窝组织的一种急性弥漫性化脓性感染。

【病因】

1. 致病菌　以溶血性链球菌为主，其次为金黄色葡萄球菌，少数为厌氧性细菌。

2. 诱因　皮肤软组织存在损伤，或局部化脓性感染灶通过直接扩散、淋巴循环、血液循环传播。

【临床特点】

1. 任何年龄阶段和部位均可发病　其临床表现根据致病菌的种类和发病的部位不同而有差异。

2. 表浅的急性蜂窝织炎表现　一般无明显的全身症状。局部明显红肿、疼痛，与正常皮肤无明显分界。病变中央可因缺血发生坏死。

3. 深在的急性蜂窝织炎表现　有发热、寒战、头痛、全身无力、食欲减退等全身症状。局部红肿多不明显，有深压痛和局部水肿。

4. 口底和颌颈部急性蜂窝织炎表现　可发生喉头水肿和压迫气管，引起呼吸困难，甚至窒息；有时炎症还可以蔓延至纵隔，引起纵隔炎及纵隔脓肿。

5. 捻发音性蜂窝织炎表现　多发生在被肠道和泌尿道分泌物污染的下腹部和会阴部伤口。有畏寒、高热、惊厥、谵妄等严重全身症状。局部可检出捻发音；疏松结缔组织和筋膜坏死，伴进行性皮肤坏死；脓液有恶臭。

6. 辅助检查 血常规检查的白细胞计数多增加。若白细胞计数>（20~30）×10^9/L，或<4×10^9/L，或未成熟白细胞>0.1%，或出现毒性颗粒时，应警惕并发感染性休克和脓毒血症。超声检查和/或 CT 检查有助于早期发现深在部位和特殊部位的急性蜂窝织炎。

【诊断】

诊断依据主要依靠临床表现，深在部位和特殊部位的急性蜂窝织炎需结合超声检查和/或 CT 检查结果。

【治疗】

1. 局部治疗 适当制动休息，局部外敷六合丹，予红外线照射治疗。

2. 全身治疗 静脉抗生素治疗；适量加强营养；必要时予止痛、退热等对症治疗；对于并发感染性休克患者，应积极抗休克治疗。

3. 手术治疗 若局部已形成脓肿，或积极保守治疗仍不能控制急性蜂窝织炎扩散，或口底和颌颈部急性蜂窝织炎经短期积极抗炎治疗无效，或捻发音性蜂窝织炎，应及时切开引流。

【操作步骤】

1. 根据急性蜂窝织炎的部位患者选取适当体位。

2. 全身麻醉或 1% 利多卡因局部麻醉。

3. 常规消毒铺巾。

4. 于病变部位切开，清除坏死组织；用注射器抽取适量脓液送细菌培养与药物敏感试验。

5. 捻发音性蜂窝织炎伤口需用 3% 过氧化氢溶液冲洗和湿敷，其余类型蜂窝织炎予生理盐水冲洗，凡士林纱条填塞引流，无菌敷料覆盖。

6. 术后每天伤口换药，根据分泌物量和脓腔愈合情况逐步更换为生理盐水纱条引流，并最终拔除。

【注意事项】

1. 口底和颌下急性蜂窝织炎 手术过程中有发生喉头痉挛可能，应提高警惕并做好急救准备。

2. 新生儿蜂窝织炎 亦称新生儿皮下坏疽，好发于冬季，常出现在受压的背部和腰骶部，因新生儿无法主诉，常以发热、哭闹、拒食为主要表现，故应注意观察，积极做好该病与尿布疹和硬皮病的鉴别诊断，并快速有效治疗。

四、急性淋巴管炎和急性淋巴结炎

急性淋巴管炎是致病菌经组织的淋巴间隙进入淋巴管内，引起淋巴管及其周围的急性炎症。急性淋巴结炎是淋巴管炎累及其引流区域的淋巴结发炎。

【病因】

1. 致病菌 以金黄色葡萄球菌和溶血性链球菌为主。

2. 诱因 皮肤黏膜存在损伤，或局部存在疖、足癣等病灶。

【临床特点】

1. 急性淋巴管炎和急性淋巴结炎 根据不同的临床分类而有不同的临床表现。急性淋巴管炎分为网状淋巴管炎和管状淋巴管炎。管状淋巴管炎又分为浅层管状淋巴管炎和深层管状淋巴管炎。急性淋巴结炎分为轻型淋巴结炎和重型淋巴结炎。

2. 网状淋巴管炎表现 即为丹毒。好发于下肢和面部。起病急，常有畏寒、发热、头痛等全身症状。局部为片状红疹，压之褪色，略隆起，边界清楚，有烧灼样痛，附近淋巴结常肿痛。若为足癣或血丝虫感染引起的下肢丹毒反复发作，最终可导致象皮肿。

3. 浅层管状淋巴管炎表现 少有全身症状。局部出现一条或多条"红线"，硬，压痛。

4. 深层管状淋巴管炎表现 可有发热、寒战、头痛、全身无力、食欲减退等全身症状。局部不出现红线,但患肢出现肿胀,有压痛。

5. 轻型淋巴结炎表现　少有全身症状。局部淋巴结肿大,略有压痛,常可自愈。

6. 重型淋巴结炎表现　有发热、全身无力等全身症状。局部淋巴结红、肿、热、痛。几个淋巴结可粘连成团,还可发展为脓肿。

7. 辅助检查　血常规检查白细胞计数多增加。超声检查有助于深层管状淋巴管炎的早期发现和了解重型淋巴结炎的病情进展。

【诊断】

诊断依据主要依靠临床表现,超声检查有辅助作用。

【治疗】

1. 积极治疗原发病灶　如足癣感染、龋齿、扁桃体炎、手指感染等。

2. 全身治疗　使用抗生素,注意休息,加强营养,增强抵抗力。

3. 局部治疗　患肢抬高,表面予以六合丹外敷。

4. 手术治疗　重型淋巴结炎已形成脓肿时应切开引流。

【操作步骤】

1. 根据脓肿的部位选取适当体位。

2. 全身麻醉或1%利多卡因局部麻醉。

3. 常规消毒铺巾。

4. 于脓肿中央波动最明显处用尖刀作一适当刺入,然后用刀向上反挑切口,使脓液充分排出,用注射器抽取适量脓液送细菌培养与药物敏感试验。

5. 生理盐水冲洗后,凡士林纱条填塞脓腔,无菌敷料覆盖。

6. 术后每天伤口换药,根据分泌物量和脓腔愈合情况逐步更换为生理盐水纱条引流，并最终拔除。

【注意事项】

对于复发性丹毒，可采用小剂量 X 线照射，共 3～4 次，每次 0.5～1Gy，每两周 1 次。

五、破 伤 风

破伤风是破伤风杆菌经皮肤或黏膜伤口侵入人体，在缺氧环境下生长繁殖，产生痉挛毒素和溶血毒素，引起机体阵发性肌痉挛的一种特异性感染。

【病因】

1. 致病菌 破伤风杆菌，G^+ 的厌氧性梭状芽胞杆菌。

2. 好发部位 未按常规处理的污染严重的伤口、有坏死组织的伤口、合并需氧化脓菌感染且引流不畅的伤口；新生儿脐端消毒不严和产后感染。

【临床特点】

1. 潜伏期 通常为 7～8 天，90% 的患者在伤后 2 周内发病。

2. 临床表现 前驱症状为头晕、乏力、烦躁、出汗、张口不便、咬肌酸痛等。1～2 天后，出现典型的肌肉持续收缩表现，依次为咀嚼肌、面肌、颈项肌、背腹肌、四肢肌群、膈肌、肋间肌群，有"苦笑"面容和"角弓反张"。在肌强直基础上，轻微的声、光、触碰、咳嗽、吞咽等刺激均可诱发强烈的阵发性痉挛，发作持续数秒或数分钟不等，发作时患者神志清醒、呼吸急促、面色发绀、全身大汗、口吐白沫、头频频后仰、手足搐搦。

3. 病程 常为 3～4 周，重症患者>6 周。

【诊断】

诊断依据：主要依靠典型的临床表现、受伤史以及无破伤风预防免疫注射史。对于怀疑破伤风的患者，可采用被动血凝分析测定血清中破伤风抗毒素抗体的水平，若抗毒素滴度>0.01A/ml，则可排除破伤风。

【治疗】

1. 总体原则 该病极为严重，一经确诊，应尽量送入重症监护病房并立即采取积极的综合治疗措施。

2. 局部治疗 在控制痉挛情况下，对伤口进行彻底清创引流；若伤口已愈合，则无需清创。

3. 全身治疗 保持环境安静，避免声光刺激；重症监护，保持呼吸道通畅，必要时进行气管插管和气管切开术；尽早使用破伤风抗毒素（TAT）或破伤风免疫球蛋白（TIG）中和游离毒素；适量选用镇静剂、阿片类止痛剂、肌肉松弛剂等控制与解除痉挛；使用青霉素和甲硝唑进行抗感染治疗；维持水电解质以及能量代谢平衡；加强护理，避免舌咬伤、坠床、压疮等。

【操作步骤】

1. 根据切口部位选取适当体位。

2. 全身麻醉。

3. 常规消毒铺巾。

4. 彻底清除切口中的坏死组织和异物。

5. 敞开伤口，必要时适当延长切口。

6. 3%过氧化氢溶液反复冲洗伤口，充分引流。

7. 术后每天伤口换药，保持引流通畅至切口愈合。

【注意事项】

1. 破伤风是可以预防的 伤口的正确处理、注射破伤风类毒素主动免疫和伤后采用被动免疫可有效预防破伤风的发生。

2. 破伤风最常见的并发症是呼吸系统病变，其重症患者引起死亡的原因绝大多数与呼吸道有关，其次为严重心律失常和心脏停搏。

六、气性坏疽

气性坏疽是梭状芽胞杆菌引起的以严重毒血症和肌组织广泛坏死为主要表现的特异性感染。

【病因】

1. 致病菌　G^+ 的厌氧性梭状芽胞杆菌，以产气荚膜杆菌为主，其次为水肿杆菌、败血杆菌。

2. 好发部位　存在血供障碍、肌损伤或异物的伤口。

【临床特点】

1. 潜伏期　1~4 天，常在伤后 3 天发病，亦可短至 6~8 小时。

2. 临床表现　早期为患肢沉重感，伤口胀裂感，伤口剧痛，止痛剂难缓解；皮肤苍白，张力高，周围组织肿胀，伤口有稀薄、浆液样渗出液。随病情进展，局部肿胀加重，皮肤变为暗红、紫黑，出现大理石样斑纹或含有暗红色液体的水疱；轻触伤口周围有捻发音，压迫时有气体和棕色渗液溢出；肌纤维肿胀，脆弱软化，色泽转为砖红、紫黑色；肌肉失去弹性和收缩力，切割时不出血。严重者整个患肢水肿、变色、厥冷，直至坏死。患者可有高热，但体温下降很快，心率增快，呼吸急促，常有进行性贫血，晚期有严重中毒症状，可出现溶血性黄疸和多器官衰竭。

3. 辅助检查　血常规检查可见血红蛋白显著下降。血中磷酸肌酸激酶（CPK）水平升高。伤口分泌物涂片见大量 G^+ 粗短杆菌而白细胞少。X 线、CT、MRI 等影像学检查发现伤口肌群中有气体存在。

【诊断】

诊断依据主要包括伤口周围皮肤捻发音；伤口分泌物涂片见大量 G^+ 粗短杆菌而白细胞少；X 线、CT、MRI 等影像学检查发现伤口肌群中有气体存在。

【治疗】

1. **总体原则** 一经确诊，急诊手术是挽救生命、保存伤肢的关键。

2. **局部治疗** 在抢救休克和严重并发症的同时，紧急手术处理伤口。

3. **全身治疗** 重症监护；使用青霉素和甲硝唑进行抗感染治疗；高压氧治疗；维持水电解质以及能量代谢平衡；加强护理，避免压疮等。

【操作步骤】

（1）根据切口部位选取适当体位。

（2）全身麻醉。

（3）常规消毒铺巾。

（4）在病变区域作广泛、多处切开；对伤口周围水肿及皮下气肿区切开探查；切除一切不出血的坏死组织，直达色泽红润、能流出鲜血的正常肌组织；行筋膜切开减压，清除异物、碎骨片等。

（5）敞开伤口，3%过氧化氢溶液反复冲洗伤口，湿敷。

（6）若术后检测血 CPK 增高，提示肌坏死仍有进展，应在 24 小时内再次清创。

（7）若感染严重、发展迅速，整个患肢或多个筋膜间隙受累；伤肢毁损伤；合并大血管损伤或粉碎性骨折，经治疗感染未控制且毒血症状严重者，需截肢，且残端开放，3%过氧化氢溶液冲洗并湿敷。

【注意事项】

1. 使用青霉素可抑制梭状杆菌繁殖，但不能代替清创术。伤后及时彻底清创是气性坏疽最有效的预防措施。

2. 为防止气性坏疽播散，患者应当隔离。

七、真菌感染

真菌感染是由真菌引起的感染。在外科危重患者中的发生率日趋增加，对疾病的预后有很大影响。

【病因】

1. 致病菌　念珠菌为主，其次为曲霉菌、隐球菌、毛霉菌等。

2. 诱因　机体抵抗力下降或菌群失调者。

【临床特点】

1. 真菌感染　分为浅部真菌感染和深部真菌感染。浅部真菌感染主要侵犯皮肤角蛋白组织，与外科密切相关的为深部真菌感染，多继发于细菌感染之后或与细菌感染混合存在。

2. 念珠菌引起的真菌感染表现　侵袭消化道表现为食欲减退、胸骨后疼痛、腹泻、腹胀、黑便、假膜性肠炎；口腔、食管黏膜有灰白假膜附着的菌斑，可形成溃疡甚至坏死。侵袭呼吸道表现为咳嗽、咳黏液胶样痰；胸部 X 线检查显示支气管周围致密阴影；支气管镜检可见黏膜菌斑。侵袭泌尿道表现为腰痛、血尿、脓尿、尿频、尿急、排尿困难；尿液镜检可见假菌丝和芽胞。

3. 曲霉菌引起的真菌感染表现　多侵袭肺部，常有发热、咳嗽、咯血，CT 可见肺结节样病灶，周围是密度较淡的晕圈，晕圈常以胸膜为基底形成月牙状透亮区。

4. 毛霉菌引起的真菌感染表现　易发生在器官移植患者、糖尿病患者以及接受化疗的肿瘤患者，多侵袭血管，形成栓塞，造成受累区域组织坏死。

5. 隐球菌引起的真菌感染表现　多侵袭中枢神经系统，导致脑炎并有全身播散性感染倾向。

【诊断】

对疑似患者可根据感染累及部位采集不同标本做检查，如尿、粪、血、咽拭子、活检组织等，镜检可见真、假菌丝和芽胞。组织活检查见孢子、菌丝、真菌颗粒、孢子囊等是病理确诊的重要依据。

【治疗】

1. 积极针对病因治疗　如处理因广谱抗生素使用而引起的菌群失调、拔除引发感染的留置导管、减量或停用免疫抑制剂和皮质激素等。

2. 全身治疗　使用抗真菌药物，如制霉菌素、两性霉素B、氟康唑等；注意休息，加强营养，增强抵抗力。

3. 局部治疗　对于真菌感染引起的组织坏死，需清创，彻底清除坏死组织。

【注意事项】

1. 对常规抗生素治疗不起反应的感染，应警惕真菌感染可能。

2. 外科患者的真菌感染是可以预防的　抗生素应合理使用；对基础疾病重、免疫功能低下的患者，广谱抗生素使用1周以上或长期使用免疫抑制剂的患者，可考虑预防性使用抗真菌药。

（曾　莉）

第六节　外科手术基本操作技术及相关知识

一、切　开

切开是外科手术的第一步，是外科手术最基本的操作之一。切口的正确选择和手术视野的良好暴露是外科手术顺利进行的前提条件，同时也是患者术后功能和外观恢复的重要因素。

目前，随着外科器械的发展，切开已不限于仅使用传统手术刀，电刀、超声刀、激光等均在现代外科手术中应用于不同部位的切开。本节主要介绍使用传统手术刀的切开，并简要介绍电刀的使用。

（一）手术刀

手术刀用力点在器械的中间，工作点在前端。常用的手术刀有刀柄和刀片两部分组成，刀柄有不同的长短和大小，一把刀柄可以安装几种不同的刀片。刀片种类很多，根据形态分为圆刀、弯刀和三角刀等，每一种刀片均有其型号，刻在刀片的根部。例如15号手术刀片就是小号的圆刀片。手术前应根据手术的部位、种类选择合适的刀柄和刀片。

（二）执刀方式

1. 执弓式 最为常用，使用灵活同时动作范围广，适用于各种胸腹部皮肤的切开，见图2-11。

2. 执笔式 用力较轻柔，适用于切开短小切口和用于解剖血管、神经等精细操作，见图2-12。

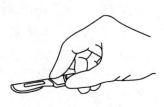

图2-11 执弓式

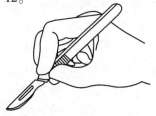

图2-12 执笔式

3. 抓持式 切割范围广，用力较大，如切开较长的皮肤切口和截肢，见图2-13。

4. 反挑式 类似执笔式，但刀刃向上，避免损伤深部组织，多用于脓肿切开，见图2-14。

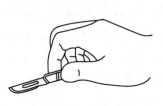

图2-13 抓持式

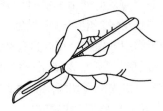

图2-14 反挑式

（三）手术切口的选择

1. 利于充分暴露手术野，尽可能接近病变部位，同时利于在必要时延长切口。

2. 避免损伤重要血管和神经，尽量与切口部位的血管神经走行路径平行。

3. 避开负重部位，如足底等。避免纵行切口直接跨过关节，应作横切口或 S 型切口，否则手术切口瘢痕挛缩后会限制关节活动。

4. 尽可能和 Langer 线一致，减轻术后瘢痕形成。

（四）皮肤的切开

手术者右手执刀，左手示指和拇指分开固定绷紧切口两侧的皮肤，较大的切口由手术者和助手分别用左手固定绷紧切口两旁皮肤。手术刀刀刃垂直切入皮肤，随即用刀腹一次切开皮肤全层，至切口终点时恢复刀刃垂直状态。切开时用力要均匀，切口边缘整齐，避免切缘呈斜坡状，切忌反复来回切割，造成切缘粗糙不整齐。皮下组织可与皮肤同时切开，也可用剪刀剪开。切开的皮肤和皮下组织应用纱布保护，以减少污染和损伤。

高频电刀已成为目前手术的基本配置器械，正确的使用高频电刀可以避免和减少切开过程中的出血，避免为止血而反复钳夹、结扎造成组织损伤和遗留线头等异物，使切开过程迅速，视野清晰。但如果使用不正确，也可造成广泛的软组织灼伤，导致伤口愈合延迟、皮肤软组织坏死液化的等并发症。使用高频电刀时，应先用手术刀切开真皮全层，再改用电刀切割，以免损伤皮缘。电刀输出强度应适当，输出强度过高或过低均不利于组织的保护。切开过程中，对于直径小于 2mm 的血管可以直接切割，不需要使用电凝止血；而对于直径大于 2mm 的血管，可以先电凝切断两侧的血管组织，再在中间切断。

（五）腹膜的切开

腹膜切开时主要应避免切开时损伤腹腔内脏器，术者与助手用血管钳交替提起腹膜，并用手或刀柄检查确保没有误夹其他组织，再在两钳之间用手术刀切开一小口，确认无误后用解剖剪向切口两端扩大，扩大过程中可用手指、盐水纱布或器械将腹膜与腹腔肠管隔开。

二、缝　合

缝合是使离断的组织创缘互相对合，消灭空隙，帮助伤口正确愈合。此外，缝合还用于止血、器官结构的重建（如肠道的吻合）和整形等。近年来，除了传统的手工缝合，各种特殊的钉合器也在外科手术中广泛应用于胃肠道的重建、支气管肺切除和皮肤的缝合等越来越多的领域。但临床手术中最常用的仍是手工缝合，缝合是外科重要的基本操作之一。缝合不当不仅可造成伤口愈合不良，还可能发生严重的并发症、危及患者的生命。

（一）缝合的分类

根据缝合处伤口两侧的对合状态可将缝合分为单纯缝合、内翻缝合和外翻缝合；根据缝合过程中缝线是否具有连续性分为连续和间断缝合。单纯缝合是使创缘组织直接对合，如皮肤的缝合；使创缘两侧组织部分内翻、伤口表明光滑的缝合为内翻缝合，如胃肠道的缝合；创缘两侧组织部分外翻，使管腔结构内面光滑的缝合成为外翻缝合，如血管的吻合。用一根缝线缝合整个伤口，只在缝线两端各打一个结为连续缝合。连续缝合操作省时，对合严密，但缝线一处断裂就造成整个切口裂开。间断缝合是每缝一针打一个结，操作简单，切口缝合可靠，某一针松脱或拆除不影响整个切口。

（二）缝合的原则

1. 缝合时边距和针距必须均匀一致，不仅为了美观，同时每一根缝线所承担的张力一致，不易发生撕裂。

2. 按照解剖层次准确分层缝合，不要带入其他组织，尽可能不留下死腔。

3. 选择合适的缝线和缝针，将缝合时对组织的损伤和切割降至最低。皮肤缝合一般选用三角针，软组织的缝合应选用圆针。

4. 缝线无论是否吸收，均为异物，在帮助伤口愈合的同时，也可能影响愈合甚至造成感染、积液的并发症，故在允许的情况下，应选用较细的缝线，线结不宜过大。

5. 缝线打结松紧应适度 过松时组织对合不严密，可造成愈合不良；结扎过紧使组织缺血坏死也不利于愈合。皮肤缝合时打结过紧造成皮肤坏死后，还会留下难看的瘢痕。

6. 缝合时创缘两侧张力不应过大，必要时应采用减张缝合甚至皮瓣转移来减小伤口张力。

（三）缝合操作

缝合步骤分为穿线、持针、进针、出针和打结。

1. 单纯缝合

（1）单纯间断缝合：常用于皮肤、皮下、腹膜等缝合，每一针单独打结，见图 2-15。

（2）单纯连续缝合：通常用于张力较小的胸腹膜的关闭，见图 2-16。

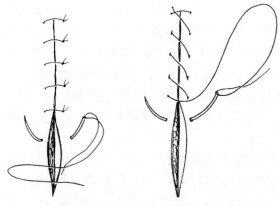

图 2-15 单纯间断缝合　　图 2-16 单纯连续缝合

（3）"8"字缝合：结扎牢固并且节省时间，可用于缝合腱膜、腹直肌前鞘和缝扎止血，见图2-17。

（4）连续扣锁缝合：密闭和止血效果较好，可用于胃肠道吻合时后壁的全层缝合，见图2-18。

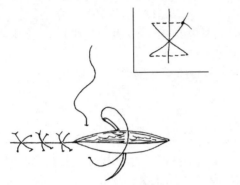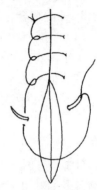

图2-17 "8"字缝合　　　　图2-18 连续扣锁缝合

（5）皮内缝合：包括间断皮内缝合和连续皮内缝合。通常使用较细的缝线和缝针，缝针与切缘平行方向交替穿过切缘两侧的真皮层，皮肤表面不留缝线，切口瘢痕较小，切口整齐，美容效果较好，见图2-19。

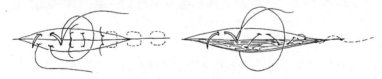

图2-19 皮内间断缝合和皮内连续缝合

2. 内翻缝合

（1）垂直褥式内翻缝合（Lembert缝合法）：用于在胃肠道吻合时的浆肌层缝合。

（2）水平褥式内翻缝合：包括间断水平褥式内翻缝合（Halsted缝合）、连续水平褥式内翻缝合（Cushing缝合）和连

259

续全层水平褥式内翻缝合（Connell 缝合），以上几种缝合方法多用于胃肠道的缝合。

（3）荷包口内翻缝合：最常见与阑尾残端的包埋，也可用于固定胃肠和膀胱造瘘管。

3. 外翻缝合

（1）间断垂直褥式外翻缝合：多用于松弛的皮肤缝合，防止皮缘内卷影响愈合。

（2）间断水平褥式外翻缝合。

（3）连续外翻缝合。

三、打　结

打结是外科手术中最常用和最基本的操作，打结的速度和质量对手术时间、手术的安全和质量以及患者的预后都有重要的影响。打结质量不高造成的术后出血、切口预后不良和组织裂开等在临床上也时常发生，严重危及患者生命安全和顺利康复。因此，每一个外科医生都应高度重视打结的训练、务必熟练地掌握正确的打结方法。

（一）各种结的分类和形态（图 2-20）

1. 单结　是各种结的基本构成，只绕一圈，不牢固，很少单独使用，偶尔用于临时的结扎和牵引，以利于去除。

2. 方结（平结）　是手术中最常用的结，是由两个相反方向的单结构成，用于较小的血管和各种缝合时的结扎。正确的方结线圈内张力越大，结扎线就越紧，不宜松脱。方结最重要的技术要点是两手用力要均匀，打结时三点一线，两个单结方向相反，避免成为滑结。

3. 外科结　手术中使用并不多，主要用在十分重要的结扎部位和张力较大容易松脱的部位。外科结的要点是打第一个结时要将线圈绕两次，然后再打一个方向相反的单结，这样线之间的摩擦力较大。

4. 三重结和多重结　在方结的基础上再增加一个或多个单结，比方结更加牢固，用于重要血管和部位的结扎。某些化学合成线质地较硬、摩擦力较小，也应使用多重结。

【注意事项】

以下两种是在临床操作中应该避免的结（图 2-20）。

1. 假结　两个方向一样的单结构成，打结后在有张力的情况容易松脱。

2. 滑结　虽然与方结类似，但在打结过程中双手拉线用力不一致，极易松脱。

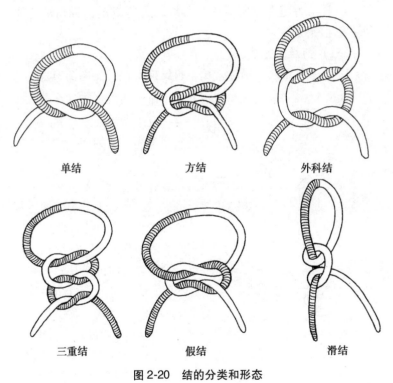

单结　　　　　　　　方结　　　　　　　　外科结

三重结　　　　　　　假结　　　　　　　　滑结

图 2-20　结的分类和形态

（二）打结的基本原则

1. 两个相邻的单结方向必须相反，否则成为容易松脱的假结。

2. 打结时双手用力点和结扎点三点应在一条直线上，双手用力要均匀，避免打成滑结。

3. 深部打结时，由于空间有限，可用一只手的示指在靠近结扣处向反方向用力，收紧结扣。张力很大时可在收紧第一个单结时由助手用平镊夹住结扣，收紧第二个单结时再松开平镊，注意不可用血管钳钳夹线结，否则缝线极易断裂。

4. 打结时用力方向应该顺着线的走行方向，否则结扎线容易发生断裂。

（三）打结的方法

1. 单手打结法　最为常用，打结速度快，见图2-21。

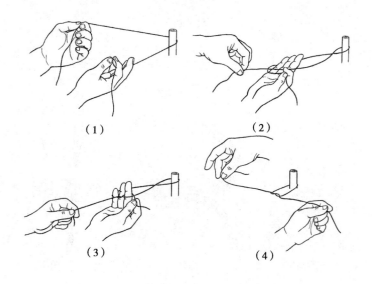

（1）

（2）

（3）

（4）

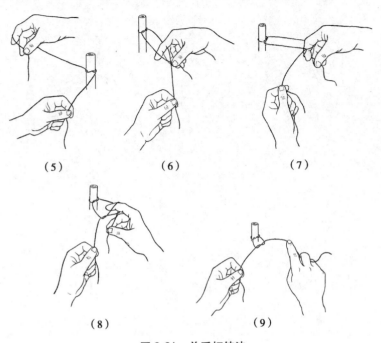

（5）　　　　　　（6）　　　　　　（7）

（8）　　　　　　　　　（9）

图2-21　单手打结法

2. 双手打结法　虽然打结速度较慢，但牢固可靠，通常用于组织张力较高的情况下，见图2-22。

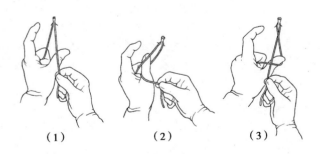

（1）　　　　　　（2）　　　　　　（3）

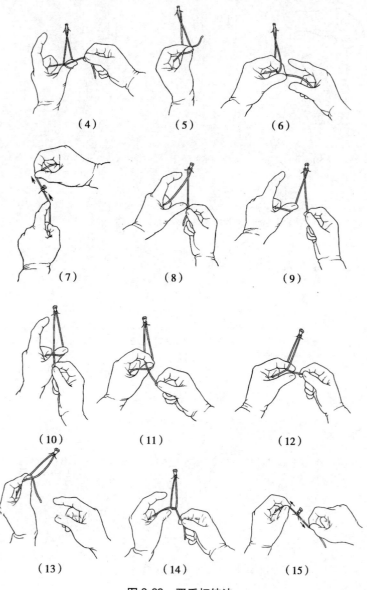

（4） （5） （6）

（7） （8） （9）

（10） （11） （12）

（13） （14） （15）

图2-22 双手打结法

3. 持针器打结法 一般用于体表小手术和线头较短用手打结较困难,见图2-23。

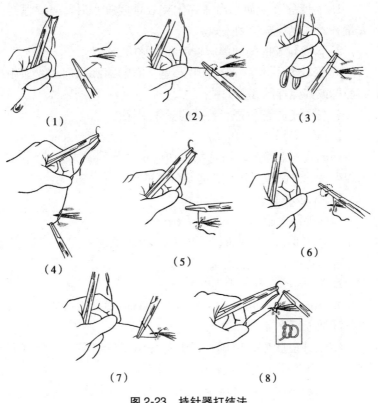

（1）　（2）　（3）

（4）　（5）　（6）

（7）　（8）

图2-23 持针器打结法

（杨 纲）

第七节 静脉切开技术及相关知识

由于中心静脉穿刺、经外周插管的中心静脉导管及超声引导技术的发展,目前静脉切开术的临床应用已较过去明显减少,但在紧急情况下和一些特殊条件下,静脉切开术仍是建立静脉通道、满足抢救和治疗要求的有效方法。

【适应证】

1. 病情危重 如大出血、休克或重度脱水时，需要紧急大量补液，但静脉穿刺失败。

2. 需要较长时间的静脉输液和静脉给予药物。

3. 保证大手术安全，术中需建立通畅的静脉通道，而中心静脉或其他静脉穿刺失败。

4. 需要通过静脉进行特殊的操作和检查。

【部位选择】

四肢浅表的静脉均可选择，如肘正中静脉、大隐静脉等。内踝处大隐静脉位置固定，是最常用的位置。

【手术步骤】

以内踝部大隐静脉切开术为例：

1. 患者仰卧位，术侧下肢外旋，以内踝前上方 3～5cm 的大隐静脉为中心，常规消毒、铺巾。

2. 局部以 1% 利多卡因麻醉。

3. 于内踝前上方约 1 横指处做 1～2cm 横行皮肤切口，切口与静脉走行垂直。

4. 切开皮肤后，用血管钳上下分离皮下组织，将切口下方大隐静脉暴露出后用血管钳轻轻挑起。

5. 从静脉深面穿过两根丝线，用其中一根丝线将静脉远端结扎，结扎线不剪断，便于后续操作时用作牵引。

6. 近端丝线不结扎。将两根丝线分别向近、远两侧牵引，提起静脉，在两线之间用小的尖头剪刀将静脉壁斜行剪开一个小口。

7. 将静脉导管连接好输液器，从切开的静脉小口处向近端插入至少 3～4cm，检查输液是否通畅，结扎近侧丝线，注意结扎不宜过紧或过松，既要防止漏液和导管脱出，又不能影响导管的通畅。

8. 剪断近端和远端两根结扎线。缝合切口，将导管结扎固定在切口的缝线上，用无菌敷料妥善包扎固定，防止导管脱出。

【注意事项】

1. 行皮肤切口时切口不宜过深，以免损伤血管。

2. 注意观察有无静脉炎或血栓形成，如出现静脉炎或血栓形成，应立即拔出导管、抬高患肢、局部热敷等处理。

3. 不再使用静脉通道后，将丝线剪断后拔出导管，伤口加压止血后，敷料覆盖即可。

（杨 纲）

第八节 清创术及相关知识

一、清创术

机械因素造成的皮肤破损成为开放性损伤。开放性损伤轻者仅累及皮肤，严重者可伤及神经、血管、肌腱、骨骼、内脏等。开放性伤口均有不同程度的污染，如发生感染则进一步加重组织器官的损伤、导致伤口的愈合延迟和功能的丧失的加重。对新鲜开放性损伤，必须及时、正确地进行清理，修复重要组织，使开放的污染伤口变成清洁伤口，防止感染，有利于伤口一期愈合。

【清创时间】

在受伤早期，细菌仅停留在伤口表面造成污染，此时是清创的最佳时间，经过一段时间后，细菌才会逐渐侵入组织内部并增殖、释放毒素和破坏组织，形成感染。这一时间与环境温度、伤口性质和部位、细菌的种类、数量和毒力以及患者全身情况有关。因此及时的清创可显著减少感染的发生率。

一般情况下，对于6~8小时内的新鲜伤口，细菌尚停留在创面，及时清除污染的创面、去除异物和血肿、切除失活组织，伤口可一期缝合。对于超过 8 小时的伤口，感染可能性增大，如污染不重，仍可进行清创。受伤 24 小时后，已经出现感染，此时清创反而可能破坏组织屏障，造成感染扩散，故不应进行清创。但具体时限仍应根据实际情况掌握，例如头面部伤口血液循环丰富，抗感染能力强，伤口 12 小时甚至更长时间仍可进行清创。其他部位污染很轻微的伤口超过 24 小时也可清创。

进行清创前，还应注意患者全身情况，休克患者应在积极补液抗休克后及时清创。有严重颅脑外伤、胸腹腔大出血时也应积极同时处理。

【术前准备】

1. 全面评估伤情，积极抗休克治疗。出血较多时应准备输血。

2. 完善必要的辅助检查　如 CT 检查、X 线检查和血管超声检查，力争术前完整评估病情，进行必要的手术准备。

3. 合理使用抗生素。

4. 伤口较深、污染较重应注意预防破伤风感染。

【操作步骤】

开放性损伤的清创程序可分为三个步骤：清洗、清理和修复。术中原则上不使用止血带，以免影响组织活力的判断和加重感染。

1. 清洗

皮肤的清洗：无菌纱布覆盖伤口，剃去伤口周围毛发。有油污的伤口可用酒精或乙醚清除。更换覆盖伤口的无菌纱布，戴无菌手套，用无菌软毛刷蘸肥皂液后刷洗伤口周围的皮肤，刷洗后用无菌生理盐水冲洗干净，避免冲洗液进入伤口内，重复刷洗和冲洗 2~3 次，至伤口周围清洁为止。

伤口的清洗：揭去覆盖伤口的纱布，用无菌生理盐水冲洗伤口，并用纱布轻轻去除伤口内的污染物和异物。用3%过氧化氢溶液冲洗创面，再用无菌生理盐水冲洗干净。擦干皮肤后，常规消毒伤口周围皮肤，铺无菌巾单。

2. 清理　术者洗手、穿手术衣和戴无菌手套后，按照解剖层次由浅入深仔细探查，包括判断组织的活力、血管、神经、肌腱和骨骼损伤的情况。对于活动性出血，应及时处理。

皮肤清创：判断皮肤的损伤程度和血供，对于严重毁损失去活力的皮肤应切除。对血供良好的，可切除伤口边缘1～2mm内污染的皮缘，并使皮缘整齐利于缝合。皮下脂肪血供差，容易感染，对于失活、明显污染和挫伤严重的皮下脂肪应完全切除，直到有正常出血为止。剥离和撕脱的皮瓣不能直接缝合，条件许可时可设法彻底清除皮下组织，行全厚或中厚植皮覆盖创面。

清除失活组织：充分暴露创腔，必要时延长皮肤切口，彻底清除残留在创腔内的异物、血凝块。对严重挫伤、失去生机和丧失血供的筋膜、肌肉等也应彻底切除。肢体肿胀严重时，应同时沿肢体纵轴切开深筋膜，防止组织内压力过高导致缺血坏死。

血管的清创：仅受到污染的血管可将血管外膜切除。断裂、挫伤和血栓栓塞的重要血管应切除后行血管吻合，长度缺损较长时应行血管移植，保证肢体血供。非重要的小血管损伤严重可结扎后切除。

神经清创：轻度污染者用生理盐水棉球轻拭。对于严重污染的神经，可将神经外膜小心剥离切除，神经分支尽可能保留。

肌腱清创：应切除严重挫伤、污染、失活的肌腱。

骨折断端清创：骨皮质污染一般不超过0.5～1mm，骨松质及骨髓腔污染渗透可达到1cm。因此，污染的骨折端用刀片刮除或用咬骨钳咬除即可。骨髓腔内的污染则需要用刮匙刮除。游离的小骨片可以酌情摘除；与周围组织有联系的小骨片可能保留有血供，有助于骨折愈合，尽可能保留。大块游离骨片可用1‰苯扎溴铵浸泡5分钟，生理盐水清洗后原位回植，去除过多的骨片可造成骨缺损，导致骨不连接。

再次清洗：彻底清创后，用无菌生理盐水再次冲洗切口，污染较重的伤口可再用3%过氧化氢溶液和生理盐水清洗。更换手术器械和手套，切口周围再铺一层无菌巾。

3. 修复

骨折的修复和固定：修复时应首先修复骨折，将骨折复位，骨折复位后稳定的情况下可用石膏托、持续骨牵引或外固定器进行外固定。内固定的选择应权衡利弊，血管神经损伤行吻合修复、骨折断端极不稳定和多发、多段骨折时内固定具有优势，但如果污染严重、受伤时间长、清创不易彻底时，内固定感染率很高。一旦感染，内固定就成为异物，不取出内固定，感染不能治愈。

血管的修复：重要血管应在无张力的情况下吻合修复，如果缺损段较长，可行自体血管移植。

神经修复：断裂的神经应一期修复，缺损段较长的情况下，可以充分游离神经的两端，尽可能使断端靠拢。如仍距离较远，可行自体神经移植。条件不具备时可以留待二期手术修复。

肌腱修复：只要条件允许应尽可能一期修复，否则二期手术时肌腱粘连回缩，手术难度大，修复效果也较差。断端修整平整后可按照肌腱缝合的原则进行缝合。

伤口引流：清创后均应该放置引流，除传统引流管、引流条等，对严重的软组织挫伤和缺损可以安置封闭式负压引流。

伤口的闭合：组织污染程度不重，损伤较轻，清创及时彻底的伤口可一期缝合伤口，否则应延期缝合。伤口缝合不宜过紧过密，保持引流通畅。皮肤缺损者可以植皮或皮瓣转移覆盖创面，外露的血管、神经、肌腱和骨骼应该得到覆盖。伤口包扎后，骨折患者或血管、神经、肌腱吻合修复后者应妥善外固定。

【术后处理】

术后应密切监测体液和营养代谢失衡，必要时输血、补充血浆和人血白蛋白。密切观察伤口有无红肿、渗出、分泌物和疼痛等感染征象，一旦发生感染，应立即拆除部分或全部缝线，充分引流。植皮患者应注意观察植皮或皮瓣存活情况。

二、封闭式负压引流技术

封闭式负压引流技术（vacuum sealing drainage，VSD）技术是使用带有引流管的特殊高分子泡沫敷料来覆盖或填充皮肤、软组织缺损的创面，再用半透膜进行封闭，引流管外接负压后，使创面成为一个密闭的负压空间，达到有效引流、促进伤口愈合的一种方法。

VSD 主要用于重度的软组织挫伤和软组织缺损、大的血肿和积液、骨筋膜室综合征切开减压后、开放性骨折、关节腔感染、急慢性骨髓炎开窗引流后、大面积软组织化脓性感染、手术切口感染、植皮区和其他溃疡、压疮。VSD 可以明显促进创面的缩小和愈合，避免交叉感染，刺激肉芽生长，减少换药次数，从而减少患者换药的痛苦和减轻医生的工作量。VSD可以持续引流创面的渗出液、坏死组织和细菌，使创面获得清洁的环境。持续负压可以增加创面血供，改善局部微循环，促进肉芽组织生长，还可减轻创周水肿，降低血管的通透性。应该强调的是，安置 VSD 前仍应做到及时、彻底的清创。大的创面和严重感染可定期更换 VSD，所用敷料面积逐渐缩小，利于创面的愈合和肉芽组织的填充。创面清洁后，即可进行二期缝合、游离植皮或皮瓣转移覆盖创面。

（杨 纲）

第九节 肋骨切除术及相关知识

【目的】

治疗性肋骨病变切除或诊断性肋骨病变切除。

【适应证】

1. 肋骨的良性肿瘤 肋软骨瘤和骨软骨瘤等。

2. 肋骨骨纤维结构不良。

3. 常见的肋骨及胸壁恶性肿瘤 纤维肉瘤、软骨肉瘤，或从身体其他部位转移至肋骨的恶性肿瘤。单发的胸壁恶性肿瘤，只要没有远距离转移，应作彻底切除。肋骨的原发或转移瘤，除需将肿瘤前后 5cm 以内的肋骨切除外，还需切除肋间肌；如已累及肺脏，也应作部分肺切除术。

【禁忌证】

严重器官功能障碍不能耐受麻醉或手术的患者。

【术前准备】

1. 胸部 X 线检查，对肋骨病变进行准确定位，如需要做扩大切除可行胸部 CT 检查。

2. 与患者和家属沟通，解释操作的目的和操作的简要过程，签署必要的知情同意书。

3. 物品和器械准备 肋骨切除包（含肋骨剪），消毒液，无菌纱布。

【操作步骤】

1. 患者取侧卧或平卧位，单腔气管插管全身麻醉。

2. 手术者在洗手前先用甲紫作好肋骨定位。

3. 戴帽子、口罩，洗手，穿无菌手术衣。

4. 在作皮肤切口之前，手术者用触诊法再次核查肋骨定位是否正确。手术者与第一助手固定切口线附近的皮肤。沿肋骨之轴线作适当长度之切口，切开皮肤及皮下层，进行止血。

沿切口线方向切开肌层，直达预定切除的肋骨表面。肌肉中的出血点可电凝止血或用贯穿缝合法结扎止血。用牵开器牵开肌层。

5. 沿肋骨轴线切开肋骨表面的一层疏松筋膜，再用手指裹干纱布将它自肋骨表面充分剥离，露出肋骨骨膜。

6. 沿肋骨轴线做一长约 4cm 的骨膜切口，再在该切口线两端各作一与肋骨轴线垂直的骨膜切口，使骨膜成"H"形的切开。骨膜上的出血点不进行止血，擦去渗出的血液后，迅速开始骨膜剥离。

7. 用平头骨膜剥离器将已切开的上下两片骨膜自骨表面剥离直达肋骨的上缘和下缘。在剥离上缘的骨膜时，应自后向前；剥离下缘时，应自前向后。在剥离的过程中，手术者必须以双手稳固地把持剥离器，用均匀和恒定的力量将骨膜加以剥离，慎防失手滑走而刺破胸膜。

8. 换取 Doyen 骨膜剥离器自已经剥离了骨膜的肋骨上缘或下缘进入。以剥离肋骨内表面的骨膜。进入时，必须使 Doyen 剥离器的尖端紧贴肋骨的内表面并小心地来回推动，逐步地将肋骨内表面的骨膜剥离，使肋骨内表面的骨膜完全剥离到骨膜切口的长度为止（在这一步骤中，谨防刺破胸膜），暂不取出剥离器。

9. 上述步骤中如不慎刺破胸膜，应立即用盐水纱布盖住胸膜破口，迅速切除肋骨，再将肌层缝合以盖住胸膜破口，必要时可用胸腔闭式引流管排气。

10. 肋骨的一段被切除后，检查胸膜未破，即可用生理盐水冲洗创口。肌肉层用间断式缝合，皮及皮下层一起用间断式缝合。

11. 消毒皮肤，无菌纱布覆盖创面。

【注意事项】

1. 术前肋骨定位应务必准确，如定位困难，可术前在 CT

引导下穿刺钩针定位。

2. 肋间血管应仔细缝扎止血。

3. 若手术创面大，胸壁扩大切除或部分肺切除术后可行胸腔闭式引流。

（马 林）

第十节 脾切除术及相关知识

【定义】

为解决脾功能亢进、部分血液病、脾外伤和其他脏器切除时的合并切除而实施的脾脏切除术。

【适应证】

适合行脾切除的疾病，成人中多为脾外伤破裂或合并其他脏器的切除、门静脉高压症和部分血液系统疾病等；儿童中，脾切除几乎都是针对血液系统的疾病。脾切除手术适应证包括：

1. 脾原发性肿瘤

（1）良性肿瘤：血管瘤、淋巴管瘤、脾囊肿。对于此类肿瘤，对肿瘤大小及生长速度都有严格要求。

（2）恶性肿瘤：血管肉瘤、淋巴肉瘤、转移性肿瘤。

2. 脾功能亢进

（1）门静脉压升高：伴有明显的红细胞、白细胞及血小板计数减少。

（2）代谢性疾病：Gaucher 病。

（3）其他：Felty 综合征、慢性疟疾、黑热病、骨髓纤维化。

3. 血液系统疾病 遗传性球形红细胞增多症、遗传性椭圆形红细胞增多症、自身免疫性溶血性贫血、特发性血小板减少性紫癜、恶性淋巴瘤。

4. 其他 外伤性脾破裂、游走脾、脾蒂扭转、脾脓肿、脾动脉瘤及邻近脏器手术时联合脾切除。

【手术方式】

脾切除的手术方式包括：全脾切除术、脾部分切除术、脾修补术。

婴幼儿在切除脾脏后易导致危重感染，即脾切除后凶险感染（overwhelming post-splenectomy infection，OPSI）。因此，在行脾切除术时，不仅要看原发疾病，还要考虑到患者年龄。近年来提倡尽可能保留部分脾脏组织的脾部分切除术，其目的是为了保留脾脏的免疫功能，因此至少需要保留 1/4～1/2 的脾脏实质。同时，随着腹腔镜技术的发展，越来越多的脾切除术已能够在腹腔镜下完成。

一、开腹脾切除术

【术前准备】

在切除病理性脾脏时，由于一般都伴有全血细胞减少、肝功能损害、出血倾向等危险因素，因此，术前要充分掌握具体的病情，对症处理后方可择期手术。

1. 必须注意术前有无长期使用类固醇激素或免疫抑制剂的病史。

2. 血小板计数在 $30×10^9/L$ 以下时，有出血倾向，手术当天输注血小板可降低出血风险。因 ITP 导致血小板减少时，术前 5 天给予 γ-球蛋白或地塞米松，可增加血小板数量。

3. 如血小板计数明显减少，建议术前备血小板，并在切皮前输注。

【手术步骤】

脾切除术的要点是防止并控制大出血，因此手术时最重要的就是如何良好显露位于肋弓深处的脾脏，并将脾脏托出切口。

脾切除的操作顺序有两种：①打开脾胃韧带，从前方找到脾动脉，在胰腺上缘先将其结扎，然后依次切断胃短动静脉、脾结肠韧带等，直至切除脾脏；②首先从后腹膜游离脾脏，将脾脏向右上翻转，将脾脏托出切口，自脾动脉、静脉的后方到达脾门，于此处控制脾动、静脉，结扎、切断后，摘除脾脏。前者多用于巨脾或脾与周围组织粘连严重时；后者多用于外伤性脾破裂或胰体尾切除合并脾切除时。现将前者详述如下。

1. 左肋缘下斜切口开腹，于胃体中点位置，结扎、切断胃网膜动静脉的大网膜分支，打开网膜囊，然后自此向贲门切开脾胃韧带，双重结扎、切断胃短动、静脉，分离胃和脾。

2. 在胰腺上缘，触及脾动脉搏动，剪开胰脾被膜，分离显露出脾动脉，予以结扎，阻断入脾血流，使脾脏缩小。

3. 将脾牵向上方，将横结肠牵向下方，仔细小心地结扎切断脾结肠韧带，游离脾下极。

4. 术者握住脾脏，将其牵向右上方，紧贴脾脏，自下极向上极，剪开后腹膜（脾肾韧带），小心地将脾脏翻向右上方，从后腹膜中分离出来。

5. 结扎、切断残留在脾脏外后方的脾肾韧带和脾膈韧带后，脾脏就被充分游离了。

6. 若位于上极最上方的脾胃韧带还没有结扎切断，可暂时将脾脏放回腹腔，结扎、切断最上方的胃短动、静脉分支，此时，就完全切断胃和脾的连接。

7. 脾脏完全从后腹膜游离后，就可将脾脏托出切口，从前后方触诊脾门。于脾门处紧贴脾脏，结扎、切断脾动、静脉主干，摘除脾脏，双重结扎脾动脉。为了避免损伤胰尾，应尽可能贴近脾脏切断脾动静脉。

8. 创面确切止血，放置可吸收止血纱，于左膈下留置引流管，逐层关腹。

【注意事项】

1. 在脾脏上极处胃与脾紧贴，此时若损伤了胃短动、静脉可导致大出血。因此，对最靠上方的胃短动、静脉分支不要勉强结扎、切断，留待之后处理即可。

2. 在手术早期结扎脾动脉后，肿大的脾脏就会缩小，便于之后的手术操作。

3. 一般情况下，脾肾韧带内无粗大血管，以手指钝性分离也不会出血。但在门静脉高压患者中，脾肾韧带内可能会有丰富的侧支循环，必须一点一点地结扎、切断。在切断脾胃韧带时，可能损伤脾包膜或脾实质，若此时立即缝合，针孔可能成为新的出血点，反而会加重出血，因此对这样的损伤，可覆以止血海绵，暂时压迫止血。

4. 为了不伤及胰尾，应尽可能紧贴脾脏结扎并切断脾动、静脉。

【并发症及处理原则】

1. 胰漏　脾切除时，损伤了胰尾，可能引起胰漏。保持引流管通畅是处理胰漏的首要原则，同时应用生长抑素类药物抑制胰酶分泌，必要时禁食，并加强抗感染的力度。

2. 血栓形成　脾切除后，血小板可能会一过性升高，术后 1~2 周达高峰。虽然亦有学者报道认为血栓形成与脾切除后血小板增多无关，但一般认为，当血小板超过 $800 \times 10^9/L$ 时，可能形成静脉血栓，应给予阿司匹林、低分子肝素或华法林对症处理。门静脉高压患者切除脾脏后，门静脉内可能会有血栓形成，应适时行超声等检查。

3. 脾热　脾热指脾切除术后，没有明确的感染或其他原因而持续发热，体温在 38℃ 左右，呈弛张热。如患者无明显不适，可不予处理；必要时可给予激素静脉滴注，控制体温。

4. 脾切除术后全身性凶险性感染（overwhelming postsplenectomy infection，OPSI）　OPSI 的发病率为 2%~10%，儿童多见。应用强有力的抗生素抗感染是首要措施，并同时积极给予内科支持治疗。

二、腹腔镜脾切除术

由于脾脏位于腹腔深部，开腹手术必须采用大切口暴露；

脾切除术本身无需腹腔镜下重建吻合操作，故脾切除可以说是腹腔镜手术的良好适应证。对 ITP、遗传性球形红细胞增多症或自身免疫性溶血性贫血的患者，腹腔镜脾切除术已成为标准术式。对于肝硬化所致脾大患者，也可有选择的实施腹腔镜脾切除术。

【手术方式】

1. 术前检查及术前准备 与常规开腹手术相同。

2. 麻醉满意后，患者取右侧卧位或平卧位（铺巾后旋转多功能床至右侧 45°位）。

3. 视脾脏大小选取观察孔 trocar 位置，一般于脐上建立气腹后，穿刺 10mm 金属 trocar，置入腹腔镜，探查腹腔，见图2-24。

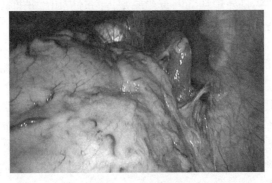

图 2-24 探查腹腔

4. 视脾脏下极位置，于左侧锁骨中线至肋缘下选取主操作孔位置，穿刺 10mm 金属 trocar 或 12mm 一次性 trocar，置入超声刀或腔镜下切割闭合器等器械；于左侧腋中线至肋缘下穿刺 5mm 金属 trocar，置入辅助牵拉暴露器械。

5. 剑突下穿刺 5mm 金属 trocar，置入辅助牵拉暴露器械。

6. 以超声刀切断脾结肠韧带，充分游离脾脏下极。

7. 以超声刀切断脾胃韧带，大血管采用合成夹夹闭，超声刀离断；至脾脏上极，离断胃短血管。

8. 以超声刀切断脾膈韧带，充分游离脾脏上极。

9. 将脾脏向内侧翻起，以超声刀切断脾肾韧带，充分游离整个脾脏。

10. 应用腹腔镜下切割闭合器一并切断脾动静脉（图2-25），如深入脾门的胰尾被一并部分切除或伴脾蒂渗血，可使用血管滑线缝合残端。

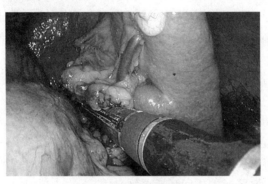

图 2-25 离断脾蒂

11. 置入标本取物袋，将脾脏整体装入，自主操作孔引出体外，将取物袋内脾脏捣碎后，取出；如脾脏过大，可在腹腔内将脾脏分为 2~3 份后，分次取出脾脏。

12. 确切止血，放置止血纱，脾窝留置引流管后，结束手术。

【术后处理】

术后第 1 天即可拔除胃管，少量进饮。术后第 2 天积极下床活动，防止下肢深静脉血栓形成。待胃肠蠕动恢复后，开始经口进食。如无出血或胰漏，拔除腹腔引流管后即可出院。

（李宏宇）

第十一节　肠切除术与肠吻合术及相关知识

一、相关解剖知识

（一）小肠解剖

空肠、回肠均属小肠。小肠全长为 3~5 米，但个体颇有差异。小肠对食物具有消化与吸收的功能，肠液内含消化酶和电解质。小肠肠瘘可引起水和电解质的紊乱；不同长度的小肠对消化与吸收功能的影响不同，故小肠切除时，应考虑到小肠切除后的消化吸收问题。

小肠占据腹腔的大部分。空肠主要位于左上腹，小部分位于右上腹，约占全长的 2/5。回肠主要位于右下腹部，小部分也可位于盆腔，约占全长的 3/5。空、回肠之间无明显的界限，故对空肠远端或回肠近端的定位，一般较为困难。通常空肠的管腔稍大，管壁稍厚，肠系膜多为一级血管弓，直到空肠中段以下，可见有二级血管弓，脂肪沉积较少。回肠的管径稍小，管壁较薄，但肠系膜多为二级、三级甚至四级血管弓，脂肪沉积也越来越多，可根据这些加以区别。

小肠的系膜由双层腹膜所构成。系膜根由第一腰椎的左侧始，斜行至右侧骶髂关节的前方止，全长约 15cm。由于小肠的长度超过系膜根，而根部至肠管的距离，在小肠两端较短，中间较长，所以小肠系膜呈扇形折叠排列，并有较大的活动范围。小肠系膜是完整的，在小肠切除时，对造成的系膜裂孔须予以缝合，以保持系膜的完整性，防止内疝的发生。

小肠的血液供应来自于肠系膜上动脉。该动脉于腹主动脉发出后，由胰颈部的下缘穿出，纵行越过十二指肠水平部而进入小肠系膜根。然后向右分出结肠各动脉，向左分出 10~20 支小肠动脉支，于小肠系膜内形成吻合网或动脉弓，由动脉弓再分出细小的分支到达肠壁，供给相应肠段。小肠动脉的分支排列较密，特别是回肠段更为稠密，但在肠壁内的吻合并不丰富，因此在小肠切除吻合时，尤其是空肠切除与吻合，均应保持充分的血液循环。此外，根据小肠血管的分布，在保证完整的动脉弓的情况下，将靠近系膜根的血管分支结扎、切断，即可游离范围较大的一段小肠，可作为代替食管、胃以及膀胱之用。但在操作当中，要注意在结扎之前，预先作好阻断试验，认为确实无误方可结扎。

（二）结肠解剖

结肠长约 1.5 米，约为小肠的 1/4。分为盲肠、升结肠、横结肠、降结肠及乙状结肠。右半结肠主要吸收食糜中的水分，左半结肠主要贮存和排除粪便。切除结肠后，吸收水分的功能逐渐由回肠所代替，故必要时切除结肠的任何部分，甚至全部，也不致造成永久性代谢障碍。

右半结肠的血液由肠系膜上动脉的分支，包括中结肠动脉、右结肠动脉、回结肠动脉所供应。中结肠动脉由肠系膜上动脉的右侧发出，稍偏右侧进入横结肠系膜内，分为左、右两支，供应横结肠。在胃肠吻合时，应于中结肠动脉左侧切开横结肠系膜，以免损伤动脉。另外，可见副中结肠动脉，它起自肠系膜上动脉的左侧，供应横结肠的左半。有时无中结肠动脉，而由较大的左结肠动脉来供应横结肠。如利用横结肠代替其他器官手术时，对这些异常情况均要有充分的估计。右结肠动脉供应结肠肝曲及升结肠的上 2/3 部分。右结肠动脉可直接起自肠系膜上动脉，也可与邻近动脉共起于肠系膜上动脉。回结肠动脉是肠系膜上动脉的终末支，供应盲肠、升结肠的下 1/3 部分、阑尾及回肠末段。

左半侧结肠的血液主要由肠系膜下动脉的分支，包括左结肠动脉、乙状结肠动脉所供应。左结肠动脉分为升、降两支，供应降结肠。乙状结肠动脉有 1~6 支，呈扇形分布于乙状结肠，但乙状结肠动脉的起点、支数常有变异。所有结肠的动脉，在肠系膜内均有吻合，形成边缘动脉，并由边缘动脉分出终末动脉至肠壁。终末动脉又分为长、短两支，长支行于浆膜下，短支经过肌层达黏膜下层，两支很少有吻合。在结肠手术中，分离肠管的肠脂垂时，不能牵拉过紧，以免将浆膜下走行的终末动脉的分支结扎切断，而影响肠壁的血运。乙状结肠动脉的最下一支往往缺乏与直肠上动脉之间的边缘动脉相通。

结肠的淋巴均经过结肠壁上的结肠上淋巴结，至边缘动脉附近的结肠旁淋巴结，再经过血管周围的中间淋巴结，注入肠系膜上、下动脉根部的淋巴结，最后注入腹主动脉周围的腹腔淋巴结。熟悉结肠的淋巴对肠道手术，特别是结肠癌根治术的切除范围，均有其实际意义。

二、肠切除的适应证

1. 各种原因引起肠管血液供应受阻而导致的肠坏死者 如绞窄性肠梗阻、肠扭转、绞窄性疝、肠系膜血管栓塞或血栓形成等。

2. 严重的肠管损伤 不能修补或修补困难。

3. 肠道及其系膜的原发性或转移性肿瘤。

4. 肠道炎性病变导致的穿孔、肠瘘、梗阻等。

5. 肠管的先天性畸形 如 Meckel 憩室、先天性肠闭锁或狭窄、先天性巨结肠等。

6. 广泛的肠粘连，分离困难；或虽经分离，但浆膜面损伤过大者。

7. 肠瘘须行肠瘘闭合者。

8. 各种胸、腹部及泌尿手术需要用肠管替代食管、胃以及膀胱或转流者。

三、术前准备

需要作肠切除吻合的原因很多,应根据不同疾病进行准备。

1. 纠正水和电解质紊乱,改善患者全身状态,尤其对慢性消耗比较严重者,更应主要提高血浆蛋白。但对于需要做急诊手术的患者,不要因作术前准备而延误手术时间,可在术中继续补充水和电解质。

2. 对外伤或肠管广泛坏死、失血较多者,应给予输血。

3. 对于有凝血障碍者,应尽量纠正。

4. 对于有休克者,应给予抗休克治疗。

5. 对于肠梗阻的患者,应行胃肠减压。

6. 对于有肠梗阻或腹膜炎者,应给予抗生素。

7. 对于结肠肿瘤的患者,特别是左半结肠,除非合并肠梗阻,推荐术前进行肠道准备。

四、麻醉及体位

对于一般情况较好者,采用连续硬脊膜外腔阻滞麻醉。对于接受腹腔镜手术者、饱食后或肠梗阻以及小儿患者,最好采用全身麻醉。

体位取仰卧位,乙状结肠肿瘤手术可取膀胱截石位。

五、肠切除术

(一) 切口

取决于病变所在部位,一般应位于病变部位附近。若病变部位未确定,可做右侧(或左侧)中腹部经腹直肌、旁正中或正中切口。对于曾做过手术者,经原切口时,则需将原切口瘢痕切除,否则应另行选择。

（二）探查腹腔、确定病变范围

开腹后，使用切口保护器撑开并保护切口；探查腹腔，进一步明确诊断；观察并记录腹腔内液体的量、颜色、气味和黏稠度；探查肠管应按顺序进行，操作要轻柔，勿用暴力牵拉，尽量避免损伤肠管浆膜面，以免引起术后肠粘连。找到病变后，把病变的肠管提出切口，其余的肠管妥善按顺序还纳入腹腔。

（三）分离肠系膜

将预定切除肠管所属的肠系膜分离切断，如切除范围在10cm 以内，可于肠系膜与肠管相接处进行分离（图 2-26）；如切除范围较广，肠系膜的分离应呈 V 形（图 2-27）；如为恶性肿瘤，应从肠系膜根部分离（图 2-28）。分离肠系膜时，将切除段肠管提起，按血供的方向，将一面的系膜作 V 形切开，接着按同一切开面切开另一面的系膜。然后分离所遇的系膜血管，用止血钳分束钳夹肠系膜血管，并将其切断，用 2-0 丝线结扎血管两断端，再于近心端结扎线外侧用 3-0 丝线作贯穿缝合结扎。

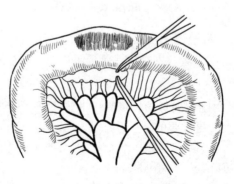

图 2-26　分离肠系膜

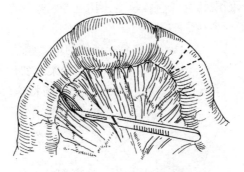

图 2-27 V 形切开肠系膜

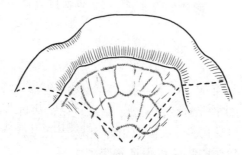

图 2-28 从肠系膜根部进行分离

(四) 切断肠管

肠系膜分离完成后,在预定切断的肠段两端,各以一把 kocher 钳自小肠对系膜缘斜行指向系膜缘,使钳与小肠的横轴约成 30°,且钳尾偏向保留段肠管 (图 2-29)。这样,不仅使吻合口径增大,更重要的是可以保证断端的血液循环。再将两端保留段肠管的肠系膜各分离 0.5～1.0cm,使肠壁上无肠系膜脂肪附着。然后,在距 kocher 钳 3～5cm 的健侧各用一把肠钳钳夹肠管。此处肠钳钳夹不宜太紧,以刚好阻止肠内容物通过和肠管切缘无出血为度。分别用干纱布垫于远、近端的 kocher 钳之间,以防止切断肠管时,肠内容物外溢污染腹腔。紧贴两端的 kocher 钳的健侧切断肠管,移去病变肠段和衬垫纱布。吸尽断端肠管的内容物后，用0.5%碘伏棉球擦拭消毒肠腔，准备行肠吻合。

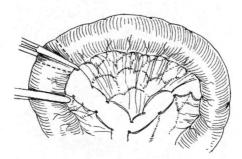

图2-29 kocher钳30°钳夹肠管

六、肠吻合术

吻合方法有端-端、侧-侧和端-侧吻合三种。一般多采用端-端吻合，此种吻合符合生理、解剖。如不能进行端-端吻合时，如吻合口径相差较大可采用端-侧吻合术。侧-侧吻合主要适用于炎性肠病的吻合以保证宽大的吻合口，也用于短路手术。吻合技术包括手工吻合和吻合器吻合两种方式。

（一）手工吻合

1. 端-端吻合

（1）缝合牵引线：将两把肠钳靠拢，主要使两个肠腔对齐，切勿发生扭曲。然后在肠管的系膜缘和系膜对侧，距断端边缘0.5cm各用3-0丝线作两肠管断端浆肌层对合缝合，结扎缝线用止血钳夹住作为定位和牵引用（图2-30）。

（2）后壁全层间断内翻缝合：由肠腔的一侧开始，用缝合针从一侧肠壁的黏膜层穿入，浆肌层穿出，再从对侧肠壁的浆肌层穿入，黏膜层穿出。结扎缝合线，线结打在肠腔内面，同样的方法缝完后壁，缝针的边距和针距以0.3cm为宜（图2-31）。后壁的缝合也可采用单纯连续全层缝合法，缝针先穿过两断端肠管的全层，结扎一次，然后连续缝完后壁，再结扎线尾，此法缝针的边距和针距均为0.2~0.3cm（图2-32）；或者采用连续的锁边式缝合（图2-33），缝针开始与结束的方法与单纯连续缝合法相同，其余的每一针均从前一针的线袢内穿出。

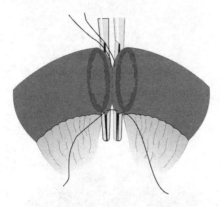

图2-30　缝合牵引线

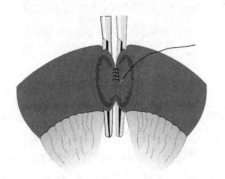

图2-31　后壁全层间断内翻缝合

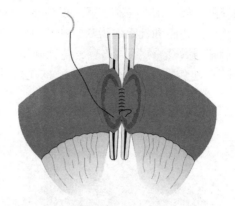

图 2-32 单纯连续全层缝合

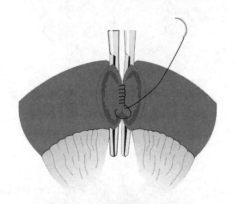

图 2-33 连续锁边缝合

（3）前壁全层间断内翻缝合：缝针由一侧肠壁的黏膜穿入，浆膜穿出，再从对侧肠壁的浆膜穿入，黏膜穿出，缝合线打结于肠腔。浆膜进出针点距离肠管切缘约 0.3cm，黏膜面的进出针应稍靠近切缘，使浆膜多缝，黏膜少缝，以便黏膜面对拢而浆膜面内翻，有利于吻合口的愈合。同样方法缝合第 2针，针距以 0.3cm 为宜，结扎第二针缝线之间剪去上一针缝线。结扎时助手还要配合将肠壁的边缘内翻，使之翻入肠腔而达到肠壁边缘内翻的目的（图2-34）。另外，其他较常用的前壁缝合方法为全层连续缝合或连续全层水平褥式内翻缝合，即Connell缝合。其方法是第一针作肠壁全层单纯对合缝合即从一侧浆膜进针通过全层，对侧黏膜进针浆膜出针，打结之后，距线结0.3~0.4cm的一侧浆膜进针穿过肠壁全层，再从同侧肠壁黏膜进针，浆膜出针引出缝线；缝针达对侧肠壁，同法进针和出针，收紧缝线使切缘内翻。如此连续缝合整个前壁后打结。同侧进、出针点距切缘0.2cm，进、出针点连线应与切缘平行（图2-35）。

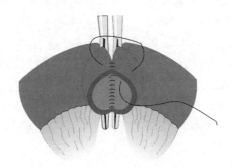

图 2-34　前壁全层间断内翻缝合

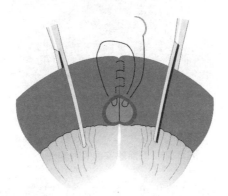

图 2-35　连续全层水平褥式内翻缝合

（4）前、后壁浆肌层间断内翻缝合：完成前后壁全层缝合以后松开肠钳。作前壁浆肌层缝合，较常采用的是间断垂直褥式内翻缝合法（Lembert 缝合）（图 2-36）。其特点是缝线穿行方向与切缘垂直，缝线不穿透肠壁黏膜层。具体缝合方法是从距一侧切缘 0.4~0.5cm 处浆膜进针，缝针经浆肌层与黏膜层之间自同侧浆膜距切缘 0.2cm 处穿出，跨吻合口于对侧距切缘 0.2cm 处浆膜进针，经浆肌层与黏膜层之间自距切缘 0.4~0.5cm 处浆膜穿出，打结后，吻合口肠壁自然内翻包埋。前壁缝合完毕后，将肠管翻面使后壁朝上，以同样方法缝合后壁。浆肌层缝合还可采用间断水平褥式内翻缝合（Halsted 缝合）（图 2-37）或连续水平褥式内翻缝合法（Cushing 缝合）（图 2-38）。Halsted 缝合进出针类似于 Connell 缝合作褥式缝合，缝针仅穿过浆肌层而不是全层，缝线穿行于浆肌层与黏膜层，缝一针打一个结；Cushing 缝合的缝合方法也类似于 Connell 缝合，只是缝合的层次有所不同。这种方法缝针仅穿过浆肌层而不是全层，缝线穿行于浆肌层与黏膜层之间。

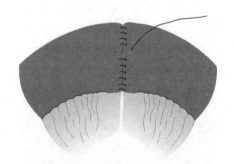

图 2-36　间断垂直褥式内翻缝合

另外，肠管的吻合也可先缝合吻合口后壁浆肌层，继而作后壁全层的内翻缝合，然后完成前壁全层的内翻缝合，最后作吻合口前壁的浆肌层缝合。全层缝合时，也可由后壁中间开始，向两侧进行（图 2-39）。缝线的两端要留等长，缝合方法同前，最后在前壁中间会合。最后一针须穿入肠腔内，以将线结打在肠腔内，即完成全层缝合。

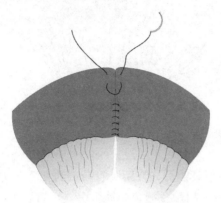

图 2-37 间断水平褥式内翻缝合

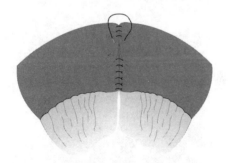

图 2-38 连续水平褥式浆肌层内翻缝合

2. 侧-侧吻合 目前，除在胃肠吻合术后输入段梗阻，或食管空肠吻合术后作侧-侧吻合外，仅在梗阻原因无法去除、患者情况不允许行肠切除或行肠道的 Brown 吻合时，才作侧-侧吻合。

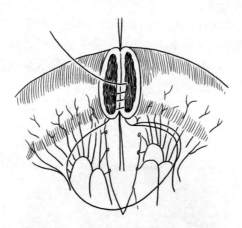

图 2-39 由后壁中间开始行全层缝合

（1）肠管切除后，在距肠管断端约 0.3cm 处的系膜及对系膜缘的肠壁浆肌层各缝合一针牵引线。然后用 3-0 丝线或可吸收线分别作两断端肠管的连续全层缝合，封闭肠腔（图 2-40）。

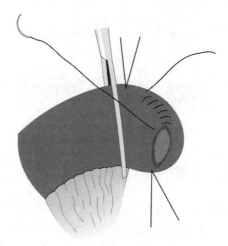

图 2-40 缝闭肠管断端

（2）剪去连续缝合线后，两角（牵引线处）分别作浆肌层半荷包缝合，将两角包埋（图2-41）。

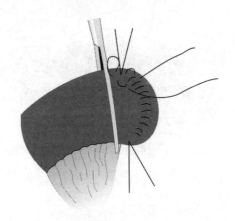

图2-41 半荷包缝合包埋断端上下角

（3）提起两半荷包缝合线，期间用3-0丝线或可吸收线行Lembert缝合，将全层连续缝合线完全包埋入。剪去缝合线，去掉肠钳。

以上三步在多数情况下并不需要（如患者未作肠切除或作肠道的Brown吻合时）。

（4）助手用两把无齿镊由对系膜缘提起小肠，术者用肠钳沿肠管纵轴钳夹被提起的小肠，钳夹的肠管长度8~10cm（图2-42）。同法钳夹另一端肠管，并使两把肠钳朝向同一方向。

（5）将两把肠钳并列在一起，在距被钳夹段小肠的对系膜侧的肠管中线约0.3cm处，用3-0丝线或可吸收线作吻合口的后壁浆肌层间断内翻缝合（图2-43），针距约0.4cm。缝合完毕，将两端缝合线保留作牵引线，剪去其余缝合线。

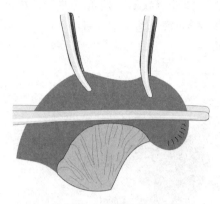

图 2-42 肠钳钳夹肠管

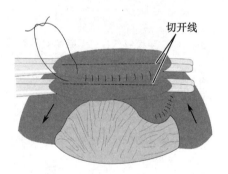

图 2-43 后壁浆肌层间断缝合

（6）用盐水纱布垫于两肠管间并包绕两侧肠管壁，防止切开肠腔时肠内容物污染腹腔。

（7）在距第一针缝合线约 0.5cm 处的对系膜缘肠管中线上，切开两肠管的浆肌层各长约 6cm，再将肠黏膜切一小口，吸尽肠内容物后，沿浆肌层切口剪开黏膜层。0.5%碘伏棉球擦拭肠腔和肠壁后，用 3-0 丝线或可吸收线由吻合口一端开始作吻合口后壁的全层连续缝合。

（8）缝至吻合口的另一端，缝合针由肠腔内穿出肠壁，再由对侧肠壁外穿入肠腔内，拉紧缝合线即可使肠壁内翻（图 2-44）。

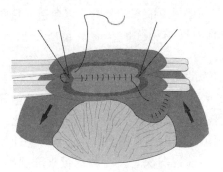

图 2-44　后壁全层连续缝合

（9）采用连续全层缝合或 Connell 缝合法缝合吻合口的前壁内层。每缝一针应拉紧缝合线使肠壁自然内翻。缝至最后一针时，缝合针由肠壁外穿入肠腔内，缝合线与后壁全层缝合线尾打结于肠腔内。

（10）去掉肠钳，作吻合口前壁浆肌层缝合，包埋全层缝合线。

3. 端-侧吻合　一般用于欲吻合肠管的口径相差较大时，或当肠梗阻原因不能去除，需作捷径手术者，以及各种 Y 形吻合术。

（1）肠管切除后，将远段肠管断端封闭并包埋（方法同侧-侧吻合法）。

（2）将近侧肠管断端与远段肠管欲吻合处相靠拢（远段肠管吻合口位置的选取、切开及处理与侧-侧吻合法相同），吻合口周围以盐水纱布衬垫保护。

（3）先间断浆肌层缝合吻合后壁，再间断或连续全层缝合吻合口后壁及吻合口前壁，最后间断浆肌层缝合吻合口前壁（方法同侧-侧吻合法）。

4. 手工吻合的注意事项

（1）应正确判断肠管的活力，尤其当怀疑有大段肠管坏死时，应争取保留尽可能多的肠管，以免造成短肠综合征。

（2）在准备行肠切除时，应行全肠管探查，以免遗漏病变。

（3）应正确决定肠切除范围，应选择于病变远、近两端的健康肠管，要求保留的肠壁应有足够的血液循环。一般应超过明显受累区5cm；如为肠梗阻引起的肠管坏死，根据肠壁水肿的情况，近端切除范围可稍多一些；若为恶性肿瘤，应根据肠系膜淋巴结转移情况决定，距肿瘤近端和远端各切除10cm以上；如病变为多发性，根据病变大小和其间距，酌情分段或一并切除。

（4）要保证吻合口有良好的血液供给，应可清晰看到血管分支供应吻合口；肠管在无肠钳夹闭的情况下，肠管断端切缘应有活动性出血；手指应可扪及肠管断端系膜的动脉搏动；肠管断端处的肠系膜不可分离过多，一般距断端1cm以内，否则易影响吻合口的血液供应。

（5）两端肠腔口径有悬殊时，可加大口径小的肠管断端的切除线的角度，以扩大其口径。若悬殊过大时，则可采用端-侧吻合法行肠吻合。

（6）作侧-侧吻合时，应尽量使吻合口靠近断端，以防盲袢综合征的发生；同样，肠梗阻时尽量不作捷径手术，如果必须作时，吻合口应尽量靠近梗阻部位。

（7）吻合处的缝合过稀或打结太松可直接导致吻合口瘘的发生；缝合针距过密或打结太紧，将影响吻合口的血液供应，导致吻合口不愈，甚至吻合口漏的发生。

（8）吻合口的前、后壁行连续缝合时，不要把缝线拉得过紧，以免造成吻合口狭窄；缝合前壁或加固浆肌层时，注意勿缝合对侧肠壁，以免缝闭肠腔；肠壁边缘内翻不宜过多，以防造成吻合口狭窄。

（9）开放吻合时，应注意止血，进入吻合口的血管均应缝扎，以防发生术后吻合口出血。

（10）术中应注意无菌操作，做好隔离；应用切口保护器保护好腹壁切口；使用无菌巾及盐水纱布垫保护手术野；切开肠管前要用肠钳暂时阻断近、远端肠腔，并用干纱布保护肠管周围；打开肠管后应及时用吸引器吸尽肠内容物；使用碘伏棉球消毒肠管断端及肠腔；肠吻合完毕，应更换所用的器械和手套再进行其他操作。

（二）吻合器吻合

用吻合器行肠吻合手术的方法亦可称为订书机式肠吻（缝）合技术。在胃肠的外科治疗中吻（缝）合器为手术提供了方便，简化了手术操作，缩短了手术时间，减少了组织损伤出血和手术感染机会，加快了组织器官功能的恢复，从而缩短了住院时间。吻（缝）合器技术的应用还可以帮助外科医生在通常条件下单凭手法操作难以实施的手术得以顺利进行，在一定程度上提高了胃肠外科手术的疗效，也为高难度手术及开展新手术和微创手术提供了必要的条件，是当代外科医生应当熟悉和掌握的技术方法。

1. 胃肠吻合器的基本原理　各种缝合器与吻合器都是根据订书机的原理设计的，故总称为 Stapler，即向组织内击发植入两排互相交错的缝钉对组织进行双排交叉钉缝，缝合严密，防止渗漏；由于小血管可以从 B 形缝钉的空隙中通过，故不影响缝合部及其远端的血液供应。所有的缝钉为金属钛或钽制成，与手工缝合线相比，组织反应小；由于缝钉排列整齐，间距相等，缝合松紧度由标尺控制，避免了手工缝合过疏过密和结扎过紧过松，因此保证了组织良好的愈合。

2. 胃肠吻合器的类型与吻合方式　目前，临床应用的缝合器种类及品牌繁多。按照使用次数可分为永久使用型和一次性使用型两类。两类缝合器的结构和功能是相同的，但前者用不锈钢金属制成，可高温高压消毒，和一般手术器械一样，可以长期反复使用，每次更换钉仓即可。后者为硬塑料制成，已用环氧乙烷等消毒包装好，使用一次后即可丢弃。

根据结构和功能的不同，可将各种缝合器归类如下。

（1）线性缝合器（linear stapler）：线性缝合器可将组织进行直线型缝合。将组织放在钉仓和钉砧之间，安置好定位针，根据组织厚度标尺预定好适合的厚度，扳动击发手柄，缝钉驱动器即将两排交错的缝钉植入组织并弯曲成 B 形，和订书机原理一样，牢固地将两层组织钉合封闭。这种缝合器无切割功能，在松开缝合器前，须沿缝合器鹗嘴边缘，切除多余组织和预计要切除的器官，用碘伏消毒断端后，松开和移去缝合器。这种缝合器虽只有一种功能，但应用较为广泛，主要用于支气管、食管、胃、十二指肠、肠、血管等残端的封闭。目前临床应用的线性缝合器如图 2-45 为例，内装有两排呈直线排列的钽钉，无切刀。其长度有 60mm 及 90mm 两种。主要用于缝合关闭胃肠道的残端，为全层外翻式缝合。XF 线型缝合器结构见图 2-45。

线性缝合器行胃肠道残端缝合法的手术步骤：

1）将装配好的线性缝合器尾端螺丝向反时针方向旋转使针座与抵针座分开。夹住肠管预定切断及缝合部位，肠壁应平整，勿折叠。顺时针方向旋转尾端螺丝，使针座与抵针座靠拢，夹紧肠壁（图 2-46）。

2）调整间距。顺时针旋转尾端螺丝夹紧肠壁时注意观察窗口的刻度，将间距调节至 1~2mm，然后以适当的力量捏手柄（亦称"击发"）（图 2-47），至两个手柄靠近且捏不动为止。此时已完成缝合。

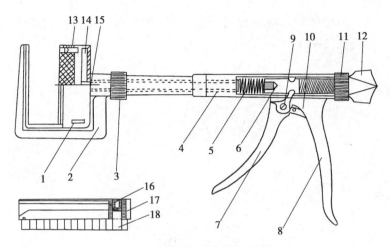

图 2-45 XF 线型缝合器的结构

1：定位钮；2：弓形架；3：紧固螺母；4：外套管；5：复位弹簧；6：滑块；7：左柄；8：右柄；9：鳃轴螺钉；10：保险钮；11：尾翼螺钮；12：调节螺钉；13：塑组件；14：推钉板；15：组件架；16：缝钉；17：钉仓；18：推钉片

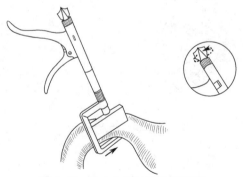

图 2-46 针座与抵针座夹紧肠管

3）用手术刀沿线性缝合器表面切断肠壁，然后以反时针方向旋转尾端螺丝使针座与抵针座分开，去掉线性缝合器，即可见到肠管残端的两排钽钉的缝合线。若残端有出血点，可用细的不吸收线行全层"8"字形缝合止血。完成吻合（图2-48）。

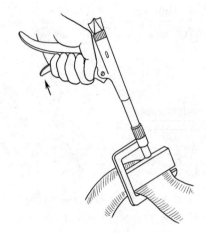

图2-47　击发缝合器

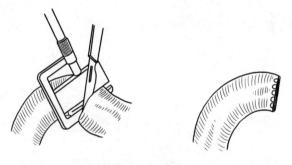

图2-48　完成吻合

（2）环形吻合器（circular stapler）：环形吻合器用于各种腔道的吻合，可以在腔道组织内击入两排环形交叉排列的缝钉，使两层腔道组织缝合在一起，内置的环形刀立即切除多余的组织，形成圆形吻合口，完成腔道的吻合。目前主要用于食管、胃、肠等消化道端-端吻合、端-侧吻合等。根据不同手术部位的需要，又分为直型、弯型、可曲型等不同亚型

（图 2-49、图 2-50）。每型又有大小不同的规格以适应不同口径的消化道。目前，国产环形吻合器有 GF-I 型和 WF-I 型吻合器。美国产品有 Auto Suture EEA 系列和 Ethicon Proximate® CDH 和 SDH 系列产品。

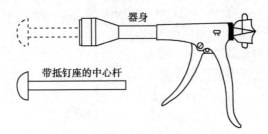

图 2-49　国产 GF-1 管型吻合器主要组件

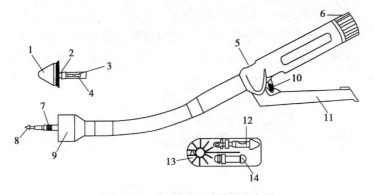

图 2-50　弯轴型消化道管型吻合器

1-抵钉座；2-荷包结扎槽；3-弹簧锁；4-中心杆；5-指示窗；6-调节旋钮；7-橙色结扎区；8-器身穿刺头；9-钉仓套；10-保险杆；11-击发杆；12-辅助穿刺器；13-保护板；14-保护罩

GF-1 型管状吻合器用于吻合的组件呈圆环形，内装有两排呈环形排列的钽钉及一个环形切刀。使用时吻合及切割可同步完成。为适应各部位吻合的需要，GF 吻合部位的外径大小分别为 34mm、31mm、28mm 及 26mm 四种规格；其内径分别

为 21mm、18mm、17mm 及 15mm。外径 34mm 者主要用于直肠
与结肠的吻合，外径 31mm 及 28mm 者一般用于食管及胃肠道吻
合，外径 26mm 者一般用于较小的胃肠道吻合。用 GF 完成的吻
合口为全层内翻式吻合。一次性使用的 SDH 系列轴型吻合器为
单手击发柄，有 21mm、25mm、29mm 和 33mm 四种规格。其基
本结构与可重复使用吻合器相似，只是在生产过程中将切割、
缝合配件预先装镶在吻合器内，免去了在手术中安装、检查的
步骤，拆封后即可使用。由于是一次性使用，吻合器器身以塑
料为材料。缝钉材料为金属钛，其优点是强度高，与组织有更
好的相容性，且对 CT 或 MRI 的扫描图像干扰较小。

环形吻合器行肠吻合术的手术步骤：

1）充分游离用于吻合的肠管及其系膜，使无张力并保持
良好的血运，肠管断端肠壁脂肪垂必须清除，约 2cm。

2）做好荷包缝合线。用于吻合肠管的切断端用不吸收线行
全层绕边连续缝合。一般缝 8~10 针即可，不宜过密（图 2-51）。

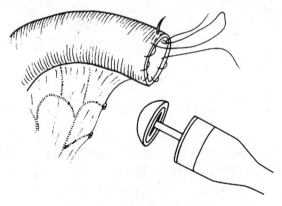

图 2-51　荷包缝合肠管断端

3）将装配好的吻合器头部置入肠腔，再由肠切断端伸
出，旋转尾端螺丝，使针座与抵针座分开，收紧荷包缝合线使
肠壁被结扎于中心杆上并将吻合器针座包绕，再将抵针座置入

另一肠断端，同样收紧结扎荷包缝合线，使肠壁将抵针座包绕（图 2-52，图 2-53）。

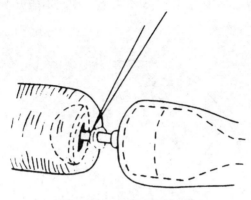

图 2-52　收紧荷包缝合

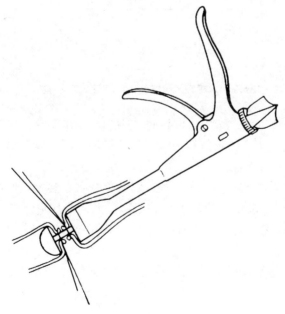

图 2-53　肠壁包绕抵针座

4）顺时针方向旋转尾端螺丝使针座与抵针座靠拢，夹紧两端的肠壁，调节间距至 1~2mm。注意两端肠壁的浆膜面必须紧密相贴，周围的厚度应均匀一致，中间不能夹入其他组织（图 2-54）。

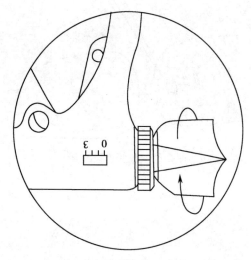

图 2-54　旋转尾端螺丝使针座与抵针座靠拢

5）然后"击发"，此时吻合与切割已同步完成（图 2-55）。

6）逆时针方向旋转尾端螺丝使针座与抵针座分离，从肠腔内取出吻合器。

7）检查吻合口是否完整，同时检查吻合器的环形切刀圈内应有两个被切下的环形肠壁组织。如两个环形肠壁组织完整，表示吻合可靠。完成的吻合口为端-端的全层内翻吻合（图 2-56）。

8）进行端-侧吻合时，对放入吻合器的切口再以线性缝合器关闭。

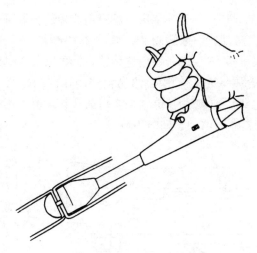

图 2-55 击发完成吻合

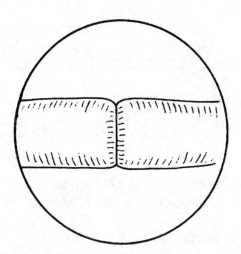

图 2-56 检查吻合口是否完整

（3）线性切割缝合器（linear cutter）：也称侧-侧吻合器（side to side stapler），这种侧-侧缝合器采用横向订书机原理，有两组共四排交替的缝钉，每组双排交替排列，中间有推刀片，可在其间切开。目前临床广泛应用这种缝合器进行胃、空肠侧-侧吻合，肠肠侧-侧吻合，管状胃的制作、不全肺裂离断、肺部分切除等手术。使用这种缝合器可以节省时间，减少出血，吻合质量高；使用侧-侧吻合器制作回肠贮袋，其贮量较徒手缝合为大，贮粪功能较强。目前在临床上使用较多的进口侧-侧吻合器有两种，如图 2-57。

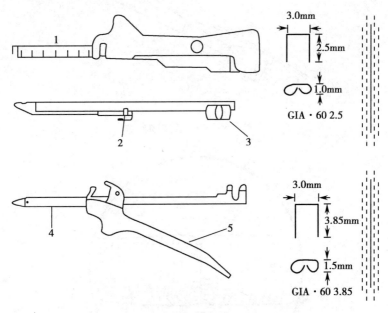

图 2-57　GIA 基本结构及缝钉技术参数

1：钉仓壁；2：组织间隙制钮；3：推刀把手；4：抵钉壁；5：锁杆

线性切割缝合器行肠吻合术的手术步骤：

1）将两段肠管的浆膜层对合，将装配好的线性切割缝合器上、下两片分开，分别插入两段肠管肠腔内，插入的深度为 5cm。

2）将线性切割缝合器上下两片合拢夹住肠壁，调整好方向后扣紧，用手握住线性切割缝合器器身，拇指用力将推杆向前推动，使推片及切刀完全进入针槽及刀槽内，此时已完成了在中间部切开完全吻合（图2-58）。

3）将上下两片松开，取出线性切割缝合器。放入线性切割缝合器的切口可用不吸收线间断缝合或用线性缝合器或线性切割缝合器关闭（图2-59）。

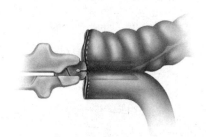

图2-58　线性切割缝合器上下两片合拢夹住肠壁，完成吻合

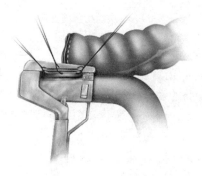

图2-59　关闭残端

（4）荷包缝合器（purse-string device）：主要应用于食管、胃肠外科，有节省手术时间、针距和深度均匀、缝合规范可靠等优点，常与管型吻合器配合使用（图2-60）。尤其在消化道两端行手术时，术野狭窄，徒手荷包缝合费时困难，使用荷包缝合器在一定程度上可以克服上述困难。荷包缝合器由上下两个叶片组成，叶片上均有相对应的带孔凹凸齿槽，钳夹组织时，组织嵌入齿槽内，当用带线直针穿过齿槽孔时便自动做好荷包缝合。目前临床上使用的荷包缝合器分可重复使用的和一次性使用的两种。永久使用型有美国生产的 EH40 荷包缝合器，为金属制品。

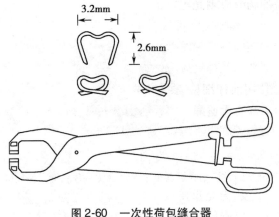

图 2-60 一次性荷包缝合器

3. 吻合器吻合的适应证

（1）最适合应用胃肠吻合器手术的部位：胃肠道的上下两端即食管与胃肠的吻合术和直肠结肠吻合术。因为这些部位的手术视野暴露差，用吻合器手术既简便易行又能保证吻合质量。可以充分发挥订书机式吻合技术的优点。

（2）适合应用吻合器手术的种类：有胃大部切除术 Billroth Ⅰ式或Ⅱ式的重建吻合操作、右半结肠切除回肠与结肠吻合术等。吻合器可以通过胃肠道的切断端进入胃肠腔内来完成吻合操作，不需要另外在胃肠壁上切开，不增加手术创伤。

（3）不需常规应用吻合器手术的种类：如单纯小肠切除吻合、结肠切除吻合等。因为这些手术用手缝法比较简单。如果用 GF 环形吻合器来做吻合还必须增加一个肠壁切口及缝合口，反而会增加创伤及复杂性。用 XF 残端缝合器可以行结肠端-端外翻吻合，但也显得操作烦琐。

4. 吻合器吻合的注意事项

（1）根据所拟定的手术种类和操作步骤以及术中具体解剖生理情况，选择适当的缝合器。

（2）用于吻合的胃肠道应充分游离、无张力、血运良好，吻合部位的肠壁应剥光约 2cm。

（3）外科医师应掌握缝合器的基本工作原理，熟悉各类型缝合器的结构性能，掌握其正确的操作方法，严格遵守其操作规程，会装卸及排除故障。

（4）使用前仔细检查缝合器是否完好无损，有无缝钉缺失，塑料刀座有无遗漏，如有问题应更换完好的缝合器。

（5）对缝合的器官要有适当的解剖准备，充分游离，达到可放置缝合器部件的基本要求，以免对周围器官组织造成损伤或缝合。

（6）荷包缝合是重要的步骤。缝合要包括全层肠壁组织，尽量靠边缘，以避免收紧结扎荷包缝合线时围绕于中心杆的组织过多，影响肠壁组织的对合；在收紧结扎荷包缝合线时还必须使肠壁组织均匀地分布于中心杆的四周，以防止组织拥挤在一起导致钉合及切割不全。

（7）调节间距要适当：一般以 1~2mm 为宜。如间距超过 2.5~3mm，如肠壁明显水肿，应放弃这种吻合方式，因为这个厚度已超过了钽钉成型为 B 形的范围，不能达到有效的缝合。

（8）收紧吻合器至击发前，应该等待 15~30 秒，以减少吻合后吻合口出血。

（9）"击发"完成吻合后取出吻合器时动作要轻柔，防止撕裂吻合口。再松开尾端螺丝后将吻合器边转动边后退即可取出。应仔细检查被缝合的器官组织，有无遗漏、出血和不应有的损害，确定缝合效果满意。如不满意，应作适当处理。

（10）对可能出现的缝合器故障和意外情况应有充分的估计，并对需采用的补救措施有充分的准备。

七、检查吻合口及关闭系膜裂孔

1. 检查吻合口　用手轻轻挤压两端肠管，观察吻合口有无渗漏，如有渗漏可加缝补针。然后用双手拇指和示指轻轻对指挤捏吻合口，检查吻合口是否通畅及其直径大小，以能通过拇指末节为宜（图2-61）。

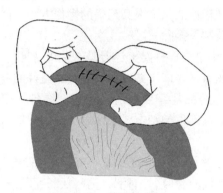

图2-61　检查吻合口

2. 关闭系膜裂孔　用3-0丝线间断缝合肠系膜切缘，关闭系膜裂孔，缝针不宜过深，以免结扎或刺破系膜血管形成血肿，进而可能影响吻合口的血液供应（图2-62）。检查肠管及腹腔内无出血后，将肠袢按自然顺序还纳腹腔。

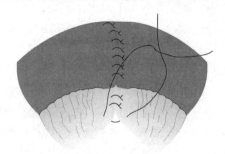

图2-62　缝合系膜裂孔

3. 清点手术器械无误后，逐层关闭手术切口，结束手术。

（孟文建）

第十二节 阑尾切除术及相关知识

【阑尾解剖】

阑尾常始于盲肠内后侧约距回肠末端 1.7cm 处。盲肠位于髂腰肌和股神经的前方，腹壁、大网膜和盘曲的小肠的后方，其根部为盲肠结肠带汇合之处，故顺着结肠带可以找到阑尾。阑尾常有 5 种典型的位置：①盲肠后位，阑尾可以游离或固定在结肠后；②盆位；③盲肠下移到右下方；④回盲部上移到回肠左上方；⑤回肠后位。阑尾位置经常变异，但主要以前两种最常见。阑尾系膜来源于末端回肠的肠系膜，分布于回盲部，其内包含阑尾动脉。

阑尾的血供来源于回结肠动脉，起始于回肠的动脉分支或盲肠的动脉分支，该动脉通常为单支（图 2-63），但也可以是双支。阑尾静脉通常与阑尾动脉伴行，最后汇入回结肠静脉。

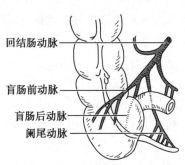

回结肠动脉

盲肠前动脉

盲肠后动脉

阑尾动脉

图 2-63 常见的阑尾血液循环

【手术适应证】

急性阑尾炎是外科常见的疾病，阑尾切除术是最普通的外科手术之一。其适应证包括：

1. 化脓性或坏疽性阑尾炎。

2. 复发性阑尾炎。

3. 阑尾炎穿孔。

4. 阑尾脓肿。

5. 老年、小儿及妊娠期阑尾炎。

6. 阑尾周围脓肿非手术治疗无效者。

7. 慢性阑尾炎反复发作者。

8. 蛔虫性阑尾炎。

【术前准备】

1. 对于腹胀明显的患者，术前需要行胃肠减压。

2. 对于感染较重的患者，常规使用抗生素。

3. 对于妊娠期阑尾炎，应该适当使用保胎药。

4. 对于阑尾炎合并穿孔者，术前不能灌肠。

5. 对于病情较重的患者，需要纠正水电解质紊乱。

【手术步骤】

阑尾的切口通常选择在麦氏点（髂前上棘和脐连线的中外 1/3 处），但需要视病情而选择切口。寻找盲肠为阑尾切除的第一步，如果盲肠不能在正常位置找到，需要考虑其可能为下降不全或旋转至其他处。当找到盲肠后，沿其结肠带可以找到阑尾的根部（总是位于盲肠结肠带的汇合处）。

1. 仰卧位。

2. 常用切口

（1）右下腹斜切口：此切口肌肉交叉，愈合较牢靠，不易形成疝，且距离阑尾最近，便于寻找。

（2）右下腹经腹直肌切口：便于延长扩大切口，更易暴露阑尾，对于诊断不肯定或估计腹腔内粘连严重不易操作时，常选择此切口，但较易形成切口疝。

（3）妊娠期切口：阑尾位置通常会被妊娠期子宫向上外

侧偏移,故切口需要向上外偏移。

3. 以右下腹斜切口为手术切口说明。

(1)顺纤维方向切开腹外斜肌腱膜。

(2)用两把弯钳分开腹内斜肌、腹横肌,并插入两把拉钩,有时腹横肌下有层腹膜外脂肪层,需要将其推开暴露腹膜。

(3)提起腹膜,用手术刀或剪刀开一小口,钝性分离后插入合适的皮肤拉钩。

(4)寻找盲肠阑尾,盲肠的色泽通常较小肠灰白,且有结肠带及脂肪垂,找到盲肠后,用湿纱布将盲肠拉出道切口外,顺结肠带找到阑尾,有时需要将前方的小肠或大网膜推开,方可找到盲肠、阑尾。

(5)处理系膜,尽量在腹壁外进行,如有困难需要在腹腔内施行时,应用纱布保护腹壁各层,以防污染。钳夹游离阑尾系膜,将盲肠回纳腹腔,在系膜根部穿一小孔,拉过两根4号丝线,在上下距离0.5cm左右处各扎一道后切断系膜(图2-64 A)。

(6)结扎阑尾系膜后,提起阑尾,围绕阑尾根部在距离阑尾根部0.5~0.8cm处的盲肠壁上,作一荷包缝合,暂不收紧(注意每针均应深及肌层,但勿穿入肠腔内)(图2-64 B),并于阑尾根部夹两把钳,松开底部的钳后使用0号肠线结扎两道。

(7)紧贴阑尾根部夹紧的钳下面,切断阑尾(图2-64 C)。

(8)消毒阑尾残端,助手用左手持无齿镊提起荷包缝线线头对面的盲肠壁,将阑尾残端推进盲肠腔内,同时术者收紧荷包缝线,使残端埋入荷包口(图2-64 D)。急性阑尾炎合并局限性或弥漫性腹膜炎,感染及污染重的;阑尾处理不满意,有可能发生残端裂开的;阑尾周围脓肿切开后,均需要腹腔引流。最常用香烟卷引流,术后2~3天予以拔除。

（9）局部冲洗后使用肠线或合成的可吸收线缝合各层，切开污染重的，腹膜外间隙应置香烟卷引流或胶管引流，腹壁各层仅做疏松缝合，以便引流。

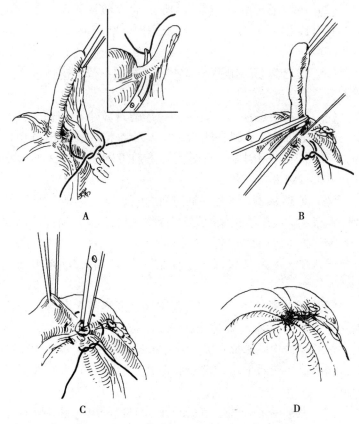

A

B

C

D

图 2-64　阑尾切除术（系膜处理，包埋阑尾）

【术后并发症】

1. 切口感染。

2. 腹膜炎或腹腔脓肿。

3. 粪瘘。

4. 出血。

5. 阑尾残株炎。

6. 门静脉炎。

（夏 霖）

第十三节 耻骨上膀胱穿刺 造瘘术及相关知识

【目的】

暂时或永久引流尿液，解除梗阻或转流尿液，用于尿路疾病病因诊断及外科治疗。

【适应证】

1. 暂时性膀胱穿刺造瘘术

（1）梗阻性膀胱排空功能障碍所致的急性或慢性尿潴留，如前列腺增生、尿道狭窄、尿道结石等。

（2）阴茎和尿道损伤，或尿道整形手术后，暂时不能由尿道排尿。

（3）膀胱手术后，需暂时引流尿液，使膀胱处于空虚状态，确保其不出现尿外渗，愈合良好。

（4）妇科或外科手术后短时间引流尿液。

（5）经尿道前列腺电切术时，用以建立出水通道，进行冲洗和减压。

（6）化脓性前列腺炎、尿道炎、尿道周围脓肿等，暂不宜由尿道排尿。

（7）穿刺抽吸尿液，可做涂片、培养、细胞学和生化学检查。

2. 永久性膀胱穿刺造瘘术

（1）神经性膀胱功能障碍，残余尿量大，无法长期留置导尿管，或采用清洁间歇导尿者。

（2）前述各种疾病因身体条件不能耐受手术者。

（3）因尿道肿瘤行全尿道切除者。

【禁忌证】

1. 膀胱空虚，术前无法使之充盈。

2. 有下腹部及盆腔手术史，穿刺膀胱估计有损伤腹腔脏器的危险。

3. 膀胱内充满血块或黏稠脓液，穿刺造瘘管周径小，不能满意引流。

4. 患有出血性疾病或凝血功能障碍。

5. 膀胱挛缩。

6. 过于肥胖，腹壁太厚。

【相关解剖】

膀胱充满时约 500ml，呈卵圆形。空虚的膀胱呈四面体型，顶面、两个下侧面及后侧面，顶面有尖部连接脐尿管，后侧面最低点为膀胱颈。

膀胱的顶面覆盖着腹膜。在前方，腹膜疏松地覆盖在膀胱前壁上（图 2-65）。当膀胱充盈升到真骨盆以上时，腹膜与膀胱前壁可分开。所以可以经耻骨上行膀胱造瘘术而不会进入腹腔。在膀胱后面可达精囊水平，并与覆盖直肠前壁的腹膜汇合形成直肠膀胱陷凹（图 2-66）。

在膀胱的前下方及两侧与骨盆壁之间有耻骨后及膀胱周围的脂肪及疏松组织起到缓冲作用。这一潜在的腔隙可以通过分开腹横筋膜进入盆腔脏器，在后方最远可及髂血管及输尿管。膀胱基底部与精囊、输精管壶腹肌输尿管末端相邻。膀胱颈位于输尿管开口的中间，距耻骨联合中点 3~4cm。膀胱颈被盆腔筋膜牢固地固定并与前列腺相连，与膀胱及直肠相比，其位置可移动的范围很小。

在女性，覆盖在膀胱顶壁的腹膜在子宫表面反折形成膀胱子宫陷窝（图 2-67）。阴道及子宫位于膀胱和直肠之间，所以

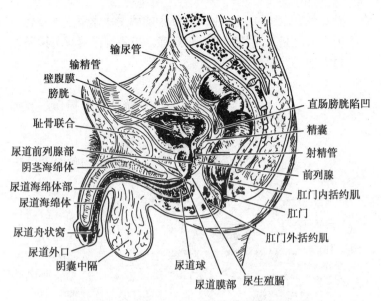

图 2-65 男性膀胱的形态和毗邻（收缩状态时）

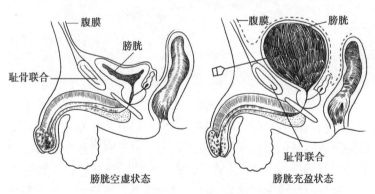

图 2-66 耻骨上膀胱穿刺时膀胱与腹膜的关系

膀胱及尿道走行在阴道前壁。由于阴道前壁牢固地固定在肛提肌上，当盆膈收缩时（例如当腹内压增高时）膀胱颈会抬高并被拉向前方。在许多有压力性尿失禁的女性患者，膀胱颈可降到耻骨联合以下。在婴儿，真骨盆较窄，膀胱颈位于耻骨联合以上。膀胱是真正的腹膜内位器官，当膀胱充盈时可达脐水平，青春期时膀胱下降到真盆腔。

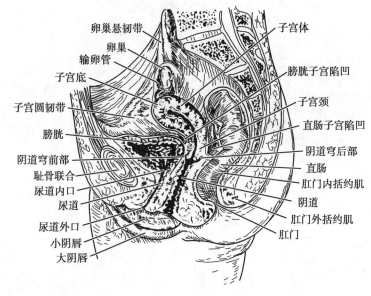

图 2-67　女性膀胱的毗邻

膀胱的动脉分膀胱上动脉、中动脉和下动脉，膀胱上下动脉起自髂内动脉前干，中动脉起自髂内动脉。还有来自闭孔动脉和臀下动脉的膀胱支。在女性还有来自子宫动脉和阴道动脉的分支（图 2-68）。膀胱的静脉并不与其动脉伴行，在膀胱壁内或其表面构成丰富的静脉丛，这些静脉在膀胱的下外侧和前列腺的两侧形成膀胱静脉丛或膀胱前列腺静脉丛，该静脉丛注入髂内静脉。膀胱静脉丛向后与直肠静脉丛交通，而女性则与子宫阴道静脉丛交通。

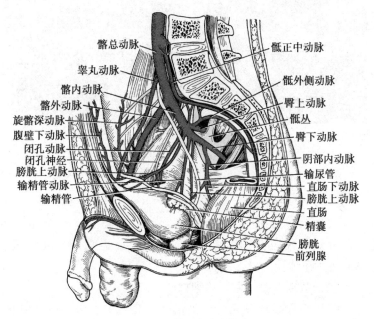

髂总动脉
睾丸动脉
髂内动脉
髂外动脉
旋髂深动脉
腹壁下动脉
闭孔动脉
闭孔神经
膀胱上动脉
输精管动脉
输精管

骶正中动脉
骶外侧动脉
臀上动脉
骶丛
臀下动脉
阴部内动脉
输尿管
直肠下动脉
膀胱上动脉
直肠
精囊
膀胱
前列腺

图 2-68　膀胱的动脉供应

【术前准备】

耻骨上膀胱穿刺造瘘有很多方式，主要区别在于所使用的穿刺套件及引导系统不同。微创技术的普及伴随着外科器械的不断更替，膀胱穿刺套件越来越趋于精细化。同时，包括 B 超及膀胱软镜在特定患者中具有重要作用。

1. 器械及物品准备　静脉切开包（或泌尿外科小手术包）、膀胱穿刺造瘘套件（图 2-69）、导管、口罩、帽子、手套、腹带、治疗盘（络合碘、棉签、胶布、局麻药）。必要时备超声检查，在其引导下进行穿刺。此外，应备好急救药品（肾上腺素、阿托品等）。

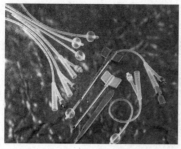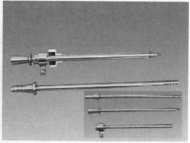

图 2-69 不同的穿刺套件

2. 医生准备

（1）环境消毒。

（2）核对患者。

（3）了解病史、病情，测血小板、凝血功能，测血压、脉搏等生命体征。

（4）清洁双手，戴口罩和帽子。

（5）与患者进行充分交流沟通，交代手术必要性，缓解患者焦虑，取得患者合作，并签署手术同意书。

3. 患者准备

（1）如患者尚存在或部分存在控尿功能，可嘱其暂不排尿，使膀胱充盈后进行穿刺。

（2）如为尿潴留患者，可根据膀胱内积存尿液量进行穿刺。

（3）如为留置导尿患者，可在严格无菌操作下，经导尿管灌注生理盐水使膀胱充盈后进行穿刺。

（4）局部皮肤准备，刮除操作区域体毛。

4. 术前沟通，签署手术同意书。

（1）向患者说明手术的必要性：对于因疾病不宜由尿道排尿而需进行尿道手术，或膀胱排空障碍，由尿道插入导尿管失败的患者，应进行膀胱穿刺造瘘引流尿液。此外，如果患者病情需要长期通过导管引流尿液，尤其是男性患者，留置导尿管感染概率较高，应考虑性膀胱穿刺造瘘术。

（2）向患者说明手术的风险。

1）麻醉意外。

2）穿刺失败，或因出血等原因，需进行开放手术安置造瘘管。

3）发生心、脑血管意外，严重者可能危及生命。

4）意外损伤肠管，需手术修补，或进行肠道腹壁造口等处理。

5）术中、术后出血，严重者需输血，或开放手术止血、安置造瘘管。

6）尿路及穿刺伤口感染。

7）导管引流不通畅，需重新安置。

8）导管掉落、脱出。

9）拔掉造瘘管后造瘘口漏尿，长期不能愈合。

（3）患者本人或授权其亲属签字。

【操作步骤】

1. 准备及检查。

（1）检查患者腹部体征，是否有腹部手术后遗留瘢痕。

（2）视、触、叩诊检查膀胱充盈情况。

2. 患者取平卧位。

3. 穿刺点 为耻骨联合上方 1~2 横指，或 2cm。

4. 消毒麻醉 操作者清洁洗手，衣帽、口罩穿戴整齐，常规消毒皮肤，直径 15cm；戴无菌手套，铺消毒洞巾，自穿刺点皮肤向深部垂直注射局部麻醉药（2%利多卡因）逐层局部浸润麻醉。

5. 试穿刺 麻醉药注射后可直接利用注射针垂直向深部刺入，并试抽尿液，注意观察刺入深度。

6. 切开皮肤 于穿刺点做一个 1cm 长的皮肤切口，深度应切开腹白线。

7. 穿刺　使用穿刺套件（带有针芯的套管针）按注射器回抽有尿的垂直方向及深度位置小心匀速刺入，进入膀胱后有落空感，侧孔或退出针芯后有尿液流出，即可退出针芯，插入相应粗细的导管，确认其进入膀胱后，退出套管，使导管保留在原位（图 2-70）。

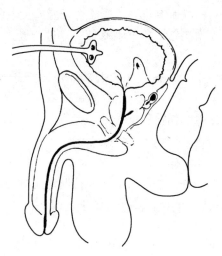

图 2-70　耻骨上膀胱穿刺造瘘示意图

8. 引流尿液送检。

9. 连接导管与引流袋。

10. 用丝线缝合伤口，并固定导管。

11. 包扎伤口。

12. 记录引流尿液量。

13. 术后沟通，再次检查患者生命体征及局部导管情况，并告知患者注意事项。

（1）适量多饮水。

（2）保持造瘘管通畅，造瘘口清洁。

（3）如出现出血、尿液混浊，或局部有尿液渗出、分泌物、红肿等情况，应及时报告医生。

（4）不要牵拉造瘘管，以防脱落；如造瘘管脱出掉落，不要自己盲目插管，应尽快到医院重新插管或进行其他处理。

（5）如需长期留置导管，术后 3 周时首次更换，以后 4～6 周更换 1 次。

【注意事项】

1. 术中密切观察患者 如发现头晕、恶心、心悸、脉速等，应停止操作，做相应处理。

2. 如患者有腹部手术史，尤其是下腹部有瘢痕，应注意询问病史及手术情况，避免腹膜或肠管位置较低、存在粘连等情况下，导致穿刺损伤。

3. 可在术前进行 B 超检查，了解穿刺径路是否有肠管等，穿刺亦可在 B 超引导下进行。

4. 严格无菌操作，防止感染。

5. 局部麻醉药一般使用 2% 利多卡因；如需使用普鲁卡因时，术前应皮试。

6. 事先准备并检查好穿刺造瘘套管针，建议两手握针，右手持穿刺针顶端，左手持有尿液深度的部位抵住腹壁，以防突然用力过猛导致失手穿入太深而伤及膀胱底部、三角区甚至直肠等。

7. 引流管粗细应适当，以恰好可通过穿刺套管为宜；可使用气囊导尿管，穿刺成功后气囊注水，以发挥固定作用：牵拉尿管后气囊贴于膀胱前壁并堵塞膀胱瘘口，避免了造瘘管脱出和尿外渗。

8. 应分次间断缓慢放尿，避免膀胱突然排空导致出血，或使心血管功能不全的患者发生休克等。

9. 导管应连接清洁容器，并定期更换。

10. 注意观察是否出现腹膜炎症状体征，如恶心、呕吐、腹痛、明显腹膜刺激征等，必要时进行腹部 X 线平片、腹腔穿刺等检查，以排除意外损伤。

11. 引流不畅或漏尿 首先检查导管是否堵塞，再适当调整导管位置。漏尿严重时，置负压吸引。

12. 应注意引流导管的位置，过深可能刺激膀胱三角区，过浅则可能使引流管前端位于膀胱外，导致引流不畅。造瘘管或血块刺激膀胱三角区及膀胱底部时，表现为阴茎头和尿道外口反射痛、尿频、排尿用力及耻骨上区疼痛，应在术中注意调整导管位置，正确缝合和止血。出现这种情况，可给予解痉剂，低压冲洗膀胱，调整导管位置。

13. 局部伤口感染，可酌情应用抗生素，并注意定期更换敷料。

14. 可使用生理盐水冲洗膀胱，以预防尿垢沉积、影响尿液引流、继发感染和结石。

【并发症及处理】

1. 出血 因穿刺针损伤膀胱前静脉或膀胱壁血管所致。一般较轻，多可自行消失。血尿明显时，先除外膀胱内出血。术后注意保持尿流通畅，注意观察尿液改变。如有严重的血尿，可适当应用止血药物，必要时手术处理。

2. 低血压和膀胱内出血 对于尿潴留 500ml 以上的老年人，避免引流过快。否则，可以引起低血压及膀胱内出血。一次引流尿液不要大于 500ml。

3. 膀胱痉挛和膀胱刺激症状 表现为阴茎头或尿道外口反射痛、尿频、尿急及耻骨上区疼痛。系因膀胱内炎症、造瘘管刺激膀胱三角区及膀胱底部致膀胱经常处于无抑制收缩状态。可予以口服酒石酸托特罗定、索利那新等解痉剂。必要时可调整造瘘管位置。

4. 尿液引流不畅或外漏 可能是造瘘管因血块、脓块阻塞或引流管位置不当，过深或过浅所致。亦或因术后膀胱痉挛致膀胱内压力过大，尿液从导管周围溢出。可及时予以冲洗，或调整造瘘管位置，必要时可更换导管，严重时可置管负压吸引。

5. 脏器损伤　多发生于有下腹部手术史者，故对有此病史者应谨慎，注意穿刺部位与方法，掌握适应证与禁忌证。若有此并发症发生，需及时手术处理。

6. 感染　与留置造瘘管的时间有关，长期留置造瘘管达1个月，有报道感染发生高达90%以上。多饮水，保持造瘘管的通畅，定期更换造瘘管，避免尿液反流等有助于减少感染的发生。若为症状性尿路感染，需使用敏感抗生素。

7. 结石　长期留置造瘘管及感染是继发膀胱结石的主要原因。结石较小，一般附着于造瘘管，可以和造瘘管一起拔出；结石较大者，需手术处理。多饮水，有助于预防结石形成。

（罗德毅）

第十四节　拔甲术及相关知识

【相关解剖】

指（趾）甲由甲板、甲床和周围的附属组织3部分构成。甲板分为甲体及甲根（图2-71），后者被甲上皮及近端甲皱覆盖。甲床被甲板覆盖，向内延伸到甲根的基底组织是甲的生长区（图2-72）。甲床向两侧皮肤移行处形成甲沟。甲板紧密地黏附于甲床，甲床在甲的生长中也相当重要。

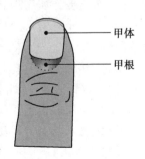

图2-71　甲板示意图

甲体

甲根

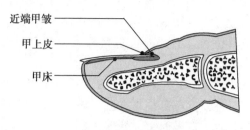

近端甲皱

甲上皮

甲床

图 2-72 甲床示意图

【适应证】

1. 甲沟炎形成甲下脓肿。

2. 嵌甲。

3. 甲下肿瘤或异物的切除。

4. 外伤或畸形的指（趾）甲修整。

5. 指（趾）甲癣，药物或局部治疗无效。

【物品准备】

消毒用品、2%利多卡因、纱布、凡士林纱布、胶布、5ml 空针、注射用生理盐水、手套、拔甲包（刀柄及尖刀片、剥离器 1 把、直式止血钳 2 把、洞巾 1 块、止血带）。

【术前准备】

1. 准备操作所需物品器械。

2. 对严重感染、全身情况衰弱者，应注意改善全身情况，提高身体抵抗力，糖尿病患者需控制血糖。

3. 采用橡皮筋套扎指（趾）止血；必要时止血带控制止血，使手术野清晰，保证手术安全。

4. 沟通以取得患者合作，并签署手术知情同意书。

5. 完善术前血常规及凝血检查，明确凝血功能正常。

【操作步骤】

1. 术前向患者说明手术目的，消除其顾虑，清洁双手，完成物品准备。

2. 患者体位　取仰卧位上肢外展，或取坐位，患肢置于托架上。

3. 手术野消毒　消毒范围包含患肢手（足），跨腕（踝）关节；手术者戴手套并覆盖无菌洞巾。

4. 指（趾）根两侧用 0.5%～2% 利多卡因做神经阻滞麻醉，可在甲根处做局部浸润麻醉，不可加用肾上腺素，以免小动脉痉挛，造成指（趾）血运障碍。

5. 麻醉满意后，术者用左手拇指和示指捏紧患指（趾）两侧，控制出血，用尖刀分离甲根部和两侧皮肤（图 2-73）。

6. 将剥离器由甲板与甲床之间插入，向两侧切割分离，分离时紧贴甲板，切勿伤及甲床（图 2-74）。

7. 用血管钳夹紧指（趾）甲，按水平方向抽拔，拔出的指（趾）甲应检查是否完善，特别是基部两角。

8. 用凡士林纱布覆盖甲床，纱布包扎创面。

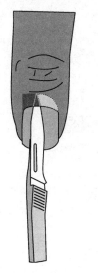
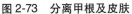
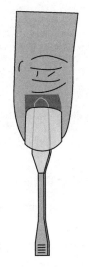

图 2-73　分离甲根及皮肤　　　图 2-74　分离甲板

【注意事项】

1. 用尖刀分离甲上皮时，应注意不要使其损伤，以免日后从甲上皮生出的指甲永久畸形。分离甲床面时，应紧贴指（趾）甲，注意不要损坏甲床组织。

2. 拔甲后，如甲床不平整，宜用刀刃将其轻轻刮平，以免日后新生的指甲高低不平。为防止损伤甲床，也可在以刀分开指甲尖端的甲床后，用蚊式止血钳插入间隙，在分开止血钳时即可使指甲脱离甲床。

【术后处理】

1. 每2~3天换药1次　换药时如无感染，创面干燥，可不更换凡士林纱布，碘伏消毒后再次敷料包扎即可。更换凡士林纱布前可用等渗盐水浸泡10分钟使其与甲床分离，避免出血。

2. 术前存在感染症状者可服用抗生素3~5天。如为真菌感染，待创面干燥后，用抗真菌药物软膏如硝酸咪康唑等外涂2~3周。

3. 待红肿消退，疼痛减轻后，即应开始作指（趾）功能锻炼，以免肌腱粘连、瘢痕挛缩而造成功能障碍。

（马　钦）

第十五节　体表肿瘤与
肿物的处理及相关知识

体表肿瘤是指来源于皮肤、皮肤附件、皮下组织等浅表软组织的肿瘤。根据肿瘤类型的不同，处理有不同的要求。

【目的】

1. 诊断　确诊体表肿瘤或肿物的性质。

2. 治疗　切除肿瘤或肿物以解决其所引起的局部压迫或不适症状，特殊部位如面部手术可满足患者对美容的要求。

【适应证】

全身各部位来源于皮肤、皮肤附件、皮下组织等浅表软组织的良性肿瘤，如纤维瘤、脂肪瘤、血管瘤以及体表肿物，如皮脂腺囊肿、表皮样囊肿、皮样囊肿等。

【物品准备】

1. 治疗车　车上载有切开缝合包（含治疗盘、治疗碗、无菌巾、洞巾、布巾钳、刀片、刀柄、小血管钳、组织钳、有齿镊、组织剪、3/0 号线、4/0 号线、中圆针、三角针、持针器、纱布、弯盘）、消毒用品（碘酒、酒精或聚维酮碘）、局麻药（2%利多卡因 10ml 或 1%普鲁卡因 10ml）。

2. 口罩、帽子、5ml 或 10ml 注射器 1 个、无菌标本瓶 1 个、无菌手套 2 副、胶布、90%乙醇或 5%甲醛溶液、生理盐水、抢救车。

【术前准备】

1. 准备操作所需物品器械。

2. 对严重感染、全身情况衰弱者，应注意改善全身情况，提高身体抵抗力，糖尿病患者需控制血糖，必要时可预防性使用抗生素。

3. 完善术前凝血常规、血常规检查，确认凝血功能正常。

4. 沟通以取得患者合作，并签署手术知情同意书。

【操作步骤】

1. 术前向患者说明手术目的，消除其顾虑，清洁双手，完成物品准备。

2. 患者体位　取体表肿瘤或肿物最易暴露体位或患者舒适体位。

3. 手术野消毒铺巾　术者洗手，戴好无菌手套，在消毒小杯中分别放入棉球，助手协助倒入聚维酮碘溶液；术者戴无菌手套，用聚维酮碘消毒手术区域 2 遍（手术区域周围 30cm，由内向外）；无菌孔巾中心对准操作区域。

4. 麻醉　沿表浅肿瘤周围皮下，利用利多卡因作区域阻滞麻醉，皮肤切口线可加用皮内麻醉（图 2-75）。

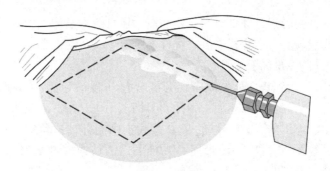

图2-75 麻醉

5. 切除肿瘤或肿物。

（1）根据肿瘤大小不同，采用梭行或纵行切口（应平行皮纹方向，避开关节等部位）切开皮肤（图2-76）。

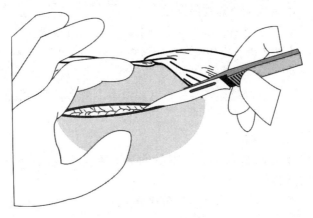

图2-76 切开皮肤

（2）切开皮肤后，用组织钳将一侧皮缘提起，用剪刀沿肿瘤或肿物包膜外做钝性或锐性的分离（图2-77）。

（3）依同法分离肿瘤或肿物的另一侧及基部，直到肿瘤或囊肿完全摘除。如果是腱鞘囊肿，需将囊肿连同其茎部的病变组织以及周围部分正常的腱鞘彻底切除，以减少复发机会。

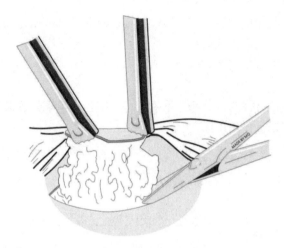

图 2-77　分离肿瘤或肿物

6. 缝合切口　除肿瘤或肿物较大、较深或合并炎症之外，一般不放置引流。

7. 标本处理　记录位置、外形、大小、硬度、性质与周围组织粘连情况、关系等，将标本置于 90% 乙醇或 5% 甲醛溶液中，送病理检查。

【注意事项】

1. 检查肿瘤时要轻柔，避免挤压和反复多次检查。

2. 切口选择适当，以能充分显露视野为原则，不能因切口过小而过分牵拉或挤压肿瘤。

3. 切除术严格遵循无瘤原则。

4. 标本切除后应及时检查，查看肿瘤是否已全部切除，边缘有无残留，必要时可进行快速冷冻病理检查。

【术后处理】

1. 密切观察伤口出血情况，出血少可加压包扎，出血多可打开再次止血。

2. 每 2~3 天更换敷料 1 次，如观察到有局部感染征象，可行局部热敷，必要时行伤口引流；根据手术区血运情况，多于术后5~7天拆线。

3. 术后如有全身毒血症状，需切口通畅引流及应用抗生素。

4. 若切除的肿物或肿瘤性质为恶性，需再次手术扩大切除范围或行相关后期治疗。

5. 对患者给予适当的心理支持治疗，解除其心理负担。

（马 钦）

第十六节 颈部肿物的检查方法及相关知识

一、概 述

颈部肿物的病理类型可分为炎症、肿瘤、先天畸形等，疾病的持续时间依次逐渐增加，从数天至数十年不等。对颈部肿物的理解可从解剖、病理生理、检查手段等方面入手。

（一）颈部解剖

颈部以胸锁乳突肌前缘和斜方肌前缘为界，可分为颈前、颈侧和颈后三个区。颈前区为两侧胸锁乳突肌前缘的部分：以舌骨为界又分为颌下颏下区和颈前正中区。颈侧区为胸锁乳突肌前缘和斜方肌前缘的部分，其又分为胸锁乳突肌区和颈后三角区，颈后三角区又被肩胛舌骨肌分为肩胛舌骨肌斜方肌区和锁骨上窝。颈后区为两侧斜方肌前缘后方部分。

舌骨、甲状软骨和环状软骨位于颈部的中心部位。甲状腺通常在甲状软骨下方气管两侧触及。腮腺位于双颈侧区的耳前区。每个腮腺尾部延伸到下颌角下方。颌下腺位于胸锁乳突肌，二腹肌的后腹和下颌骨体围成的三角形内。

淋巴结遍布头颈区域，并且是颈部肿物好发部位。颈淋巴结的位置可分为六个区，根据淋巴结分区，可以在一定程度上推测问题的来源。

Ⅰ区（level Ⅰ）包括颏下及颌下淋巴结。Ⅱ区（level
Ⅱ）为颈内静脉淋巴结上组，起自颅底至舌骨水平，前界为
胸骨舌骨肌侧缘，后界为胸骨锁乳突肌后缘。Ⅲ区（level Ⅲ）
为颈内静脉淋巴结中组，自舌骨水平面至肩胛舌骨肌与颈内静
脉交叉处，前后界同Ⅱ区。Ⅳ区（level Ⅳ）为颈内静脉淋巴
结下组，自肩胛舌骨肌与颈内静脉交叉处至锁骨上，前后界同
Ⅱ区。Ⅴ区（level Ⅴ）为颈后三角淋巴结，包括锁骨上淋巴
结，前界为胸锁乳突肌后缘，后界为斜方肌，下界为锁骨。Ⅵ
区（level Ⅵ）为颈前间隙淋巴结，亦称内脏周围淋巴结，包
括咽后淋巴结、甲状腺周围淋巴结、环甲膜淋巴结及气管周围
淋巴结。两侧界为颈总动脉，上界为舌骨，下界为胸骨上窝。

颌下三角区的组织主要是颌下腺、腮腺和淋巴结，故该区
内的肿物累及淋巴结者，主要是颌下淋巴结的炎性肿大或口、
舌及鼻咽等处的癌转移，后者不仅硬度高，且可查见原发病
灶。颌下腺本身的病变以炎性肿大或导管囊性扩张较多见。而
腮腺除单纯性或病毒性的炎性肿大外，多见于腮腺混合瘤或腮
腺癌，前者可同时或相继累及两侧，后者一般是单侧病变。位
于颈前中部随吞咽活动的包块，甲状软骨以上舌骨以下，大多
为甲状腺舌管囊肿。甲状腺舌导管囊肿，是甲状腺舌导管在胚
胎发育过程中未能完全消失的结果。此种囊肿有时有导管通到
舌根的盲孔，故不仅仅有囊性感，且在牵拉舌根线或伸缩舌头
时囊肿能随之有一定的移动度，在鉴别诊断上有一定意义。

若肿物在颈前区中央在甲状软骨以下，则考虑甲状腺峡部
肿物或气管前淋巴结肿大，若还随吞咽活动，则甲状腺峡部肿
物可能大；若在气管两侧随吞咽动作上下移动者，则考虑甲状
腺肿物，不活动，则基本可排除是甲状腺肿物。位于胸锁乳突
肌前（颈前三角区）的颈侧区肿物，囊性者可能为鳃裂囊肿
或咽膨出，实性者可能为腮腺肿大（炎症或肿瘤）、慢性淋巴

结炎或癌转移。而位于胸锁乳突肌后（颈后三角区）的肿物，上部枕三角中的可能为淋巴结核或淋巴肉瘤，下部锁骨上三角中的硬结应排除淋巴结的癌转移，包括甲状腺癌、乳腺癌，这两者一般同侧转移；也可能是消化道肿瘤，则左侧锁骨上转移较多见，还可能是肺癌等转移。当然临床上尤其是门诊碰到的患者中，癌是少数，但一旦遇到，不能漏掉。

（二）颈部肿物分类

按病理性质，颈部肿物可分为：

1. 肿瘤　头部和颈部转移癌，原发灶多在口腔、鼻咽部、甲状腺、肺、纵隔、乳房、胃肠道和胰腺等处。甲状腺肿瘤或良性肿物、涎腺肿瘤、副神经节瘤、神经鞘瘤、淋巴瘤、脂肪瘤和良性皮肤囊肿，以及纤维瘤等。

2. 炎症　细菌感染：链球菌和葡萄球菌感染。分枝杆菌感染：结核和非典型分枝杆菌。病毒：爱泼斯坦-巴尔病毒（EBV）、巨细胞病毒（CMV）、单纯疱疹病毒（HSV）、艾滋病毒等病毒。寄生虫：弓形虫病。真菌：球孢子菌病。淋巴结炎：继发于感染的牙齿和扁桃体炎。唾液腺炎（腮腺、颌下腺和舌下）所致梗阻，如结石、感染，例如腮腺炎。甲状腺炎。罕见的疾病，如猫抓病、放线菌、土拉菌病等。其他炎症性疾病（比如结节病）和颈部脓肿也颈部肿物的原因。

3. 先天畸形　鳃裂囊肿、甲状腺舌管囊肿或瘘、胸腺咽管囊肿或瘘、血管异常、囊状淋巴管瘤、喉囊肿、舌下囊肿、畸胎瘤、颈下皮样囊肿、胸腺囊肿等。其他包括创伤引起的血肿等。

二、病史和体格检查

（一）病史

详细的病史对颈部肿物的诊断大有帮助。患者年龄、肿物大小、持续时间是预测肿物性质的主要参考。通常年龄越大，颈部肿物为恶性的可能性越大。

出现的症状以及其持续时间也必须确定。颈部炎性包块通常急性发作并在数周后好转。颈淋巴结炎是颈部肿物最常见的原因，而该病主要是上呼吸道感染引起。故颈部肿物急性症状，如发热、咽痛、咳嗽，提示淋巴结肿大是上呼吸道感染引起。咽痛、吞咽困难、音质改变或声音嘶哑的慢性症状往往与咽或喉部的解剖或功能改变有关。

先天性颈部肿物出现时间通常较长，有的从出生就有，但也并不总是如此。例如鳃裂囊肿通常出现在二十多岁。

近期旅行、头颈部外伤、昆虫叮咬或接触宠物或家畜，提示炎症或感染引起颈部肿块。

作为淋巴结癌转移的恶性颈部肿物，往往有逐渐增大的病史。这些转移最常见源于上呼吸消化道的鳞状细胞癌。超过80%的这些肿瘤都与40岁以上的人使用烟草和酒精有关。这些特征应在病史中识别。恶性肿瘤的其他特征还包括变声、吞咽疼痛、吞咽困难、咯血和辐射史，特别是甲状腺肿瘤。

（二）体格检查

检查应包括肿物本身、颈部的其余部分、头颈部皮肤、耳鼻喉系统（耳、口腔、鼻腔、鼻咽、口咽、下咽、喉、甲状腺等）。

基本的包括视诊、触诊、听诊。视诊可以观察皮肤黏膜情况、肿物大小、能否随吞咽活动，以及是否随屏气而有增大。触诊包括评估肿物的数目、大小、硬度和活动度、融合情况、边界情况以及压痛情况等，这些信息对病情的判断、后续治疗如手术难度的评估，都有帮助。触诊还可评估气管是否居中等。听诊对颈部肿物的诊断有时也有帮助，如听诊发现患者声音嘶哑，一定要考虑是否有咽喉问题，临床中最常见的情况是咽喉炎症，但也有声带小结、声带息肉、咽喉肿瘤或喉返神经受肿瘤侵犯或压迫等情况。

肿物的大小、均一性、质地和活动度能提供诊断线索。急性炎性肿物往往是质地柔软伴活动。慢性炎性肿物往往质地较韧，或者活动，或边界不清。先天性肿物通常柔软，能活动，血管肿物可能搏动或有杂音。恶性肿物可能很硬，固定，无压痛。

头皮和头颈部皮肤应检查原发性皮肤肿瘤。最近的咬痕/划痕可能提示猫抓病。耳朵检查可能会发现中耳炎，而进一步检查会发现是鼻咽癌、或与一些鳃裂畸形相关联的外耳道瘘相关浆液性中耳炎。脑神经检查也是必要的。

三、辅助检查

无创检查主要为超声、CT，有创检查为细针穿刺。

超声检查可观察肿物形态、大小、界限、位置、内部结构、血流信号以及与周围组织的关系。现在弹性超声还可评估肿物硬度，增强超声通过造影剂进出肿物的时间特征评估肿物良恶性。高频超声波长短，分辨率高，但穿透力差，故适合评估甲状腺等浅表器官。

CT主要观察包块的定位及与周围组织情况，尤其是气管、食管等超声难以检查的部位。对于颈部情况不明的包块以及评估周围组织情况，若无禁忌（碘过敏、甲亢等）均可考虑检查增强CT。当然，对于甲状腺肿物性质的判断，超声比CT更有优势。

穿刺活检对某些难以确定性质的颈部肿物有重要的诊断价值，细针穿刺广泛应用于可疑甲状腺癌的肿物及唾液腺肿物的诊断。对于甲状腺癌，在穿刺技术成熟的医院，其敏感性和特异性超过90%。目前有文献报道粗针穿刺和乳腺癌、肝癌、结肠癌、胰腺癌和肺癌的复发有关，但没有文献报道细针穿刺引起甲状腺癌等肿瘤的种植播散。

对于各种血管瘤，通过造影也能明确诊断。而对于颈部炎性肿物或具有内分泌功能的肿物,如高功能甲状腺腺瘤或甲状旁腺的肿瘤,则需结合抽血〔血常规、甲状腺功能、甲状旁腺激素(PTH)〕和/或核素检查(甲状腺、甲状旁腺现象)才能明确诊断。对喉的检查则主要靠喉镜。

四、甲状腺检查

近年来国内外甲状腺疾病发病率迅猛增加,一方面是高频超声的应用增加了疾病的检出率,早期甲状腺癌患者大量出现,另一方面分期较晚的病患也不少见。故甲状腺肿物的检查及相关知识是将来临床中颈部肿物方面最常见问题。

(一)体格检查

主要包括视诊、触诊、听诊,前面已经述及。触诊时需确定肿物的肿大程度,常用的标准将甲状腺肿大分三度:不能看出肿大但能触及者为Ⅰ度;能看到肿大又能触及,但在胸锁乳突肌以内者为Ⅱ度;超过胸锁乳突肌外缘者为Ⅲ度。若甲状腺触痛明显,则需除外亚急性甲状腺炎。触诊不能遗漏评估气管情况,同时必须同时检查颈部淋巴结,注意区别颈部肿物是否来源于甲状腺,听诊除常规评估血管杂音,一定要注意患者有无声嘶。

(二)实验室检查

1. 甲状腺功能测定 甲状腺素是甲状腺分泌的重要激素,它有促进营养代谢、体格生长、大脑发育、完善神经和心血管功能等诸多作用。甲状腺功能检查包括三碘甲状腺原氨酸(T_3)、甲状腺素(T_4)、促甲状腺激素(TSH)、游离三碘甲状腺原氨酸(FT_3)、游离甲状腺素(FT_4)。

上述指标的高低,直接反映甲状腺的功能状态,升高表示功能亢进,降低表示功能减退。由于总三碘甲状腺原氨酸(TT_3)和总甲状腺素(TT_4)在妊娠、服避孕药时可增高,在接受雄激素和醋酸泼尼松治疗、肾病综合征、肝衰竭、服用苯妥英钠等药物时可减低,因此不能仅凭这两项指标的高低进行诊断。游离 T_3、游离 T_4 不受上述因素影响。

血中的 T_3 大多为 T_4 在外周组织脱碘转化而来,少数由甲状腺直接分泌,其生物活性为 T_4 的 $5 \sim 10$ 倍。其主要的生理效应是参与机体各种物质的新陈代谢,促进生长发育。血浓度的高低主要受下丘脑-垂体-甲状腺轴之间的反馈性调节,使血中的甲状腺激素浓度保持在正常范围。常见的升高原因:格雷夫斯病(GD)、一过性的甲状腺毒血症、甲状腺激素治疗过量等(部分 TSH 抑制治疗患者)。在诊断 GD 时,TT_3 比 TT_4 更有价值。

T_4 是由甲状腺滤泡上皮细胞合成和分泌的甲状腺激素,具有与 T_3 相同的生理效应,其分泌与调节也受下丘脑-垂体-甲状腺轴的控制。在一般情况下与 T_3 同步升降,但在 T_3 型 GD 时其测值正常,而在 T_4 型 GD 时其测值呈单项升高。亚急性甲状腺炎时由于甲状腺滤泡破裂,可见到检测值升高,但甲状腺吸碘功能降低。

T_3、T_4 在甲亢时常同步升高,在抗甲状腺药物(ATD)治疗过程中,由于 ATD 只抑制甲状腺激素的合成,而不抑制甲状腺激素的分泌,除了丙基硫氧嘧啶(PTU)外,也不抑制 T_4 转化为 T_3。因此,GD 在治疗过程中,其血清 TT_4 的下降先于 TT_3。在评价 GD 疗效时,只要血清 TT_3 仍升高,不论 TT_4 是否正常,均应认为 GD 尚未得到控制。还应根据 TSH、FT_3、FT_4 等测值进行综合判断。

FT_3 占总 T_3 的 0.3%,FT_4 占总 T_4 的 0.04%,含量虽然少,但生物活性极高,因为只有游离 T_3、T_4 才能进入细胞内,起到生理作用。FT_3 在甲亢早期或复发初期最先升高,对甲亢诊断意义大,而 FT_4 在甲亢时也增高,但甲减时最先降低,对甲减诊断优于 FT_3。

反三碘甲状腺原氨酸(rT_3)在人体内无生物活性,其血

中含量大致与 TT_3、TT_4 呈同步升降，在甲状腺疾病的诊断与监测中，其临床意义也与 TT_3、TT_4 相同。95%以上由 T_4 在周围组织代谢时脱碘形成，对甲亢诊断意义不大。在非甲状腺疾病，T_3、T_4、FT_3、FT_4 正常时，rT_3 可以独立升高。rT_3 降低见于甲减、TBG 结合力降低、ATD 治疗过量、慢性肾衰以及各种非甲状腺疾病如肝硬化、心肌梗死、恶性肿瘤、重症感染、糖尿病、脑血管意外以及严重应激反应等所致的"低 T_3 综合征"等。在"低 T_3 综合征"中其检测值升高，目前多用于"低 T_3 综合征"的诊断。尤其在判断各种非甲状腺疾病（NTI）的严重程度时，rT_3/TT_3 比值有着极其重要的意义，且其比值与病情显著相关。

TSH 由垂体产生，有促进甲状腺滤泡细胞产生 T_3、T_4 的作用，同时刺激甲状腺滤泡上皮细胞增殖。TSH 的高低受甲状腺激素负反馈控制，如果垂体功能正常，该激素间接反映甲状腺功能情况。甲亢时，TSH 降低，甲减时，TSH 升高。但 TSH 与 FT_3/FT_4 的负反馈调节达到平衡需要时间，一般为 4~6 周，故甲状腺癌术后调整甲状腺激素用量以调整 TSH 水平，一般要求调药后 4~6 周复查甲状腺功能。有时甲状腺功能波动的患者 TSH 与 FT_3/FT_4 同时升高或降低，则主要考虑为甲状腺功能近期快速波动后 TSH 与 FT_3/FT_4 还没有达到平衡所致。

2. 甲状腺球蛋白及甲状腺相关抗体测定 主要包括甲状腺球蛋白（thyroglobulin，TG）、抗甲状腺球蛋白抗体（TGAb）、抗甲状腺过氧化物酶抗体（TPOAb）、抗甲状腺微粒体抗体（anti-thyroid microsome antibody，TMA）、促甲状腺素受体抗体（TRAb）。

TG 是由甲状腺滤泡上皮细胞合成的大分子蛋白质，是甲状腺滤泡内胶质的主要成分。在正常情况下，TG 只在甲状腺腔内循环，并不溢漏到血液中，只有在甲状腺病变或物理损伤时，TG 才进入血液循环。在某些良性甲状腺疾病时（如 HT、甲状腺腺瘤和少数 GD 患者等）也可见到血清 TG 升高，因此认为 TG 测定对甲状腺疾病的诊断是非特异性的。目前仅用于分化型甲状腺癌的疗效观察和复发监测，若甲状腺全切术后或 RAI 治疗后血 TG 升高，则提示肿瘤复发或转移，若降低到无法测出，则提示预后良好。

TG 的检测应在 TGAb 阴性的情况下才有意义，因为 TGAb 的存在将会干扰 TG 的检测结果。注意：在进行甲状腺穿刺术后或甲状腺扫描后的 1~2 周内，血 TG 可有不同程度的升高。

TGAb 是甲状腺滤泡胶质内的 TG 进入到血液后产生的抗体，是非补体结合性抗体。约有 80% 的桥本病（HT）及桥本 GD 患者可明显升高，GD 和原发性甲减亦可见到升高，但桥本 GD 与 GD 之间的升高幅度常有重叠，因此，要鉴别 GD 是否有并发 HT 有一定的难度，需结合临床表现，必要时行针刺组织学或细胞学检查。此外，甲状腺癌及部分自身免疫性疾病如类风湿性关节炎和系统性红斑狼疮等亦可见升高。在正常人中，尤其是女性和老年人，有 2%~10% 可检出阳性结果，一般可提示为遗传易感性个体。

TPOAb 过去称之为 TMAb，近年来的研究证实甲状腺过氧化物酶（TPO）是微粒体抗原的主要成分。在自身免疫性甲状腺疾病（AITD）中普遍存在。目前，以高度纯化的 TPOAb 替代过去非纯化的 TMAb 应用于免疫分析中，具有更高的灵敏度。临床上主要用于查明有甲状腺疾病家族史的人的患病可能性以及预测孕妇产后甲状腺功能障碍的发生，如高 TSH 水平同时伴随正常水平的 FT_4，此时 TPOAb 阳性则表明亚临床甲减和早期桥本甲状腺炎，而低水平的 TPOAb 在无症状的患者中约占 10%，提示为 AITD 的易感人群。

TRAb（RRA 法）是一类具有异质性的特异性免疫球蛋白，包括刺激型抗体（TSAb）和抑制型抗体（TBAb）两种类型。前者是 GD 发生、发展的主要原因，而后者在甲减的发病机制中起重要作用。对甲状腺的作用和刺激的影响程度取决于以上两种抗体的相对浓度和生物活性。TRAb 的检测对 GD、HT 以及 HT 伴 GD 等病因诊断及疗效评价具有重要价值。国外已将其定为 GD 的确诊指标，经常用于 GD 的免疫学研究以及发病机制的探讨，对于 GD 与其他甲状腺病的鉴别也有一定的意义。在 GD 的治疗期间，监测 TRAb 是否转阴或降低对判断疗效和预后有重要意义。有学者研究认为 GD 患者治疗前的 TRAb 水平与疗程呈正相关。

3. 放射性核素检查　放射性核素有 ^{131}I 和 ^{99m}Tc。根据甲状腺的吸收功能可将结节分热结节、温结节、凉结节、冷结节四类，可对甲状腺肿瘤性质进行分析。但目前认为该检查对甲状腺肿物性质的准确度不如高频彩超，更不如细针穿刺，故不建议用该检查评估甲状腺肿物的良恶性。但对于伴有甲亢的甲状腺肿物，使用该检查可判断甲状腺的结节是否是甲亢的原因。怀疑亚急性甲状腺炎引起的甲亢，可行碘吸收实验，如果出现甲状腺功能升高而吸碘率降低的背离现象，则可考虑为亚甲炎引起的甲状腺素释放入血，就不能为治疗甲亢使用抗甲状腺治疗。

^{131}I 有助于整体评价甲状腺切除术或消融术后残余部分腺体的情况或有否转移。

在 PET，甲状腺结节的发现率为 2%~3%，相对于正常的甲状腺组织，良性和恶性结节均表现为 ^{18}F-氟代脱氧葡萄糖（^{18}F-FDG）摄取增加。研究显示，恶性结节的标准摄取率（SUV）高于良性结节，但至今仍无公认的预测恶性结节的 SUV 阈值参考标准。

^{18}F-FDG 摄取率增加的结节有 14%~40% 可能为恶性，因此仍然需要超声、细针抽吸活检进一步检查，明确诊断。

4. 超声检查　对于甲状腺结节性质的诊断准确度，超声检查是在无创检查中最高的。

（1）正常甲状腺：腺体回声分布尚均，有时可见点状血流。于上下极处可见甲状腺上动静脉及甲状腺下动、静脉血流。

（2）甲状腺炎：分急性、亚急性及淋巴性甲状腺炎。彩色多普勒检查结果显示，急性和亚急性病例血流增多，呈点状和细小分支状，分布不均匀、散在，增多程度常为轻度，偶呈中度增加。淋巴性甲状腺炎甲状腺质地不均匀，随着结缔组织的增生程度，分布不均情况也越明显。

（3）甲状腺功能亢进：二维声像图见两侧叶甲状腺呈对称性增大，内部回声增粗，分布不均匀。彩色多普勒见腺体内血流明显增多，流速加快，阻力减低。腺体内血流显著增多、增粗，并有搏动性彩色血流称"火海征"。

（4）单纯性甲状腺肿：又称地方性甲状腺肿，青春期多见，缺碘是引起本病的重要原因。两维声像图见甲状腺形态呈对称性增大或不对称性增大，内部回声分布欠均匀或不均匀，有的可呈境界模糊的低回声结节。彩色多普勒见血流轻度增多或无明显改变。

（5）结节性甲状腺肿：表现为甲状腺内单个或多个结节，一般边界清楚，形态规则，在随访检查中，变化较多，可增大，也可缩小。彩色多普勒显示常有多种表现：实性、囊性、囊实性等，有时有粗大钙化灶，一般没有砂砾样强回声。

（6）甲状腺瘤：为甲状腺最常见的良性肿瘤，常为单发性结节。两维声像图特征：在甲状腺区有单个圆形或椭圆形病变，轮廓光滑、境界清楚。周边处可见弧线状包膜高回声，或呈较宽的无回声声晕，亦称晕环征。内部回声可略增强、低回声或等回声。

（7）甲状腺癌：本病较常见，以乳头状腺癌最多见，女性多于男性，生长缓慢，恶性程度较轻，两维声像图表现：甲状腺结节轮廓不整齐、不规则、境界不甚清楚。内部回声较低、分布不均匀，有时可见点状强回声，可单发，也可多发，或多个点状强回声。常纵横比大于 1，彩超下呈直立状改变。对于甲状腺癌转移的淋巴结，淋巴结内的点状强回声或无回声是特异性改变，是甲状腺结节良恶性性质鉴别的首选手段。

5. CT、MRI 检查　CT 及 MRI 检查可清楚显示甲状腺肿瘤的大小、边界、形态及与气管、食管、血管甚至神经的位置关系，充分明确癌肿侵犯范围，为手术实施提供科学依据。但不作为甲状腺结节良恶性鉴别的首选。

6. 细针抽吸细胞学检查（FNAC）　对超声怀疑恶性的，推荐该法进一步鉴别良恶性，创伤小，准确度高，但技术门槛高，是否实施须结合当地医疗条件。

流行病学研究显示结节性甲状腺疾病在临床很常见，最近一项对美国甲状腺协会临床成员的调查显示，他们中的绝大多数（96%）用细针抽吸细胞学检查来诊断甲状腺结节，诊断良性结节后，一般不需手术，因此甲状腺细针抽吸活检可显著避免不必要的手术。因此，细针抽吸细胞学检查在甲状腺检查中的重要性怎么强调都不过分。

甲状腺 FNAC 非常安全，尚无严重并发症，如神经、组织损伤或血管损伤大出血的报道。即使局部很小血肿也很少见。可有针刺痛感及穿刺点皮肤颜色改变。由于穿刺引起甲状腺癌沿穿刺道的种植转移截至目前几乎无报道，因此大多数专家并不认为这是一个值得考虑的问题。

滤泡状腺瘤和滤泡状腺癌一般不能单独用 FNAC 进行鉴别，而报告为滤泡状新生物。组织学鉴别只能在手术切除的组织样本上使用，通过评价有无包膜-血管的侵犯来鉴别。

如果一个结节报告是良性但超声有可疑征象，应进行二次 FNAB 活检。

（刘　枫）

第十七节 乳腺肿物的 诊治及相关知识

乳房肿物是乳房疾病最常见的两种症状和体征之一（另一种是乳房疼痛），绝大部分乳房疾病，如各种肿瘤、增生、炎症、损伤等均可表现为乳房肿物。乳房肿物是一种临床描述性诊断，主要是指通过触诊（也可以是超声等辅助检查）能发现的与周围正常乳腺组织密度、结构不一样的呈团块样或者增厚样的异常结构。乳房肿物的病因各不相同，不少乳腺癌的首发症状也是乳房肿物。因此，提高对乳房肿物的鉴别能力，能大大增强医生对乳房疾病进行正确诊断和治疗的能力。

一、乳房肿物的病因

1. 增生性肿物（最常见）

（1）乳腺囊性增生病。

（2）乳腺肥大性疾病：女性乳房肥大症（儿童型、成人型），男性乳房肥大症（生理性）。

2. 肿瘤性肿物

（1）良性肿物：乳房纤维腺瘤、良性叶状肿瘤以及乳管内乳头状瘤等。

（2）恶性肿物：各种乳腺的恶性肿瘤。

3. 炎性肿物

（1）非特异性炎症：①急性炎症，急性乳腺炎（包括乳汁淤积）、乳房脓肿；②慢性炎症，浆细胞性乳腺炎。

（2）特异性炎症：①乳房结核、梅毒，②乳房寄生虫病：乳房丝虫病、囊虫病、棘球蚴病等。

4. 囊肿 乳腺囊肿、积乳囊肿。

5. 外伤性肿物 乳房血肿、乳房脂肪坏死。

二、乳房肿物的临床描述

（一）物理特性

1. 位置　常以几点钟方向，中心距乳头多远进行描述。双侧对称性的乳房肿物常为增生性疾病。双侧多发性肿物，常见于纤维腺瘤或者增生结节。单侧单发肿物除纤维腺瘤、叶状肿瘤外，还要考虑恶性肿瘤可能。位于乳头深面的肿瘤，特别是较小、伴有乳头溢液的，在考虑导管内肿瘤时，也不排除恶性肿瘤可能。

2. 形状　椭圆形肿物考虑良性病变可能性大。圆形肿物除考虑良性病变外，还需排除恶性肿瘤及囊肿。分叶状肿物常见于分叶状肿瘤。不规则肿物除增生性疾病外，还常见于乳房恶性肿瘤。

3. 大小　常以直径表示。乳房较小肿物常为增生结节、皮脂腺囊肿。较大肿物常见于增生或者炎症性疾病。但需要注意的是乳房的恶性肿瘤、纤维腺瘤，可见于任何大小的肿物。

4. 质地　质韧的肿物常见于纤维腺瘤或者增生等良性疾病。质地中等的肿物在积乳、囊肿、增生较重的乳腺常见。而质地较硬的肿物常见于乳房的恶性肿瘤，也可见于急性或者慢性乳腺炎。

5. 数量　多发的常见于增生结节、纤维腺瘤或者囊肿等良性疾病。恶性肿瘤常为单发，但是也有一部分恶性肿瘤可多发（浸润性小叶癌较多见）。

6. 边界　叶状肿瘤、纤维腺瘤及囊肿等良性疾病的肿物边界较清楚。恶性肿瘤、炎症及部分增生性疾病边界常不清楚。

7. 活动度　良性疾病（包括良性肿瘤、增生、囊肿等）肿物活动度较好，恶性肿瘤活动度较差，而炎性病变的活动度也常常较差。

8. 有无压痛 增生性疾病及乳腺炎肿物可有压痛，其中以急性乳腺炎的肿物压痛最为明显。恶性肿瘤、纤维腺瘤的肿物常无压痛。

（二）肿物的变化

1. 肿物发生时间 纤维腺瘤及叶状肿瘤常见于20岁左右。急性乳腺炎常见于哺乳期女性。增生性疾病好发于35岁至绝经期的女性。乳腺癌在我国常见于40~55岁女性。浆细胞性乳腺炎好发于35~50岁女性。

2. 有无长大及其变化速度 2周内发生明显长大的常见于炎性病变（需注意的是，如果恶性肿瘤内部发生出血或者穿刺后，也可迅速长大）。2个月内发生长大的常见于恶性肿瘤。数月及数年内缓慢长大的常见于纤维腺瘤、叶状肿瘤、囊肿等良性病变。肿物在数年内变化不大但短期内突然迅速长大，应考虑有恶变可能。

3. 有无疼痛，及肿物疼痛、大小及质地是否随月经变化 肿瘤性病变多无疼痛，且包块随月经无明显变化。乳腺增生性疾病经前期常伴有明显疼痛，长大、变硬。急性炎性肿物为持续性疼痛，与月经无关系。需注意的是，不少肿瘤性疾病（特别是恶性肿瘤）常伴有增生，经前肿瘤周围腺体增生长大，患者自述时会误认为是肿物在随月经变化。

4. 有无外伤史 脂肪坏死常见外伤史。

5. 近期的服药史 特别注意是否有服用含雌激素的药物。不少药物会引起乳腺增生，而长期服用雌激素类药物（比如激素替代治疗）有引起乳腺癌可能。

（三）表面皮肤的症状

包括是否存在表面皮肤发红、皮肤破溃、皮温升高、橘皮样变或者酒窝征，以及表面皮肤（或者深部肌肉）是否粘连。检查乳房肿物是否与皮肤粘连，可用示指和中指分别放在肿物表面皮肤两侧，左右轻推皮肤，可感觉到皮肤是否与深面肿物粘连；同时注意肿物是否与胸大肌筋膜粘连。

良性肿瘤以及乳腺增生性病变很少引起乳房皮肤改变。而分期较晚的乳腺癌可引起乳房酒窝征、橘皮样变，甚至形成溃疡及卫星结节。

应特别注意浆细胞性乳腺炎与炎性乳腺癌的鉴别。如果皮肤红、肿、热痛明显，且短期内迅速出现，伴有全身感染症状，多为炎性肿物。如皮肤红肿，呈紫红色，橘皮征明显，但局部疼痛和压痛不明显，且无全身感染症状者，应考虑有炎性乳腺癌可能。

（四）乳头情况

1. 乳头有无溢液　乳头溢液，如果为双侧、多孔、少量清亮或淡黄色透明溢液，以囊性增生性病变最常见。单侧单孔溢血或者溢液常见于导管内肿瘤，也可见于恶性肿瘤（导管内癌多见，特别是伴有乳头附近的肿物的溢液）。

2. 乳头回缩、固定　乳房肿物如果伴有同侧乳头的回缩或者固定，需高度怀疑乳腺恶性肿瘤。乳头附近的浆细胞性乳腺炎或乳房结核，也可出现乳头的回缩和固定。双侧乳头回缩常见于先天性，常伴有乳头发育不良。乳头回缩容易发现，但是轻度的乳头固定不容易发现，乳房查体时需提起乳头双侧对称观察并感觉其深面张力才能发现。

3. 乳头皮肤有无红斑、溃疡　如果乳房肿物伴有乳头皮肤的红斑或者溃疡，要高度怀疑乳房恶性肿瘤伴有 Paget 病。

（五）淋巴结变化

腋窝及锁骨上淋巴结情况。乳房炎性病变、结核和恶性肿瘤均可引起腋淋巴结肿大，而良性肿瘤和增生性病变常不引起淋巴结肿大。炎性及结核病变的肿大淋巴结一般质地较软，椭圆形、光滑、活动，常伴有明显触痛。而恶性肿瘤发生的淋巴结长大一般质地较硬，圆形，无压痛；但如果转移淋巴结不多，触诊时淋巴结常仍为光滑、可活动；对于较晚期患者会出现淋巴结融合，固定，甚至溃疡和胸壁粘连。

（六）全身症状

患者有无发热、盗汗等。乳房炎性病变，特别是急性乳腺炎，常出现发热、寒战等全身症状。浆细胞性乳腺炎及结核常出现盗汗等症状。

以上这些临床描述包含了不少诊断和鉴别诊断的重要信息，能帮助我们快速、初步、相对又比较正确地判断肿物性质。使我们更有针对性地选择进一步诊断的辅助检查方法。

但需要注意的是，有的早期乳腺癌也常表现为圆形、活动、光滑而边界清楚的小肿物。所以，对于任何乳房肿物，均需排除乳腺恶性肿瘤。

三、辅助检查

1. 钼靶 X 线检查 在乳房肿物鉴别诊断中有重要作用，也是最常用的辅助检查方法之一。乳房钼靶 X 线检查常采用的标准体位为内外斜位（LMO）和头尾位（CC）。

乳腺良性肿瘤在 X 线检查上多呈椭圆形或圆形，形态规则，边界清楚、光滑，周围无毛刺，密度接近正常腺体，稍高或减低，均质。肿物内有时可见边缘光滑、清晰的粗大的钙化（爆米花样），或者大小不等、散在的钙化斑。一般 X 线检查显示的肿物大小与触诊相近。乳头、乳房皮肤、外形、腺体结构多无明显改变。

乳腺恶性肿瘤在 X 线检查上多呈不规则团块状影，常为单发，形态不规则，有毛刺，密度较周围腺体高，肿物内部密度不均匀，中央偏高，常有簇状、细砂粒状，针尖大小的钙化（X 线检查发现 1cm×1cm 范围内细钙化超过 5 个需要怀疑乳腺癌）。有时肿物周围可见一圈密度低于肿物和周围腺体的环形透亮带（透亮环）。一般 X 线检查显示的恶性肿物的大小远较触诊小，这是由于恶性肿瘤触诊的包块常常包含了肿瘤周围水肿、浸润和纤维化的组织，致使触诊肿物常较实际肿物大。同时，周围腺体组织结构紊乱，结构扭曲，同对侧不对称，乳房皮肤可有局限性增厚，凹陷，乳头回缩，呈"酒窝征"。

对于腺体较少、脂肪较多的患者（比如西方女性或者老年女性），钼靶 X 线检查能清楚地显示肿物的上述性质。但是，对于 X 线检查上乳房表现为腺体致密型的患者来说，由于乳房内脂肪较少，腺体多且密度较高，X 线检查上全是白色一片，很难发现肿物、钙化等影像。

2. 超声检查　乳腺超声检查常采用高频探头，其图像分辨率较高，能够清晰显示乳腺肿物的形态和结构，而且能判断肿物内部物理性质（比如为实性、液性、混合性等），然后根据肿物的形态、边缘、边界和内部回声及其与周围组织的关系，判断肿物的性质。超声具有无创、实时、经济等特点，如今与钼靶 X 线检查一起成为乳腺疾病最常用的两种辅助检查。中国女性乳腺致密型相对较多，这部分女性的 X 线检查对病变显示常较为困难，超声能较好显示肿物特性。

良性肿物多为圆形或椭圆形，纵横比常<1，外形多规则，边界光滑，包膜完整，内部回声均匀，有侧后折射声影（圆形病灶如周围有纤维包膜时，则在入射角大于临界角时产生全反射现象，即在圆形病灶的两侧侧后方显示为直线性或锐角三角形的清晰声影），肿物后方回声增强，肿物内血流较少，血流阻力指数（RI）<0.75。

而恶性肿物生长迅速且呈浸润性生长，瘤体内部易发生坏死、出血及结缔组织反应。边界多不清楚，外形不规则，纵横比常>1，肿瘤边缘可见蟹足样改变，无包膜，边界层锯齿样，内部回声不均匀。肿物周围可见环形高回声区（恶晕征），有的肿物可见针尖样钙化，肿物后方存在回声衰减，乳房后间隙显示不清楚，甚至侵及肌肉。肿物内部及周边血流丰富，RI>0.75。

但超声对钙化的分辨力较低，常常不能分辨良性和恶性钙化，因此超声和钼靶 X 线检查常联合使用取长补短。

3. 乳腺的 MRI 检查 MRI 目前公认的乳房肿物性疾病最准确的辅助检查手段，但由于价格昂贵，目前国内外仍不推荐乳腺 MRI 检查作为一种常用的乳腺疾病检查方法。

4. 乳房肿物的病理学检查 可直接明确肿物的病理性质，是确诊乳房疾病的唯一检查手段。乳房肿物的病理学检查方法主要包括：

（1）针吸细胞学检查（FNB）：该方法操作简单、安全、便宜，无特殊器械要求，临床上曾广泛用于乳房肿物的诊断。但该方法对穿刺医生及病理科医生要求较高，且影响其正确诊断的因素较多，现有文献显示细针穿刺的敏感性可波动于 65%~98%，特异性更是位于 34%~100%。而且细针穿刺只能获取细胞学结果，不能作为直接乳腺癌手术的依据，需要术中包块切除活检冷冻病检证实，因此近年来其使用有减少趋势。

（2）空芯针穿刺活检（CNB）：该方法是通过活检针外套管的快速机械弹射切割，获取活检部位组织条进行病检的活检方法。该方法由于能获得组织学标本，且常在超声引导下进行穿刺，因此其结果的准确性非常高，大多为 90% 以上，可作为直接乳腺癌手术的依据。同时，还能进行免疫组织化学检测，指导新辅助治疗的方案选择。因此空芯针穿刺活检的使用越来越广泛。

（3）肿物切除活检：肿物切除活检后的石蜡病理检查是乳腺肿物最准确最可靠的诊断方法（"金标准"），以前使用非常广泛。但该方法常常需要术中冷冻病理检查，如为恶性方便立即进行乳癌相关手术，但基层医院往往不能开展术中冷冻检查，且即使在大型医院术中冷冻对判断癌前病变是否伴原位癌，原位癌是否伴浸润性也存在困难，造成患者需等待石蜡结果进行二次手术。而且如果患者需新辅助治疗，肿物切除后增加了新辅助治疗疗效判断的难度。因此，美国大多数医院从2008 年起不再将肿物切除作为可触及的乳房肿物诊断的首选方法。

四、常见乳房良性肿物的鉴别诊断

（一）乳腺增生

【临床表现】

乳腺增生病多见于 35 岁至绝经期的女性，围绝经期患者最多。患者常因乳房疼痛或自述扪及乳房内有肿物而来就诊，疼痛常呈周期性，一般月经前加重，月经完后减轻。未生育小孩或无哺乳患者症状相对较重。

【病因】

1. 主要病因不详。

2. 雌/孕激素比例失调，使乳房实质增生过度/复旧不全。

3. 乳腺实质激素受体的质和量异常，对雌激素更敏感。

【体格检查】

在双侧或单侧乳房内可触及多个大小不一，厚薄不等的片状肿物。有的边界清楚，有的不是很清楚，质地大多较软或韧，但也有增生明显的质地较硬。肿物活动度好，常伴压疼，与皮肤无粘连。肿物表面可有多发小结节（多为增生腺体、腺病或者小囊肿），圆形或椭圆形，质软、界清、活动。有的肿物月经前有长大、变硬，月经完后有所缩小、变软。

【辅助检查】

1. 乳腺超声　常不能发现有明显占位性病变，常发现腺体有增厚，内部回声紊乱，结构杂乱，可伴散在囊肿。如果同时有多个钙化，一定注意是否有导管内癌可能。

2. 钼靶 X 线检查　常表现为查体发现肿物，腺体密度增高，多为对称性。有时可见良性钙化或者囊肿。如果可见结构扭曲或者出现双侧不对称的致密区，不排除恶变可能。

【诊断】

临床症状+体检+辅助检查。

【治疗】

1. 无公认有效治疗手段　治疗目的主要为缓解症状（生活方式调节，医生对患者的心理减压效果较为明显），由于不少乳癌患者也伴有乳腺增生，往往造成患者将癌肿误以为是增生，延误就诊，且乳癌的高发年龄和增生患者有重叠，因此对于增生患者最主要的是加强定期随访，争取早期发现乳癌。

2. 首选药物治疗　症状明显患者常用中成药缓解疼痛，但不建议长期使用。对于不对称的肿物且质地较硬患者，可考虑使用三苯氧胺治疗。

3. 手术　不对称的肿物且质地较硬患者经三苯氧胺治疗后肿物不消退者，及不能排除恶性肿瘤的患者，可考虑穿刺活检。对于活检后病检显示有非典型增生，或单发肿物疼痛患者不能忍受者，可考虑肿物手术切除。对于年龄大、肿物明显、有对侧乳腺癌或家族史者，在患者坚决要求下，可行预防性单纯乳房切除术。

（二）乳腺纤维腺瘤

【临床表现】

常见于 20～30 岁的青年女性。多为偶然或体检发现，乳房无疼性肿物，大多数肿物终身无变化，一小部分可缓慢长大。系一种良性肿瘤，可单发也可多发。本病虽可发生恶变，但恶变率极低，不足 1%。

【病因】

1. 确切病因不清楚。

2. 小叶内纤维细胞对雌激素敏感性太高。

3. 体内雌激素水平过高，比如常发生于卵巢功能旺盛期（20～25 岁女性）。

【体格检查】

肿物呈圆形或椭圆形，有时呈分叶状，一般直径 1～3cm，大的（比如青春期纤维腺瘤或巨型纤维腺瘤）可超过 10cm。大多质地韧，微有弹性感，边界清楚，表面光滑，常无压痛，活动度大，极易被推动，触之有在乳内滑动感，与皮肤及周围组织无粘连，表面皮肤正常。

【辅助检查】

1. 乳腺超声 圆形、椭圆形或分叶状肿物，纵横比常<1，外形多规则，边界光滑，包膜完整（形成中的纤维腺瘤可无包膜），内部层次均匀的中低回声，大的肿物内部可有囊性变，有侧后折射声影，肿物后方回声增强，肿物内血流较少，RI<0.75。

2. 钼靶 X 线检查 多呈椭圆形或圆形，形态规则，边界清楚、光滑，周围无毛刺，密度接近正常腺体，稍高或减低，均质。肿物内有时可见边缘光滑、清晰的爆米花样钙化。X 线检查显示的肿物大小与触诊相近。乳头、乳房皮肤、外形、腺体结构多无明显改变。

【诊断】

临床症状+体检+辅助检查，空芯针穿刺活检可确诊。

【治疗】

1. 因为大多数纤维腺瘤终身保持不变，且癌变率很低，因此并无必须手术指征。

2. 手术指征 不能排除恶性肿瘤；短期内生长迅速；体积较大（>3cm）影响外形；心理负担重；怀疑恶变。

3. 手术方式

（1）包块开放切除手术。

（2）微创旋切手术 优点：切口小，瘢痕隐蔽（几乎都可做于乳晕区）；可一个切口切除多个肿瘤；超声引导下切除，可切除较小肿瘤（甚至<0.5cm）。缺点：腺体及乳管损伤

较大，影响哺乳；肿瘤残留机会较开放手术高；费用高。

【注意事项】

1. 如果包块突然长大，应怀疑是否癌变或肉瘤样变。

2. 纤维腺瘤常发于 20 岁左右女性，由于以前超声不普及，很多女性不知道自己患有纤维腺瘤，不少到了 40 岁体检时才超声第一次发现。这时一定要注意和乳腺癌鉴别，特别是早期较小乳癌，超声下很多特征和纤维腺瘤相似，经验不足的医生很容易误诊为纤维腺瘤。

（三）乳腺癌

【临床表现】

1. 为女性最常见之恶性肿瘤之一，在我国常见于 40～55 岁女性。

2. 常表现为单发，无疼性肿物，在数月内缓慢长大。可以伴乳头回缩、固定以及溢血。

【病因】

1. 雌激素　包括内源性及外源性雌激素（比如某些避孕药、激素替代治疗）。

2. 相关因素　性别、年龄、种族、遗传基因（*BRCA1/2*）、家族史、良性乳腺疾病史、初潮早、绝经晚、未生育、未哺乳、第一胎育龄、环境、生活方式（肥胖、高脂饮食、嗜酒、吸烟、维生素、体育锻炼）、电离辐射、精神压力等。

【体格检查】

肿物常呈不规则圆形，质地较硬，边界不清楚，表面不光滑，常无压痛，活动度较差，侵及胸大肌的肿物常不能被推动。晚期可与皮肤及周围组织粘连，表面皮肤可出现隆起/溃疡、酒窝征、橘皮样变甚至卫星结节，炎性乳癌可出现皮肤局限或广泛的红、肿、发热，但无疼痛。侵及乳头可出现乳头回缩、固定，Paget 乳癌可出现乳头皮肤的红斑或者溃疡，伴有结痂、痛痒、烧灼。腋窝淋巴结可扪及长大，晚期锁骨上可扪及长大淋巴结。

【辅助检查】

1. 实验室检查 晚期 CEA、CA15-3 可升高。

2. 乳腺超声 肿物边界多不清楚，外形不规则，边界层锯齿样，纵横比常>1，肿瘤边缘可见蟹足样改变，无包膜，内部回声不均匀。肿物周围可见恶晕征，有的肿物可见针尖样钙化（以钼靶 X 线检查结果为准），肿物后方存在回声衰减。肿物内部及周边血流丰富，RI>0.75。可发现腋窝及锁骨上淋巴结增大。超声下转移淋巴结常见表现为圆形、淋巴门结构消失、皮髓质分界不清，内有钙化及液化，血供丰富等。超声下的血管造影可以提高诊断的准确性。

3. 钼靶 X 线检查 多呈不规则团块状影，周围有毛刺或者星状突起，密度较周围腺体高，肿物内部密度不均匀，中央区高，常有簇状、细砂粒状，针尖大小的钙化。有时肿物周围可见透亮环，X 线检查显示的恶性肿物的大小远较触诊为小。可伴有周围腺体组织结构紊乱，结构扭曲，同对侧不对称，乳房皮肤可有局限性增厚、凹陷、乳头回缩、呈"酒窝征"。

4. MRI 在以下几种情况时，考虑进行乳腺 MRI 检查（一般都需要增强扫描）：对于超声和钼靶 X 线检查不能确定良恶性（BIRADS-4 级及以上），患者不愿做空芯针活检；保乳手术患者排除多发病灶；诊断隐匿性乳癌排除乳房病灶；新辅助治疗疗效判断；高危人群的乳腺癌筛查（携带 *BRCA1/2* 基因，乳癌风险率高于 20%，有淋巴瘤胸部放疗史的患者）。

乳腺癌在 MRI 上仍然表现为边界不清楚，外形不规则，边界层锯齿样，纵横比>1，肿瘤边缘可见蟹足样改变，无包膜，内部回声不均匀肿物。T_2 上为高信号，T_1 为低信号。增强后肿物为中等以上的不均匀强化，以边缘强化为主（环状强化）。动态增强曲线常为平台型（快速上升、持续增强）或者廓清型（快速上升、缓慢下降）。

5. 活检

（1）溢液患者可行溢液涂片；乳头溃疡患者可行乳头刮片细胞涂片。

（2）穿刺活检：细针、空芯针、微创旋切活检。

（3）手术活检：切取活检、切除活检。

【诊断】

病史（包括危险因素）+查体+影像学检查+其他辅助检查结果，空芯针活检及手术活检能确诊。

【治疗】

1. 乳腺癌的治疗是综合治疗　手术为主，辅以化疗、放疗、内分泌治疗、靶向治疗等。

2. 手术　无远处转移，及局部腋窝淋巴结转移患者先考虑手术治疗，其余患者应先考虑新辅助治疗。远处转移及不耐受手术者为禁忌证。

术式包括：乳腺癌根治术（乳房全切+胸大小肌切除+腋窝1~3水平淋巴结清扫）、乳腺癌扩大根治术［乳房全切+胸大小肌切除+腋窝1~3水平淋巴结清扫+内乳淋巴结清扫（现在几乎不用）］、乳腺癌改良根治术（乳房全切±胸小肌切除+腋窝1~2水平淋巴结清扫）、全乳切除术（常为姑息性手术）、保乳式根治术（包块扩大切除+腋窝1~2水平淋巴结清扫）。

对于查体及超声及钼靶X线检查没有发现腋窝淋巴结存在转移的患者可以进行腋窝前哨淋巴结活检（SLNB），如果前哨淋巴结术中无转移，可以不用继续清扫腋窝淋巴结。

不适合保乳的患者，如果对术后乳房外形有要求，可以Ⅰ期或者Ⅱ期进行乳房重建。重建方式包括假体重建、自体皮瓣重建（常用背阔肌或腹直肌），或者假体+自体重建。

保乳手术相对适应证：肿瘤小于4cm，乳房大小合适，肿瘤距乳头大于2cm，单发，无乳头溢液，患者自愿，术后可放疗。保乳手术的禁忌证：多中心，X线检查示广泛沙砾样钙化，反复切缘阳性或反复局部复发。

3. 化疗　化疗是乳腺癌治疗中非常重要，是效果非常明显的治疗手段。术后进行的化疗，常称为辅助化疗，而对于分期较晚患者进行的术前化疗，常称为新辅助化疗。一般来说，复发风险评估（2007年St Gallen共识）中度危险及以上的患者一般都需要术后辅助化疗。

4. 放疗　保乳患者及腋窝淋巴结转移>3个的患者需要放疗，腋窝淋巴结转移1~3个的强烈建议放疗。

5. 内分泌治疗　雌激素受体和/或孕激素受体阳性的患者均需内分泌治疗，一般使用5年。常用药物为雌激素受体拮抗剂，比如三苯氧胺（TAM）或三代芳香化酶拮抗剂（AI），前者绝经前后患者均可使用，后者只能绝经后患者（或者去势后患者）使用。

6. 基因靶向治疗　如今有很多个基因治疗靶点，但使用最广泛的是 *HER-2* 基因，如果该靶点检查阳性（免疫组化+++，或者Fish+；如果免疫组化+~++需进行Fish检查确诊），建议使用HER-2的靶向治疗（曲妥珠单抗）。

（四）乳腺炎

【临床表现】

1. 急性乳腺炎多发生于哺乳期。

2. 积乳时乳房出现肿物。

3. 局部红、肿、热、痛。

4. 体温升高、畏寒发热，可有同侧腋窝淋巴结肿大。

5. 脓肿形成可有波动感。

【病因】

乳汁淤积，细菌入侵（婴儿口腔定植菌）。

【体格检查】

1. 皮肤出现红、肿、热、痛。

2. 局部压痛性肿物，常为一个腺叶的片状肿物或者圆形，边界欠清，活动欠佳。脓肿形成时，表面皮肤层紫红色，可有波动感，有时脓液可自行破溃流出。

3. 患侧腋窝淋巴结常肿大，并有压痛。

【辅助检查】

1. 实验室检查 血常规白细胞和中性粒细胞增加。

2. 超声检查 早期见病灶内部回声较低，不均匀，血流丰富，有时可见乳汁淤积。脓肿形成时可见不规则透声差的无回声区，后方回声增强，有时脓腔可见厚薄不均的包膜样结构。

3. 细针穿刺 常在波动感最明显部位进针，可穿出黄白色脓液，可将脓液送细菌培养及药敏实验。

【诊断】

病史（产后哺乳期女性）+查体+血常规常可进行临床诊断。超声可判断是否脓肿形成，细针穿刺可进一步协助诊断。

【治疗】

治疗原则：排空乳汁，消除感染。

1. 预防

（1）指导产妇正确哺乳方式，强调每次哺乳后均应排净乳汁（使用吸奶器或者手法排空）。

（2）出现乳汁淤积需及时通乳。

（3）注意婴儿口腔卫生。

（4）避免婴儿养成含乳头玩耍及睡觉的习惯。

（5）出现乳头皲裂暂停直接哺乳，可挤出乳汁后喂养。

2. 治疗

（1）乳汁淤积阶段：最主要的是通乳。局部热敷、按摩，可不使用抗生素。

（2）蜂窝织炎阶段：继续加强通乳，可使用抗生素，出现全身症状对症治疗，可局部外敷中药。

（3）脓肿形成：需引流。常为手术切开引流（切开引流时，注意检查脓腔是否存在其他病变，脓液送细菌培养及药敏实验，切取部分脓肿组织送病检排除伴随恶性肿瘤可能）。如果脓肿形成完全且局限，可超声引导下置管灌洗，或者反复细针穿刺抽脓冲洗。

五、针吸细胞学检查

针吸细胞学检查又称为细针穿刺活检（fine needle aspiration，FNA）。

【目的】

提供乳房肿物的细胞学诊断依据。囊肿患者及脓肿患者可起一定治疗作用。

【适应证】

1. 诊断　诊断不明确的乳房包块或者结节，可以进行细针穿刺（可徒手或者超声引导下进行），获取肿物的细胞，进行检查，以明确初步诊断。

2. 治疗

（1）乳房囊肿患者：穿刺除可以将囊液进行细胞学检查外，还可以同时抽完囊液，起一定治疗作用。

（2）乳腺脓肿患者：穿刺除协助诊断、脓液可进行培养外，对于局限、液化完整、全身感染症状不明显患者，可以通过细针进行脓腔灌洗。

【禁忌证】

1. 病情危重，有严重出血倾向，多器官衰竭。

2. 对麻醉药物过敏，穿刺部位皮肤有炎症（脓肿除外）。

【术前准备】

1. 患者准备

（1）测量生命体征（心率、血压、呼吸），体力状况评价。

（2）血常规、术前凝血全套检查正常。

（3）向患者解释穿刺的目的、操作过程及可能的风险，同时避免患者过分紧张。

（4）告知需要配合的事项（操作过程中如有头晕、心悸等不适，应及时报告）。

（5）签署知情同意书。

2. 物品和器械准备　注射器（2ml 或 5ml 的 1 个，20ml的 1 个）、消毒液、棉签、麻醉剂（2%利多卡因 20ml）、无菌手套、无菌纱布、胶布。

【操作步骤】

1. 戴帽子、口罩，洗净双手。

2. 再次核对患者，特别注意核对穿刺肿物位置（左右侧）、个数（一个或几个）。

3. 患者取仰卧位或坐位。

4. 再次仔细触诊将要穿刺的肿物，确定其位置。

5. 常规消毒，戴无菌手套，覆盖消毒洞巾。

6. 检查器械，注意注射器是否通畅。

7. 2%利多卡因局部逐层麻醉（包块周围及深面注射麻醉药，麻醉效果更佳）。

8. 左手固定肿物表面皮肤（常用拇指和示指卡住肿物），防止肿物移动。右手持穿刺空针，与皮肤垂直方向穿入肿物。

9. 当针尖部抵住肿物后，开始拉回活塞，使针管形成负压。在保持负压的状态下，快速有力地提插穿刺针（使针尖的利刃将标本切成微小组织块或颗粒，吸入针芯及针管内）并改变方向 2~4 次，以取得不同部位的细胞标本。

10. 当抽吸完成时，拔针前先将注射器从针头卸下，排出注射器内的空气，消除负压状态，以防吸出物被负压吸入针筒，再将针头安上，然后拔出针头。这是因为细针吸取的细胞量甚微，主要在针头内，如吸出物随负压到达针筒部则很难推出涂片。

11. 消毒穿刺点，加压包扎 12~24 小时。

12. 针尖紧贴玻片并斜面朝下，将针吸获得的细胞挤到载玻片上，均匀涂片后送检。

13. 嘱患者休息并观察半小时再离开。

【注意事项】

1. 术前超声定位　可提高穿刺的准确性，如果能在超声引导下进行穿刺准确性更高。

2. 进针点选择　注意避开皮肤可见之皮下血管，脓肿穿刺选择波动最明显部位，针头越粗，获取组织量越多（诊断越准确），但出血机会更大。

3. 避开乳头和乳晕部　是乳房对疼痛最敏感的部位，尽可能避免从这些部位进针。

4. 扇形穿刺　可以提高诊断的准确性，穿刺时实性病变处可进行 6~10 次提插，淋巴结一般只进行 3~4 次提插。

5. 肿物较小时，主要吸取肿物中心部位；肿物较大者，中心区域坏死组织较多，可主要从周边取材。

6. 吸力的大小　可以通过增加或减少注射器内的负压来调整，一般来说，较高负压可以增加获得的细胞量。但高吸力能增加样本的血染，也可能破坏细胞的结构。

7. 制涂片时要轻柔，不可来回摩擦，以免损坏细胞。同时注意涂片厚薄须均匀适宜，太薄细胞太少，太厚则细胞重叠，影响显微镜观察。如果活检组织中含有血液，可用针尖轻轻将血液移向一侧，或轻轻晃动并倾斜载玻片，使血液流向载玻片边缘部，用针管和棉签将血液吸出。

8. 因为注射麻醉药与针吸疼痛程度相近，有时也可不用麻醉。

【并发症及处理】

1. 常见并发症　出血；气胸、血胸；感染；血管迷走神经性晕厥或单纯晕厥。

2. 处理

（1）一般来说，加压包扎，可以阻止出血。

（2）如果肿物靠近胸壁，针头过长，或者穿刺深度控制不好有可能穿透胸壁而形成气胸或血胸。所以，乳房深部位于肋间浅面的肿物，应将其推向侧边并紧扣在肋骨上，或者斜向进针，以避免穿透胸壁。同时根据患者乳房大小、肿物部位（特别是深度），选择适合的针头，穿刺时注意控制深度，不可盲目进针太深。超声引导下的细针穿刺可以有效减少此类并发症。

（3）严格无菌操作，可以预防感染。

六、空芯针穿刺活检

【目的】

空芯针穿刺活检（core needle biopsy，CNB）提供乳房肿物的组织学诊断依据，可以行免疫组化检查，诊断的准确性较高。

【适应证】

1. 诊断不明确的乳房包块或者结节，可以进行空芯针穿刺明确诊断。

2. 新辅助化疗的患者，其空芯针穿刺结果能指导新辅助治疗的方案的选择。

【禁忌证】

1. 绝对禁忌证

（1）病情危重，有严重出血倾向，多器官衰竭。

（2）对麻醉药物过敏，穿刺部位皮肤有炎症。

2. 相对禁忌证

（1）新近有心肌梗死病史者，或有严重高血压病、严重冠心病、严重心肺功能不全者。

（2）精神病患者及精神过度紧张不合作者。

【术前准备】

1. 患者准备

（1）测量生命体征（心率、血压、呼吸），体力状况评价。

（2）血常规，术前凝血全套检查正常。

（3）向患者解释穿刺的目的、操作过程及可能的风险，同时避免患者过分紧张。

（4）告知需要配合的事项（操作过程中如有头晕、心悸等不适，应及时报告）。

（5）签署知情同意书。

2. 物品和器械准备　空芯针活检器材（活检枪，一般采用14~16号针头）、穿刺包（无菌洞巾、标本瓶）、消毒液、棉签、麻醉剂（2%利多卡因20ml）、注射器5ml、无菌手套、无菌纱布、胶布、4%中性甲醛。

【操作步骤】

1. 戴帽子、口罩，洗净双手。

2. 再次核对患者，特别注意核对穿刺肿物位置（左右侧）、个数（1个或几个）。

3. 患者一般取仰卧位。

4. 再次仔细触诊将要穿刺的肿物，确定其位置。

5. 常规消毒，戴无菌手套，覆盖消毒洞巾。

6. 检查器械，注意穿刺针是否能准确弹出或者回缩。

7. 2%利多卡因局部逐层麻醉（包块周围及深面注射麻醉药，麻醉效果更佳），计划穿刺点及到达肿物的针道也要麻醉。

8. 左手固定肿物表面皮肤（常用拇指和示指卡住肿物），防止肿物移动。右手持穿刺针，先将针尖刺入皮肤进入皮下（也可先用小刀片在计划穿刺点戳一小孔）。

9. 穿刺针尽量平行于体表方向由皮肤穿刺孔推进到肿物边缘，避免针尖较为垂直地指向肿物，防止针弹出时，刺入深面肌肉甚至胸腔。

10. 当针尖部抵住肿物后，激发活检枪，弹射穿刺针。取出穿刺针，将标本条取出。经过相同皮肤穿刺口改变方向穿刺3~5次。以取得不同部位的细胞标本。

11. 消毒穿刺点，加压包扎 24~48 小时。

12. 标本立即放入标本瓶，4%中性甲醛浸泡。

13. 嘱患者休息并观察半小时再离开。

【注意事项】

1. 术前超声定位　可提高穿刺的准确性，如果能在超声引导下进行穿刺，准确性更高。

2. 进针点选择　注意避开皮肤可见之皮下血管，针头越粗，获取组织量越多（诊断越准确），但出血机会更大。

3. 乳头和乳晕部　是乳房对疼痛最敏感的部位，尽可能避免从这些部位进针。

4. 扇形穿刺　可以提高诊断的准确性。

5. 肿物较小时，主要穿取肿物中心部位；肿物较大者，中心区域坏死组织较多，可主要从周边取材。

6. 空芯针穿刺的每条标本可以进行大体观察，因此每次标本取出时，可以观察一下标本。比如，怀疑乳癌的患者，其穿刺标本中应该有肿瘤样的物质（比如鱼肉样、质脆的组织），如果取出的标本没有，可能没穿到肿瘤组织，下一针穿刺时一定要换个方向。一般至少取到 3 条有典型病变之标本条。

7. 固定标本时，4%中性甲醛和标本的体积比至少为 10∶1。

【并发症及处理】

1. 常见并发症　出血；气胸、血胸；感染；针道种植；血管迷走神经性晕厥或单纯晕厥。

2. 处理

（1）一般来说，加压包扎可以阻止出血。穿刺过程中，一旦穿刺针取出，左手注意压迫止血。

（2）如果肿物靠近胸壁，针头方向过于垂直，或者穿刺深度控制不好有可能穿透胸壁而形成气胸或血胸。穿刺针尽量平行于体表方向弹出。同时根据患者乳房大小、肿物部位（特别是深度），选择适合的针头，穿刺前注意检查所选针头的弹射距离。超声引导下的空芯针穿刺可以有效减少此类并发症。

（3）严格无菌操作，可以预防感染。

（4）针道种植转移是医生和患者非常担心的并发症，现有的研究显示，空芯针穿刺活检并未增加局部种植和转移的风险。

（陈　洁）

第十八节　乳腺肿物切除术及相关知识

【目的】

将乳房肿物完整切除。

【适应证】

1. 诊断　诊断不明确的乳房肿物（特别是空芯针穿刺不能确诊的肿物），可以进行肿物切除活检。

2. 治疗

（1）乳房的良性肿瘤（比如纤维腺瘤），有恶变倾向，或者有进行性长大，或者患者要求开放手术切除。

（2）有严重并发症或者老年乳癌患者，不能耐受全麻或者常规手术，采取局麻下包块切除，进行减瘤手术。

【禁忌证】

1. 绝对禁忌证

（1）病情危重，有严重出血倾向，多器官衰竭。

（2）对麻醉药物过敏，手术区域皮肤有炎症。

（3）不能耐受手术期间平卧的患者。

2. 相对禁忌证

（1）新近有心肌梗死病史者，或有严重高血压病、严重冠心病、严重心肺功能不全者。

（2）精神病患者及精神过度紧张不合作者。

（3）孕早期和晚期的患者。

【术前准备】

1. 患者准备

（1）测量生命体征（心率、血压、呼吸），体力状况评价。

（2）局麻患者：血常规、术前凝血全套、输血全套检查正常。全麻患者除上述检查正常外，尿常规、粪便常规、生化检查、胸部 X 线检查及心电图检查正常。

（3）向患者解释手术的目的、可能的风险，同时避免患者过分紧张。

（4）告知需要配合的事项（如：局麻手术过程中如有头晕、心悸等不适，应及时报告）。

（5）签署知情同意书，强调如活检结果为恶性，需要再次进行标准的乳腺癌手术。

（6）靠近腋窝区的肿物，其腋窝区需要备皮。

2. 物品和器械准备 小手术器械包（包含卵圆钳 2 把、尖刀片及圆刀片各 1 把、小弯钳及中弯钳数个、甲状腺拉钩 2 个、持针器 2 个、线剪及组织剪各 1 把、乳腺缝针 1 包、3-0 及 5-0 丝线各 1 包等）、治疗巾及大单和中单、消毒液、无菌纱布、消毒棉球、麻醉剂（2%利多卡因 20ml）、注射器 10ml、无菌手套、胶布、4%中性甲醛。

【麻醉】

1. 局麻 对于触诊明显的包块，由于手术麻醉对肌松要求不高，仅需要镇痛，可考虑局部浸润麻醉。

（1）注射器针头先进入切口处皮内推注局部麻醉药（常用0.5%~2%利多卡因）做皮丘，然后经皮丘刺入，缓慢进针，先沿切口注药。

（2）然后按解剖层次向四周及深部组织分层注药同时扩大浸润范围（推药前先回抽，避免误入血管）。

（3）需浸润远端组织，但超过针头长度时，退出针头，在已浸润过麻醉药的部位重新刺入，以减少穿刺疼痛。

（4）包块周围及深面注射麻药麻醉效果更佳。拟游离的腺体区域也应注射麻醉药。

（5）注射局部麻醉药液后按摩注药部位，使麻醉药在组织内形成张力性浸润，与神经末梢广泛而均匀地接触，增强麻醉效果。

（6）每次注药量不要超过极量，以防局部麻醉药毒性反应。

2. 全麻 按照常规全麻即可。

【操作步骤】

1. 麻醉前及皮肤切开前均需核对患者，特别注意核对肿物位置（左右侧）、个数（1个或几个）。

2. 患者一般采用仰卧位。

3. 切口选择 一般在乳头水平线以上或者以下的肿瘤可选择沿皮纹弧形切口或放射状切口，乳头水平线附近的肿瘤选择放射状切口（也就是水平切口），乳头乳晕区肿瘤选择沿乳晕弧形切口。

4. 手术刀沿切口切开皮肤，电刀切开皮下组织及脂肪组织，直达乳腺腺体层表面。电刀沿游离脂肪和腺体之间的间隙，游离暴露出腺体层表面（包括肿物周围2cm的腺体层），使肿物及周围腺体表面充分暴露，用手指探查肿物位置。

5. 对于腺体表面的肿块，腺体层游离后，可以清楚看见，距肿块周围 0.2~1.0cm 完整切除肿块（如为良性，则包块周围腺体只切除 0.2cm 即可，如考虑为恶性可能，则需切除 1cm 左右）。如为腺体内，或者腺体深面肿物，需切开腺体，找到肿块后将肿块及其周围 0.2~1.0cm 正常腺体一并切除。

6. 探查周围腺体是否有病变及包块是否完全切除。如存在其他病变，可根据病变性质考虑一并切除。

7. 彻底止血（特别注意腺体在牵拉时不宜表现出出血，需要在松弛状态下观察是否有出血）。

8. 生理盐水冲洗创腔，利用周围腺体填补切除创腔的凹陷，3-0 丝线间断塑性缝合。

9. 根据创腔大小及腺体表面游离范围，决定是否放置引流条。

10. 皮肤 5-0 丝线间断缝合（或者滑线间断或者皮内连续缝合，也可黏合剂黏合）。如果张力不高，皮下层可以不缝合。

11. 切口局部加压包扎。（乳房较大且下垂明显的患者，绷带不好包扎，可嘱患者穿较紧的内衣）。

12. 有条件者尽量标本立即送冷冻病理检查，或者放入标本瓶，4%中性甲醛浸泡送病检。

13. 局麻患者休息并观察 2 小时再离开。全麻患者按常规全麻术后处理。

14. 术后 3 天门诊查看伤口，术后 10~12 天拆线。

【注意事项】

1. 乳腺包块切除切口　一般按照手术操作中的描述进行选择，但是如果术者手术不熟练，可选择包块表面的放射状切口。其实，距乳晕 4cm 以内的包块，都可以通过沿乳晕弧形切口，充分游离腺体表面，形成隧道后切除。总的来说，由于乳晕颜色较深，乳晕和皮肤交接处皮肤存在褶皱，因此沿乳晕弧形切口术后瘢痕最小，最隐蔽。取沿乳晕弧形切口时，长度最好不要超过乳晕边缘的1/2，以免影响乳头血供。对于靠近腺体外侧及下分边缘的包块，可考虑沿乳房外侧及下侧皱襞的弧形切口。

2. 第二肋间穿支在乳晕内上进入乳头，是乳头主要血供之一。对于乳晕附近的包块，由于需要游离乳头深面组织，乳头深面的垂直滋养血管大多会切断，第二肋间穿支对减少乳头坏死尤为重要，这时避免做乳晕内上的切口，以免损伤该血管。

3. 如考虑是良性肿瘤，患者又有生育可能，腺体层游离后，在腺体及肿物切除时选用以乳头为中心，放射状小梭形切口，减少对乳管的损伤。同时尽量减少周围正常腺体组织的切除，可考虑紧贴包膜切除，但包膜一定要切除，以减少复发。

4. 由于局麻后周围组织肿胀，增加包块触诊难度，对于术前包块较小或者过深，触诊不是很清楚的患者，建议全麻下切除。也可术前超声下皮肤或者钩针定位，方便术中寻找包块。

5. 对于深部较小肿物，如果游离腺体表面后，在腺体表面不能触及，可先在怀疑肿物的部位放射状切开腺体，看能否发现肿物。如还不能发现肿物，可切开腺体至乳房后间隙，用拇指和示指分别放在腺体浅面和深面仔细探查。如术中未能发现包块，可联系术中超声协助寻找。

6. 肿物切除后的小的腺体缺失，可充分游离周围腺体后，直接缝合，常能达到较好美容效果。此时如周围皮肤有牵拉，则表示腺体游离不够，可在该部位继续游离，则可使皮肤牵拉消失。一般良性肿瘤（特别是较大的良性叶状肿瘤），由于肿瘤生长对周围腺体是产生推挤作用，切除肿瘤后压力消失，被挤压的腺体会有所膨胀，大多按上述方法均可获得较好美容效果。对于较大的腺体缺失，除更广泛地游离腺体表面外，可利用周围腺体及脂肪组织，做成腺体/脂肪瓣（长宽比一般不超过 2 : 1) 转移后填补缺失。国外也有报道,如果缺失太大可以让创腔自行积液,可消除乳房外形的凹陷,但这样会增加感染概率,同时查体会扪及一个较硬包块,影响乳房手感及随访。

7. 常规拆线时间为 10～12 天。对于切口较大、下垂明显患者,为预防伤口裂开,可推迟拆线时间。

【并发症及处理】

1. 常见并发症 出血、血肿形成;感染;伤口愈合不良;复发;外形改变;影响哺乳。

2. 处理

(1) 一般来说,加压包扎,可以阻止出血。同时手术过程中需认真止血。

(2) 血肿常由于术中止血不彻底导致。小的血肿可自行吸收,可以不用特殊处理。大的血肿需拆除部分缝线,将血肿清除干净,同时再次止血,放置引流。如放置引流管,则可即刻缝合伤口。严格无菌操作,切口关闭前生理盐水充分冲洗,可以预防感染。如果已发生蜂窝织炎,需抗生素治疗。如果有脓液形成,需拆除几针缝线,充分引流脓液,冲洗创腔,安置引流条,通过换药大多能愈合。

(3) 伤口愈合不佳,有很多原因。如果为缝合技术不佳,需平时加强练习。一部分伤口愈合不良是由于脂肪液化坏死引起,术中应减少钳夹、电刀等对脂肪的损伤。一旦发生脂肪坏死,需拆除几针缝线,充分引流液化脂肪,冲洗创腔,安置引流条,通过换药大多能愈合。结核或营养不良患者术后伤口愈合缓慢,术前沟通时需向患者及家属交代。

(4) 复发多由于肿瘤切除不干净或者漏切。术中需仔细探查包块位置,腺体缝合前再次探查残留腺体是否还存在病变。同时术中需把肿物周围包膜完整切除。

(5) 外形改变可以通过充分游离腺体,制作腺体瓣等方式解决。

（6）术中切断乳管，会影响哺乳：因此术中腺体切除时采用放射状弧形切口，尽量减少对乳管的损伤。对于乳晕区肿物，由于此处乳管密集，应减少肿物周围正常组织的切除。对于育龄期女性术前沟通时需向患者及家属交代对哺乳的影响。

（陈 洁）

第十九节　烧伤处理及相关知识

【临床分类】

1. 各种热力所致皮肤损伤　包括开水烫伤、火焰烧伤、电弧光烧伤等。

2. 各种化学烧伤　包括酸烧伤、碱烧伤、磷烧伤等。

【目的】

1. 在烧伤早期及时减轻患者疼痛，保护创面，避免创面进一步加深。

2. 促进创面愈合，降低感染风险，防治全身性并发症。

3. 减少烧伤后期瘢痕对患者外观和功能的影响。

【准备工作】

1. 判断伤情。

（1）计算烧伤面积（total burn surface area，TBSA）：现在临床较多采用的面积计算方法为"中国九分法"。根据成人体表面积，头面颈部为9%（1×9%），双上肢为18%（2×9%），躯干（包括会阴）为27%（3×9%），双下肢（包括臀部）为46%（5×9%+1%）。年龄越小的儿童越表现出头大下肢小的特点，可按下列公式计算表面积：

头面颈部体表面积（%）＝9%＋（12-年龄)%

双下肢体表面积（%）＝46%－（12-年龄)%

对小范围烧伤或散在烧伤，可以用手掌法估算烧伤面积。

五指并拢，一手掌面积约为体表面积的 1%。

（2）判断烧伤深度：目前国内较多采用三度四分法，把烧伤深度分为Ⅰ度、浅Ⅱ度、深Ⅱ度和Ⅲ度（表 2-1）。

表 2-1 不同深度烧伤的临床鉴别方法

深度	损伤层次	外观特点	感觉	皮温	创面愈合过程
Ⅰ度	伤及表皮，生发层保留	红斑，无水疱	烧灼感	略增	通常 3~5 天脱屑痊愈，无瘢痕
浅Ⅱ度	伤及真皮乳头层	水疱较大，去除疱皮后基底潮红、湿润	剧痛	高	如无感染，1~2 周痊愈，一般不留瘢痕
深Ⅱ度	伤及真皮网状层	水疱较小，基底红白相间，有时可见红色细小血管网	痛	略低	一般 3~4 周痊愈，常遗留瘢痕
Ⅲ度	伤及皮肤全层，甚至可累及皮下组织、肌肉、骨骼	表皮坏死，创面苍白干燥，皮革样质地，可见粗大的栓塞血管	痛感消失	低	一般 3~6 周后痂壳溶解剥脱，常需手术帮助愈合，后期遗留严重瘢痕

（3）判断有无复合伤：注意有无合并吸入性损伤及其他类型复合伤。

（4）判断有无休克：观察患者精神状态、肢端循环，监测生命体征、尿量等指标，判断有无休克及休克严重程度。

2. 告知病情及下一步诊疗计划，争取患者和家属理解配合。

3. 物品和器械准备 无菌手套、生理盐水、碘伏、换药盒、创面外用药、烧伤敷料、绷带。如果患者烧伤面积较大需备导尿包、输液器。如果并发吸入性损伤，需要准备气管切开包。

【操作步骤】

1. 小面积烧伤（成人小于 10%，儿童小于 5%）

（1）冷疗：伤后立即冷疗。用冷水冲洗创面或者浸泡至少 15~30 分钟。冷疗可以阻止热力向深部侵袭，减少创面渗出和各种炎性因子释放，明显缓解疼痛。化学烧伤后应立刻用大量流水冲洗，延长冲洗时间至 1~2 小时以上，尽可能去除残留化学物质。

（2）清创：剃除周围毛发，用生理盐水清洗、去除创面附着的污染物。小水疱可不予处理，大水疱在低位剪开小口引流或用注射器将疱内液体吸出，保留疱皮覆盖于创面上。Ⅲ度烧伤创面的表皮组织已经坏死，应尽量去除，减少后期感染的发生率。

（3）包扎疗法或暴露疗法：浅度烧伤创面尽量采用包扎方法。儿童烧伤也应尽量包扎，便于护理。现在临床应用的敷料种类很多，可根据具体情况选择能够保持创面湿润、吸收渗液、防治感染、减少换药次数、换药时患者痛苦较轻的各种活性或无活性敷料。关节部位烧伤可以用石膏外固定方式局部制动，避免反复活动摩擦引起疼痛及创面加深；深度烧伤由于创面有较多坏死组织，一般采用暴露疗法。除此以外，对于难以包扎的部位（如头面颈部）及护理困难的部位（如臀部、会阴），也较多采用暴露疗法。暴露疗法的注意事项包括：创面外用磺胺嘧啶银，能起到防治感染、促进痂壳形成的作用；保持室内环境温暖干燥，室温要求 28~32℃，相对湿度 40%左右；保持房间清洁，最好是层流病房；定时翻身，避免局部长时间受压。

（4）切削痂手术：对重要功能部位（如双手）深Ⅱ度以上烧伤或较集中的深度创面，可以进行切削痂、植皮手术治疗。

（5）康复：主要包括防瘢痕治疗和功能锻炼。

2. 中大面积烧伤

（1）建立静脉通道及液体复苏：较大面积烧伤后创面大量渗液引起有效循环血量不足，易导致休克。第 1 个 24 小时抗休克补液量为：晶胶体总量为 1.5ml/（%TBSA·kg），晶胶体比例为 2:1，伤后 8 小时内输入晶胶体总量的一半，基础水分 2000ml。第 2 个 24 小时晶体和胶体总量为第 1 个 24 小时的一半。儿童补液量相对较多，一般按 2ml/（%TBSA·kg）计算第 1 个 24 小时补液量，基础水分儿童按 70~100ml/kg、婴幼儿按 100~150ml/kg 计算。

（2）全身应用抗生素：早期应选用有效的抗生素进行感染防治。而在水肿回吸收期、溶痂期等感染高峰期，更应针对性地选择敏感有效的抗生素。一旦度过高危期，要及时停药。

（3）保留导尿：观察每小时尿量及尿液颜色、比重等指标，判断休克严重程度和纠正情况，指导调节补液速度。

（4）焦痂切开减压术：当四肢或躯干、颈部存在环形深Ⅱ度或Ⅲ度烧伤，渗出、肿胀、焦痂压迫三者形成不断加重的恶性循环，可导致肢端坏死、呼吸窘迫等严重并发症，需要尽早行焦痂切开减压术。四肢环形焦痂多在内外侧切开，躯干可在前胸近腋前线处作两条纵向切口达肋缘下。切开深度达深筋膜下。

（5）清创和创面保护：大面积烧伤需待患者病情相对稳定，休克纠正后再考虑清创。采用"简单"清创方法，不能追求"彻底"清创，避免清创操作对患者造成二次打击，加重病情。清创内容包括剪除创周邻近区域毛发、修剪指（趾）甲、用生理盐水清洗创面、去除明显污染物质，以及去除腐皮。根据创面情况选择包扎或暴露疗法。

（6）切削痂手术：对重要功能部位（如双手）的深Ⅱ度以上烧伤或较集中深度创面，有计划进行分期分批切削痂，自体皮或异体（种）皮移植覆盖创面。

（7）康复：烧伤早期注意将患者肢体放置于抗挛缩位，适当进行主动活动。后期综合应用各种防瘢痕措施，结合序贯性功能锻炼，有利于最大程度减少瘢痕畸形和功能障碍。

（8）整形治疗：根据整形外科理念，精心设计、综合运用各种合理有效的整形治疗方案（包括手术、激光等），矫正烧伤患者的功能障碍和外貌缺陷，使患者能生活自理，恢复自信，重新融入社会。

3. 吸入性损伤 火焰引起的热力和烟雾可能引起呼吸道损伤，影响呼吸功能，甚至并发呼吸衰竭。严重的吸入性损伤会导致很高的死亡率。

（1）分级：吸入性损伤严重程度差异很大，临床上分为轻、中、重三级（表2-2）。

表2-2 吸入性损伤分级要点

分级	病变范围	主要症状	主要体征	X线检查	血气分析
轻度	鼻、口、咽	咽干、疼痛	鼻毛烧焦、鼻咽部发红	—	—
中度	喉、气管	声嘶、吸气性呼吸困难	喘鸣、三凹征	气管狭窄影	—
重度	支气管、肺泡	缺氧	干、湿啰音	肺水肿	低氧血症

（2）一般治疗：包括气道湿化、吸氧、拍背排痰等措施，还应警惕有无CO中毒。

（3）建立人工气道：如患者明确诊断吸入性损伤，且呼吸道梗阻征象进行性加重，应尽早行气管切开或气管插管，保障呼吸道畅通，避免患者突然窒息死亡，还有利于气管内吸痰，必要时机械通气。

（4）抗感染。

（肖海涛）

第二十节　胸腔闭式引流术及相关知识

【目的】

引流胸膜腔内积液或积气，观察引流物的颜色、性状、量。调整胸腔内负压，促进肺膨胀，保持纵隔正常位置，缓解呼吸困难及维持循环稳定。

【适应证】

1. 中、大量气胸，开放性气胸，张力性气胸。

2. 气胸经胸膜腔穿刺术抽气肺不能复张者。

3. 血胸（中等量以上）、乳糜胸。

4. 脓胸胸腔内仍有脓液、食管胸膜瘘、支气管胸膜瘘。

5. 开胸术后。

【禁忌证】

1. 凝血功能障碍，有出血倾向者。

2. 胸膜腔闭锁者。

3. 肝性胸水为相对禁忌。

【术前准备】

1. 认真了解病史，结合胸部查体，根据 X 线检查、CT 检查及超声检查等明确病变部位，协助引流点的定位，尤其是胸腔内局限性或包裹性积液的引流。

2. 向家属及患者详细说明操作目的与可能发生的风险，取得患者配合和家属理解并签署知情同意书。

3. 准备好直径合适的引流管、外接闭式引流袋或水封瓶、局部麻醉药品、消毒液、肋间引流包等医疗物品与器械。

【操作步骤】

1. 体位及切口选择　患者取半卧位。常规气胸的引流点位于锁骨中线第 2 肋间；胸腔积液引流点在腋中线与腋后线之间第 7~8 肋间。局限性或包裹性积液应结合影像学资料选择引流点位置。胸腔积液积气的引流除选择上述常规位置外，还可选择经腋下切口，该位置切口不用经过胸大肌、胸小肌等肌肉组织，创伤较小，且较为隐蔽、美观。另外，患者若需进一步行胸腔镜手术治疗，则还可依据胸腔镜操作切口选择闭式引流切口，以避免增加额外创伤。

2. 常规消毒，铺无菌洞巾。

3. 局部麻醉　2%利多卡因局部浸润麻醉，麻醉应包括皮肤、皮下、肌层以及肋骨骨膜，麻醉至壁层胸膜后，穿刺针可抽出液体或气体后即可确定进入胸膜腔。

4. 沿肋骨上缘做1~2cm的切口，用弯血管钳沿切口与胸壁垂直方向交替钝性分离胸壁肌层，沿肋骨上缘穿破壁胸膜进入胸腔。此时有明显的突破感，进入胸膜腔后切口中可有液体或气体溢出。

5. 用止血钳撑开创口，另一把血管钳沿长轴钳夹引流管前端，顺着撑开的血管钳创口迅速将引流管插入胸腔内，引流管侧孔应进入胸内4~5cm。将引流管远端接水封瓶，确定水封瓶水柱波动是否良好，必要时调整引流管的位置。

6. 缝合皮肤，固定引流管，外覆无菌纱布，胶布固定。最后检查各接口是否牢固，避免漏气。

【注意事项】

1. 钝性分离肋间组织时，血管钳应紧贴肋骨上缘，以避免损伤肋间血管与神经。

2. 引流管侧孔离胸壁不能太近，且引流管要固定妥善，以免脱出形成开放性气胸或皮下气肿。

3. 开始引流液体或气体时应控制速度，防止引起复张性肺水肿。

4. 保持胸腔引流管通畅，防止引流管受压、扭曲、打折。定期检查引流管及引流瓶，观察引流液量、颜色、性状。

5. 拔管指征　水封瓶内无气泡溢出；引流液颜色及性状正

常，每天引流液少于200~300ml；胸部X线检查提示肺复张良好。

6. 拔管时嘱患者深吸气后屏住呼吸后迅速拔出胸引管，立即使用凡士林纱布封盖伤口（或预留缝线打结），然后使用胶布固定，防止拔管时漏气形成气胸。

【并发症及处理】

1. 麻醉药品过敏反应　当患者出现过敏反应，应立即停止操作，严重者可皮下注射0.1%肾上腺素0.3~0.5ml或其他对症支持治疗。

2. 切口感染及胸腔感染　操作应当严格执行无菌原则，防止感染。一旦发生切口感染，要局部换药引流，胸腔感染应充分引流，必要时可行分泌物培养及药敏试验，加用敏感抗生素抗感染。

3. 出血　尽量避免损伤肋间血管，当少量出血时可保守治疗：密切观察患者生命体征、引流量、血红蛋白的动态变化，使用止血药，加强扩容，必要时可静脉输注红细胞悬液。一旦发生进行性血胸，保守治疗无效时应积极行手术治疗。

4. 皮下气肿　一般无需特殊处理，严重者应调整胸腔引流管位置，充分引流。

5. 损伤膈肌及腹腔脏器　引流切口位置过低或患者膈肌上抬时，可能损伤膈肌及腹腔脏器。一旦发生，应立即停止操作，行腹腔CT或B超，明确损伤严重程度。病情较轻者可密切观察，若发生进行性出血，或引起急腹症者，应积极剖腹探查。

（袁　勇）

第二十一节　气胸的急救技术及相关知识

【定义】

气胸是指气体进入胸膜腔，形成胸膜腔内积气状态。其发生原因可以是肺组织、气管、支气管或食管破裂，空气进入胸膜腔，也可以是胸外伤引起外界空气由胸壁创口进入胸膜腔所致。

【临床分类】

1. 自发性气胸 自发性气胸是指因肺部疾病本身导致肺组织与脏层胸膜破裂，使肺和支气管内空气进入胸膜腔。根据基础疾病可分为原发性气胸和继发性气胸。原发性气胸好发于青壮年男性，既往无明显肺部慢性疾病病史，胸部 CT 可无明显异常或仅局部肺大疱形成。继发性气胸多发生于老年患者，既往有慢性肺部基础疾病，如慢性阻塞性肺部疾病、肺结核等。

2. 外伤性气胸 外伤性气胸是指由胸外伤引起的气胸，可发生于钝性伤、锐器伤、爆震伤、穿透伤等。多由于外伤引起肺组织或支气管破裂使空气进入胸膜腔形成气胸。偶尔也可因为腹压骤增引起穿透性膈肌破裂伴胃破裂使胃内空气进入胸膜腔引起气胸。

3. 医源性气胸 医源性气胸是由于医疗操作引起的气胸，如胸腔穿刺、肺穿刺、锁骨下静脉穿刺等。

【病理生理分类】

1. 闭合性气胸 胸壁或肺的破口较小，当空气进入胸膜腔后胸腔内压力增加，肺组织萎缩塌陷，使破口自动关闭，胸膜腔内气体不再增加。胸腔内压力仍低于大气压。患者临床症状与肺压缩程度及患者代偿能力密切相关。轻者可无任何症状，重者可引起明显呼吸困难。

2. 开放性气胸 胸壁或肺的创口较大，胸膜腔与外界直接相通。空气随呼吸自由进出胸膜腔。胸膜腔内压力等于大气压。患者肺完全受压萎缩，丧失呼吸功能。患侧胸内压显著高于健侧，使纵隔向健侧移位，并随呼吸出现两侧胸膜腔压力不均匀性周期性改变。吸气时纵隔向健侧移位，呼气时向患侧偏移，称为"纵隔扑动"。开放性气胸引起的纵隔扑动严重影响呼吸及循环功能，可引起呼吸衰竭及休克，需急诊处理。

3. 张力性气胸 又称为高压性气胸。为胸壁、肺、气管、支气管损伤处形成单向活瓣，吸气时活瓣开放使气体进入胸膜腔，而呼气时活瓣关闭，胸膜腔内压力逐渐增加，高于大气压。患侧肺严重受压，纵隔向健侧移位，腔静脉回流受阻，严重影响呼吸与循环功能，需紧急处理。

【临床表现】

气胸的临床症状取决于患者的基础情况、起病快慢、肺压缩程度。典型的气胸发作表现为突发性胸痛、胸闷、呼吸困难。常为用力咳嗽、剧烈活动、短暂大量用力所诱发，也有患者无明显诱因在安静休息或正常活动后产生气胸。气胸的临床表现与患者的基础疾病密切相关，老年慢性支气管炎患者的少量气胸就可以引起明显的呼吸困难，而青年患者中到大量气胸也可无不适。气胸发病急骤，肺压缩程度严重的患者其症状较为明显。相反，发病缓慢、肺压缩轻微的患者临床症状较轻。严重的张力性气胸可以导致患肺完全受压，严重影响患者的呼吸与循环功能。患者可表现为严重呼吸困难、烦躁、大汗淋漓、发绀、意识障碍等。气管偏向健侧，颈静脉怒张，皮下气肿明显。患侧胸部饱满，叩诊呈鼓音，听诊呼吸音消失。也可有脉搏细快、血压降低等循环障碍的表现。

【辅助检查】

气胸的诊断主要依据影像学检查，一般胸部正侧位 X 线检查即可确诊，其表现为胸膜腔积气、肺组织萎缩、纵隔移位。还可有纵隔气肿与皮下气肿征象。胸部 CT 检查对于小量气胸，局限性气胸的诊断优于 X 线检查。CT 检查有利于发现肺大疱部位及基础肺部疾病。对于巨大肺大疱与气胸的鉴别胸部 CT 检查明显优于 X 线检查。

【急救处理】

气胸是临床常见的急诊之一，延误诊治可能严重威胁患者的生命健康。其急诊处理应当综合患者的发病原因、基础肺部情况、发病缓急、就诊时一般情况、症状严重程度等综合判断。

1. 一般治疗　气胸患者应绝对卧床休息，氧气吸入，密切观察患者病情变化。适用于首次发作气胸，胸部 X 线检查示肺压缩程度较轻（<20%），无明显呼吸困难者。

2. 胸腔穿刺排气　对于气胸所致肺压缩程度较重，引起一定的呼吸困难症状，需要排气治疗。并且患者无明显肺部基础疾病，预计气胸量不会继续增加，短期内可以好转者可使用胸腔穿刺排气治疗，而避免胸腔闭式引流术。另外在一些紧急情况下，患者需立即行排气治疗（如张力性气胸），可先行胸腔穿刺排气，暂时缓解患者呼吸困难症状，以赢得下一步抢救时间。

3. 胸腔闭式引流术　其适应证包括：

（1）中、大量气胸，开放性气胸，张力性气胸。

（2）气胸经胸膜腔穿刺术抽气肺不能复张者。

（3）伴有血胸、乳糜胸、脓胸者。

4. 特殊类型气胸的急救处理

（1）开放性气胸：开放性气胸严重影响患者呼吸及循环功能，威胁生命，需立即处理。急诊处理包括立即变开放性气胸为闭合性气胸（缝合胸部伤口）与排气治疗（胸腔闭式引流）。

（2）张力性气胸：张力性气胸也是威胁生命的急症之一，急救处理首先要解除胸膜腔内的高压状态。可用粗针头在患侧第 2 肋间锁骨中线处刺入胸膜腔，即可起到排气减压的效果。在转送过程中可使用长橡胶管或塑料管一端接插入胸膜腔的针接头，另一端放在无菌水封瓶水面下，以保持持续排气。待患者胸腔高压状态得到改善，条件允许时应尽早行胸腔闭式引流术。

（3）外伤性气胸：外伤性气胸的急救处理除了遵循非外伤性气胸处理原则之外，还应考虑复合伤的可能，胸腔闭式引流的指征应适当放宽，特别是伴有血胸患者，应密切动态观察患者胸腔引流量与生命体征，必要时还应行剖胸探查术。

（袁　勇）

第二十二节　血胸的急救技术及相关知识

【目的】

排净积血，促使肺扩张，改善呼吸功能，预防并发脓胸；观察引流量，为进一步治疗提供依据。

【适应证】

1. 非进行性血胸　胸腔出血量较少，能自行止血，患者无失血性休克表现。

2. 进行性血胸

（1）血容量丢失的全身表现：脉速、血压降低或虽经积极输血扩容血压仍不易维持。

（2）血容量丢失的局部表现：胸腔闭式引流量每小时超过 200ml，持续 3 小时以上，或 24 小时引流量超过 1000ml。

（3）血容量丢失的血液学表现：血液血红蛋白进行性降低，引流胸腔积血中的上述三者与外周血相接近，且迅速凝固。

3. 凝固性血胸　胸腔出血量较大或引流不及时、引流效果差，血液凝固于胸膜腔不能排出。

【禁忌证】

严重器官功能障碍不能耐受麻醉的患者或凝血功能障碍患者。

【术前准备】

1. 血常规、生化及凝血功能检查，胸部 X 线检查，超声检查或胸部 CT 检查。

2. 与患者和家属沟通，解释操作的目的和操作的简要过程，签署必要的知情同意书。

3. 物品和器械准备

（1）非进行性血胸：胸腔穿刺引流包（或胸腔闭式引流包）、2%利多卡因、无菌纱布、引流袋（或胸腔闭式引流瓶）。

（2）进行性血胸或凝固性血胸：胸腔镜或开胸手术器械。

【操作步骤】

1. 参见胸腔穿刺术及胸腔闭式引流术。

2. 胸腔镜或开胸探查治疗原则 清除血块和积血，寻找出血来源。肋间血管或胸廓内动、静脉出血者，分别在血管破口的近、远端分别缝扎止血。肺裂伤出血绝大多数可缝合止血，但如为广泛裂伤，组织损伤严重，则需作肺部分切除术。胸内器官创伤者，一般病情严重，需紧急救治。

【注意事项】

1. 肋间血管应仔细缝扎止血。

2. 需动态监测患者血红蛋白含量和胸腔闭式引流量和性状。

3. 若术前胸部 CT 检查发现可能有心脏大血管损伤可能应该行心脏超声检查或胸部增强 CT 检查评估伤情。

（马 林）

第二十三节 肋骨骨折的急救技术及相关知识

【目的】

减轻由于肋骨骨折所引起的疼痛；固定胸壁，恢复胸壁的完整性；防止由肋骨骨折所引起的呼吸循环障碍；防止肋骨骨折断端刺破重要脏器引起的继发损伤。

【适应证】

1. 单根、多根或单处、多处闭合性肋骨骨折 仅有 1 根肋骨骨折称为单根肋骨骨折；2 根或 2 根以上肋骨骨折称为多发性肋骨骨折；肋骨骨折可以同时发生在双侧胸部，每肋仅一处折断者称为单处骨折，有两处以上折断者称为双处或多处骨折。

2. 连枷胸 序列性多根多处肋骨骨折或多根肋骨骨折合并多根肋软骨骨骺脱离或双侧多根肋软骨骨折或骨骺脱离，则造成胸壁软化，称为胸壁浮动伤，又称为连枷胸。疼痛以及胸廓稳定性受破坏，可使呼吸动度受限，呼吸浅快和肺泡通气减少，患者不敢咳嗽，痰潴留，从而引起下呼吸道分泌物梗阻，肺实变或肺不张，这在老弱患者或原有肺部疾病的患者尤应予以重视。在连枷胸，当吸气时，胸腔负压增加，软化部分胸壁向内凹陷；呼气时，胸腔压力增高，损伤的胸壁浮动凸出，这与其他胸壁的运动相反，称为"反常呼吸运动"。反常呼吸运动可使两侧胸腔压力不平衡，纵隔随呼吸而向左右来回移动，称为"纵隔摆动"，影响血液回流，造成循环功能紊乱，是导致和加重休克的重要因素之一。连枷胸时胸痛和胸廓稳定性破坏严重，反常呼吸运动更使呼吸运动受限，咳嗽无力，肺活量及功能残气量减少，肺顺应性和潮气量降低，常伴有严重的呼吸困难及低氧血症。连枷胸时常伴有肺挫伤，可使肺泡和间质出血、水肿、肺泡破裂和不张，是引起呼吸功能障碍的重要原因。

3. 开放性肋骨骨折 指肋骨骨折断端刺破皮肤，也可合并胸膜和肺损伤及其所引起的血胸和/或气胸。

【禁忌证】

1. 合并呼吸、循环衰竭的患者。

2. 合并活动性出血、胸腔内脏器或腹腔内脏器损伤的患者。

【术前准备】

1. 熟悉并判断患者的受伤情况，对肋骨骨折的类型进行正确的判断。

2. 与患者和家属沟通，解释操作的目的和操作的简要过程，签署必要的知情同意书。

3. 物品和器械准备

（1）单根、多根或单处、多处闭合性肋骨骨折：肋骨骨折两端因有上下肋骨和肋间肌支撑，发生错位、活动很少，多能自动愈合。固定胸廓主要是为了减少骨折端活动和减轻疼痛。主要固定物品为：宽胶条、多带条胸带或弹力胸带、胸骨护板。

（2）连枷胸：纠正反常呼吸运动，抗休克、防治感染和处理合并损。

1）当胸壁软化范围小或位于背部时，反常呼吸运动可不明显或不严重，可采用局部夹垫加压包扎，可准备宽胶条或弹力绷带以及较大的棉垫。

2）当浮动幅度达 3cm 以上时可引起严重的呼吸与循环功能紊乱，当超过 5cm 或为双侧连枷胸时，可迅速导致死亡，必须进行紧急处理，通常选择气管插管（准备物品见气管插管）。

（3）开放性肋骨骨折：应及早彻底清创治疗。肋间引流包、咬骨钳、麻醉剂（2%利多卡因 20ml）、肥皂水、生理盐水、消毒液、手套、注射器（5ml 1 支）、纱布及胶布。

【操作步骤】

1. 胶布胸壁固定法　每条胶布宽 7cm，长度比患者胸廓半周长约 10cm，患者坐位，两臂外展或上举，当呼气之末，即胸围最小时，先在后侧超过中线 5cm 处贴紧胶布，由后绕向前方跨越前正中线 5cm。第一条贴在骨折部，而后以叠瓦状（重叠 1cm）向上、向下各增加 2~3 条。固定时间为 3~4 周

（图 2-78）。

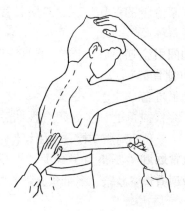

图 2-78　胶布胸壁固定法

2. 连枷胸胸壁加压包扎　在胸壁软化的部位填入大棉垫（也适用于开放性肋骨骨折伴有开放性气胸的患者），并用宽胶布或弹力绷带固定胸壁（图 2-79）。

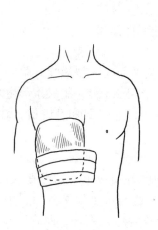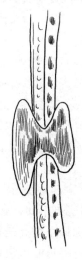

图 2-79　连枷胸胸壁加压包扎

3. 开放性肋骨骨折清创

（1）洗手，戴帽子、口罩。

（2）向患者解释操作目的。

（3）准备肋间引流包及咬骨钳。

（4）显露肋骨骨折创面，周围皮肤用肥皂水清洗后生理盐水冲洗，反复3遍。消毒液对创面及周围皮肤消毒3遍。

（5）2%利多卡因局部麻醉，清除碎骨片及无生机的组织，咬平骨折断端，以免刺伤周围组织。如有肋间血管破损者，应分别缝扎破裂血管远近端。剪除一段肋间神经，有利于减轻术后疼痛。胸膜破损者按开放性气胸处理。

（6）清创完毕后消毒皮肤，无菌纱布覆盖创面。

【注意事项】

1. 胸壁加压包扎时加压力度应适中，防止加压过紧影响患者的呼吸动度。

2. 开放性肋骨骨折清创时，若肋骨断端刺破了胸膜腔，清创时应注意保持胸膜腔的密闭性，防止空气反复进出引起纵隔摆动。

3. 仔细缝扎肋间血管，防止迟发性血胸。

（马 林）

第二十四节 常见颅脑损伤的急救技术及相关知识

一、颅内压增高

【概述】

颅内压增高是神经外科常见的临床病理综合征，是颅脑损伤、脑肿瘤、脑出血、脑积水和颅内炎症等各种病变所共有的征象，由于上述疾病使颅腔内容物体积增加，导致颅内压持续在 2.0kPa（200mmH$_2$O）以上，从而引起的相应的综合征，称为颅内压增高。颅内压增高如果未得到及时处理，可能会引起脑疝危象，患者可因呼吸循环衰竭而死亡。因此，对颅内压增高的及时诊断和正确处理对神经外科来说是非常重要的。

1. 颅内压的生理　　正常情况下颅腔容纳着脑组织、脑脊液和血液三种内容物，成人颅腔的容积是固定不变的，为1400~1500ml。颅腔内的上述三种内容物，使颅内保持一定的压力，称为颅内压。由于颅内的脑脊液介于颅腔壁和脑组织之间，一般以脑脊液的静水压代表颅内压力，通过侧卧位腰椎穿刺或直接脑室穿刺测量获得该压力数值，成人的正常颅内压为0.7~2.0kPa（70~200mmH$_2$O），儿童的正常颅内压为0.5~1.0kPa（50~100mmH$_2$O）。临床上颅内压还可以通过颅内压监护仪进行持续动态监测。

颅内压可有小范围的波动，它与血压和呼吸关系密切，收缩期颅内压略有增高，舒张期颅内压稍下降；呼气时压力略增，吸气时压力稍降。颅内压的调节除部分依靠颅内的静脉血被排挤到颅外血液循环外，主要是通过脑脊液量的增减调节。当颅内压低于 0.7kPa（70mmH$_2$O）时，脑脊液的分泌增加吸收减少，使颅内脑脊液量增多，以维持正常颅内压不变。相反，当颅内压高于正常范围时，脑脊液的分泌减少吸收增多，颅内脑脊液量保持在正常范围，以代偿增加的颅内压。另外，当颅内压增高时，有一部分脑脊液被挤入脊髓蛛网膜下腔，也起到一定的调节颅内压的作用。脑脊液的总量占颅腔总容积的10%，血液则依据血流量的不同占总容积的 2%~11%。一般允许颅内增加的临界容积约为 5%，超过此范围，颅内压开始增高。当颅腔内容物体积增大或颅腔容量缩减超过颅腔容积的8%~10%，则会产生严重的颅内压增高。

2. 颅内压增高的病因及发病机制

（1）颅内压增高的原因可分为三大类。

1）颅腔内容物的体积增大：如脑组织体积增大（脑水肿）、脑脊液增多（脑积水）、颅内静脉回流受阻或过度灌注，脑血流量增加，使颅内血容量增多。

2）颅内占位性病变造成颅内空间相对变小：如颅内血肿、脑肿瘤、脑脓肿等。

3）先天性畸形造成颅腔的容积变小：如狭颅症、颅底凹陷症等。

（2）颅内压增高的类型：根据病因不同，可分为以下两类。

1）弥漫性颅内压增高：由于颅腔狭小或脑实质的体积增大而引起，其特点是颅腔内各部位及各分腔之间压力均匀升高，不存在明显的压力差，因此脑组织无明显移位。临床所见的弥漫性脑膜脑炎、弥漫性脑水肿、交通性脑积水等所引起的颅内压增高均属于这一类型。

2）局灶性颅内压增高：因颅内有局限的扩张性病变，病变部位压力首先增高，致邻近脑组织受到挤压而发生移位，并把压力传向远处，造成颅内各腔隙间的压力差，这种压力差导致脑室、脑干及中线结构移位。患者对这种颅内压增高的耐受力较低，压力解除后神经功能的恢复较慢且不完全，这可能与脑移位和脑局部受压引起的脑缺血和脑血管自动调节功能损害有关。由于脑局部受压较久，该部位的血管长期处于张力消失状态，管壁肌层失去了正常的舒缩能力，因此血管管腔被动地随颅内压的降低而扩张，管壁的通透性增加并有渗出，甚至发生脑实质内出血性水肿。

根据病变发展的快慢不同，颅内压增高可分为急性、亚急性和慢性三类。

1）急性颅内压增高：见于急性颅脑损伤引起的颅内血肿、高血压性脑出血等。其病情进展快，颅内压增高所引起的症状严重，生命体征（血压、呼吸、脉搏、体温）变化明显。

2）亚急性颅内压增高：病情发展较快，但没有急性颅内压增高那么紧急，颅内压增高的反应较轻或不明显。亚急性颅内压增高多见于发展较快的颅内恶性肿瘤、转移瘤及各种颅内炎症等。

3）慢性颅内压增高：病情发展较慢，可长期无颅内压增高的症状和体征，病情发展时好时坏。多见于生长缓慢的颅内良性肿瘤、慢性硬脑膜下血肿等。

急性或慢性颅内压增高均可导致脑疝。脑疝形成后，移位脑组织被挤进小脑幕裂孔、硬脑膜裂隙或枕骨大孔，压迫脑干产生一系列症状和体征，下疝的脑组织阻塞脑脊液循环通路同时挤压供血动脉及回流静脉，以致受压脑组织缺血缺氧、水肿甚至梗死，使颅内压力进一步增高，从而形成恶性循环。

3. 引起颅内压增高的疾病

（1）颅脑损伤：由于颅内血管损伤而发生的颅内血肿、脑挫裂伤和脑水肿是外伤性颅内压增高常见原因。外伤性蛛网膜下腔出血，血块沉积在颅底脑池而引起的脑脊液循环障碍，以及红细胞阻塞蛛网膜颗粒所引起的脑脊液吸收障碍等，也是颅内压增高的常见原因。其他如外伤性蛛网膜炎及静脉窦血栓形成或脂肪栓塞亦可致颅内压增高，但较少见。

（2）颅内肿瘤：颅内肿瘤出现颅内压增高者约占80%以上。一般肿瘤体积愈大，颅内压增高愈明显。但肿瘤大小并非是影响颅内压增高的程度的唯一因素，肿瘤的部位、性质和生长速度也有重要影响。例如位于脑室或中线部位的肿瘤，虽然体积不大，但由于堵塞室间孔、中脑导水管或第四脑室脑脊液循环通路，易产生梗阻性脑积水，因而颅内压增高症状可早期出现而且显著。位于颅前窝和颅中窝底部或位于大脑半球凸面的肿瘤，有时瘤体较大但颅内压增高症状出现较晚；而一些恶性胶质瘤或脑转移癌，由于肿瘤生长迅速，且肿瘤周围伴有严重的脑水肿，故多在短期内即出现较明显的颅内压增高。

（3）颅内感染：脑脓肿患者多数有明显的颅内压增高。化脓性脑膜炎亦多引起颅内压增高，并随着炎症的好转，颅内压力亦逐渐恢复正常。结核性脑膜炎晚期，因脑底部炎症性物质沉积，使脑脊液循环通路受阻，往往出现严重的脑积水和颅内压增高。

（4）脑血管疾病：由多种原因引起的脑出血都可造成明显的颅内压增高。颅内动脉瘤和脑动静脉畸形发生蛛网膜下腔出血后，由于脑脊液循环和吸收障碍形成脑积水，而发生颅内压增高。颈内动脉血栓形成和脑血栓，脑软化区周围水肿，也可引起颅内压增高。如软化灶内出血，则可引起急剧的颅内压增高，甚至可危及患者生命。

（5）脑寄生虫病：脑囊虫病引起颅内压增高的原因有：①脑内多发性囊虫结节可引起弥散性脑水肿；②单个或数个囊虫在脑室系统内阻塞导水管或第四脑室，产生梗阻性脑积水；③葡萄状囊虫体分布在颅底脑池时引起粘连性蛛网膜炎，使脑脊液循环受阻。脑棘球蚴病或脑血吸虫性肉芽肿，均在颅内占有一定体积，由于病变较大，因而产生颅内压增高。

（6）颅脑先天性疾病：婴幼儿先天性脑积水多由于导水管的发育畸形，形成梗阻性脑积水；颅底凹陷和先天性小脑扁桃体下疝畸形，脑脊液循环通路可在第四脑室正中孔或枕大孔区受阻；狭颅症，由于颅缝过早闭合，颅腔狭小，限制脑的正常发育，从而引起颅内压增高。

（7）良性颅内压增高：又称假脑瘤综合征，以脑蛛网膜炎较为多见，其中发生于颅后窝者颅内压增高最为显著。另外，颅内静脉窦（上矢状窦或横窦）血栓形成，由于静脉回流障碍引起颅内压增高。其他代谢性疾病、维生素 A 摄入过多、药物过敏和病毒感染所引起的中毒性脑病等均可引起颅内压增高。但多数颅内压增高症状可随原发疾病好转而逐渐恢复正常。

（8）脑缺氧：心搏骤停或昏迷患者呼吸道梗阻，在麻醉过程中出现喉痉挛或呼吸停止等均可发生严重脑缺氧。另外，癫痫持续状态和喘息状态（肺性脑病）亦可导致严重脑缺氧和继发性脑水肿，从而出现颅内压增高。

【病理生理】

1. 影响颅内压增高的因素

（1）年龄：婴幼儿及小儿的颅缝未闭合或尚未牢固融合，颅内压增高可使颅缝裂开而相应地增加颅腔容积，从而缓和或延长了病情的进展。老年人由于脑萎缩使颅内的代偿空间增多，故病程亦较长。

（2）病变扩张速度：1965 年 Langlitt 在狗的颅内硬脑膜外放置一小球囊，每小时将 1ml 液体注入囊内，使之逐渐扩张。刚开始由于颅内压调节功能的存在，颅内压的变动很小或不明显，但随着球囊的继续扩张，调节功能逐渐耗竭，颅内压增高逐渐明显。当颅内液体在注入到 4ml 时终于达到临界点，这时只要向囊内注入极少量液体，颅内压即会大幅度升高，释放少量液体颅内压即显著下降。颅内压力与体积之间的关系不是线性关系而是类似指数关系，这种关系可以说明一些临床现象，如有颅内占位性病变时，随着病变的缓慢增长，可以长期不出现颅内压增高症状，一旦由于颅内压代偿功能失调，则病情将迅速发展，往往在短期内即出现颅内高压危象或脑疝。如原有的颅内压增高已超过临界点，释放少量脑脊液即可使颅内压明显下降，若颅内压增高处于代偿的范围之内（临界点以下），释放少量脑脊液仅引起微小的压力下降，这一现象称为体积压力反应（volume-pressure response，VPR）。

（3）病变部位：在颅脑中线或颅后窝的占位性病变，由于病变容易阻塞脑脊液循环通路而发生梗阻性脑积水，故颅内压增高症状可早期出现而且严重。颅内大静脉窦附近的占位性病变，由于早期即可压迫静脉窦，引起颅内静脉血液的回流或脑脊液的吸收障碍，使颅内压增高症状亦可早期出现。

（4）伴发脑水肿的程度：脑寄生虫病、脑脓肿、脑结核瘤、脑肉芽肿等由于炎症性反应，均可伴有较明显的脑水肿，故早期即可出现颅内压增高症状。

（5）全身系统性疾病：尿毒症、肝性脑病、毒血症、肺部感染、酸碱平衡失调等都可引起继发性脑水肿而致颅内压增高。高热往往会加重颅内压增高的程度。

2. 颅内压增高的不良后果

（1）脑血流量降低、脑缺血甚至脑死亡：正常的脑灌注压为 9.3～12kPa（70～90mmHg），脑血管阻力为 0.16～0.33kPa（1.2～2.5mmHg），此时脑血管的自动调节功能良好。如因颅内压增高而引起的脑灌注压下降，则可通过血管扩张，以降低血管阻力的自动调节反应从而保证了脑血流量的稳定。如果颅内压不断增高使脑灌注压低于 5.3kPa（40mmHg）时，脑血管自动调节功能失效，这时脑血管不能再作相应的进一步扩张以减少血管阻力，脑血流量随之急剧下降，导致脑缺血。当颅内压接近平均动脉压水平时，颅内血流几乎完全停止，患者处于严重的脑缺血状态，甚至出现脑死亡。

（2）脑移位和脑疝：当颅内某分腔有占位性病变时，该分腔的压力大于邻近分腔的压力，脑组织从高压力区向低压力区移位，导致脑组织、血管及脑神经等重要结构受压和移位，被挤入硬脑膜的间隙或孔道中，从而出现一系列严重临床症状和体征，称为脑疝。

（3）脑水肿：颅内压增高可直接影响脑的代谢和血流量从而产生脑水肿，使脑的体积增大，进而加重颅内高压。脑水肿时液体的积聚可在细胞外间隙，也可在细胞膜内。前者称为血管源性脑水肿，后者称为细胞中毒性脑水肿。血管源性脑水肿多见于脑损伤、脑肿瘤等病变的初期，主要是由于毛细血管的通透性增加，导致水分在神经细胞和胶质细胞间隙潴留，促使脑体积增加所致。细胞中毒性脑水肿可能是由于某些毒素直接作用于脑细胞而产生代谢功能障碍，使钠离子和水分子潴留在神经细胞和胶质细胞内所致，常见于脑缺血、脑缺氧的初期。在颅内压增高时，由于上述两种因素可同时或先后存在，故出现的脑水肿多数为混合性，或先有血管源性脑水肿以后转化为细胞中毒性脑水肿。

（4）库欣（Cushing）反应：库欣于1900年曾用等渗盐水灌入狗的蛛网膜下腔以造成颅内压增高，当颅内压增高接近动脉舒张压时，血压升高、脉搏减慢、脉压增大，继之出现潮式呼吸、血压下降、脉搏细弱，最终呼吸停止、心脏停搏而导致死亡。这一实验结果与临床上急性颅脑损伤所见情况十分相似，颅内压急剧增高时，患者出现血压升高（全身血管加压反应）、心跳和脉搏缓慢、呼吸节律紊乱及体温升高等各项生命体征发生变化，即称为库欣反应。该危象多见于急性颅内压增高病例，慢性者则不明显。

（5）胃肠功能紊乱及消化道出血：部分颅内压增高的患者可有胃肠道功能紊乱，出现呕吐、胃及十二指肠出血及溃疡和穿孔等。这与颅内压增高引起下丘脑自主神经中枢缺血而致功能紊乱有关。亦有人认为颅内压增高时，消化道黏膜血管收缩造成缺血，进而产生广泛的消化道溃疡。

（6）神经源性肺水肿：在急性颅内压增高病例中，发生率高达5%~10%。这是由于下丘脑、延髓受压导致α肾上腺素能神经活性增强，血压反应性增高，左心室负荷过重，左心房及肺静脉压增高，肺毛细血管压力增高，液体外渗，引起肺水肿，患者表现为呼吸急促、痰鸣，并有大量泡沫状血性痰液。

【临床特点】

颅内压增高的主要症状和体征如下：

1. 头痛 头痛是颅内压增高最常见的症状之一。头痛的程度不同，以早晨或晚间较重，部位多在额部及颞部，可从颈枕部向前方放射至眼眶。头痛程度随颅内压增高而进行性加重。当用力、咳嗽、弯腰或低头活动时常使头痛加重。头痛性质以胀痛和撕裂痛多见。

2. 呕吐　当头痛剧烈时，可伴有恶心和呕吐。急性颅压升高时，呕吐多呈喷射性，有时可导致水电解质紊乱。

3. 眼底视盘水肿　这是颅内压增高的重要客观体征之一。表现为视盘充血，边缘模糊不清，生理凹陷消失，眼底静脉扩张，随呼吸而发生的正常静脉"搏动"消失。若视盘水肿长期存在，其颜色日渐苍白，视力减退，视野向心性缩小，最终发展为继发性视神经萎缩，甚至失明。

以上三者为颅内压增高的典型表现，称之为颅内压增高"三主征"。颅内压增高"三主征"各自出现的时间并不一致，可以其中一项为首发症状。颅内压增高还可以引起一侧或双侧外展神经麻痹出现复视。

4. 意识障碍　疾病初期意识障碍可表现为反应迟钝、嗜睡。严重病例可以出现昏睡直至昏迷，伴有瞳孔散大、对光反应消失，发生脑疝甚至去脑强直。

5. 生命体征变化　早期出现血压升高、脉搏徐缓、呼吸减慢或不规则，若颅内压增高未得到缓解，生命体征变化日趋严重，直至体温升高等病危状态甚至呼吸停止，可因呼吸衰竭而死亡。

6. 其他症状和体征　在小儿患者中，因颅缝尚未完全闭合，可有头颅增大，颅缝增宽或分裂，前囟饱满隆起，头颅叩诊呈"破罐声"，可见头皮和额眶浅部静脉扩张。部分颅内压增高患者还可出现癫痫发作。

【诊断】

1. 病史　许多颅内疾病在引起颅内压增高之前已有局灶性症状与体征，可通过全面详细询问病史和细致神经系统检查而发现，并由此作出初步诊断。如小儿的反复呕吐及头围迅速增大，成人出现头痛、癫痫发作，运动或感觉障碍以及视力进行性减退，均应考虑到有颅内占位性病变的可能。

2. 临床表现 当发现有颅内压增高"三主征"时，则颅内压增高的诊断即可以成立。

3. 辅助检查

（1）CT检查：目前CT检查是诊断颅内占位性病变的首选检查措施。它不仅能对绝大多数占位性病变作出定位诊断，而且还有助于定性诊断。CT检查具有无创伤性特点，易于被患者接受。

（2）MRI检查：CT检查不能确诊尤其是病变位于后颅窝或颅底，因伪影的干扰常影响CT检查的判断，此时MRI检查具有明显优势，可进一步行MRI检查，以利于确诊。

（3）数字减影血管造影（DSA）：主要用于疑有脑血管畸形或动脉瘤等血管疾病的患者。目前脑血管造影术的安全性大大提高，而且图像清晰，使疾病的检出率提高。

（4）头颅X线检查：颅内压增高时，可见颅骨骨缝分离，指状压迹增多，鞍背骨质吸收及蝶鞍扩大等。X线检查对于诊断颅骨骨折，垂体瘤所致蝶鞍扩大及听神经瘤所致内听道扩大等，具有重要价值。但单独作为诊断颅内占位性病变的辅助检查手段现已少用。

（5）腰椎穿刺：腰椎穿刺测压对颅内占位性病变的患者有一定的危险性，可引发脑疝，故应当慎重进行。

【治疗】

1. 一般处理 凡有颅内压增高的患者，应留院观察。密切观察神志、瞳孔、血压、呼吸、脉搏及体温的变化，以掌握病情发展的动态。必要时可作颅内压监护，根据监护获取的颅内压变化情况指导治疗。频繁呕吐者应暂禁食，避免误吸导致吸入性肺炎。不能进食的患者应予补液，补液量应以维持出入液量的平衡为度，补液过多可促使颅内压进一步增高。注意补充电解质并调整酸碱平衡。用轻泻剂疏通大便，避免患者用力排便。不可作高位灌肠，以免颅内压骤然升高。对意识不清的患者及咳痰困难者应酌情作气管切开术，以保持呼吸道通畅，防止因呼吸不畅而使颅内压进一步增高。给予氧气吸入有助于降低颅内压。病情稳定者需尽早查明病因，以明确诊断，尽快施行去除病因的治疗。

2. 病因治疗　颅内占位性病变，首先应考虑作病变切除术。位于大脑非功能区的良性病变，应争取作根治性切除；不能根治的病变可作大部切除、部分切除或减压术；若有脑积水者，可行脑脊液分流术，通过分流管将脑室内的脑脊液分流入蛛网膜下腔、腹腔或心房。颅内压增高已引起急性脑病时，应进行紧急抢救或手术处理。

3. 降低颅内压治疗　适用于颅内压增高但暂时尚未查明原因，或虽已查明原因但仍需要非手术治疗的病例。高渗利尿剂选择应用的原则是：若意识清楚，颅内压增高程度较轻的病例，先选用口服药物。若有意识障碍或颅内压增高症状较重的病例，则宜选用静脉或肌内注射药物。常用口服的药物有：①氢氯噻嗪 25～50mg，每天 3 次；②乙酰唑胺 250mg，每天 3 次；③氨苯蝶啶 50mg，每天 3 次；④50% 甘油盐水溶液 60ml，每天 2～4 次。常用的可供注射的制剂有：①20% 甘露醇 0.25～1g（kg·次），每 4～6 小时 1 次，快速静脉滴注；②呋塞米 20～40mg，肌内或静脉注射，每天 1～2 次。还可采用甘油果糖、高渗盐水（如浓度 3% 或 5%）。此外，也可采用 20% 人血白蛋白 10～40g 静脉注射，对减轻脑水肿、降低颅内压有效。

4. 激素应用　地塞米松 5～10mg 静脉或肌内注射，每天 2～3 次；氢化可的松 100mg 静脉注射，每天 1～2 次；泼尼松 5～10mg 口服，每天 1～3 次，可减轻脑水肿，有助于缓解颅内压增高，但对颅脑损伤不主张使用激素。

5. **冬眠低温疗法或亚低温疗法** 有利于降低脑的新陈代谢率，减少脑组织的氧耗量，防止脑水肿的发生与发展，对降低颅内压亦起一定作用。

6. **脑室外引流** 通过脑室穿刺引流释放脑脊液，以缓解颅内压增高。

7. **巴比妥治疗** 大剂量异戊巴比妥钠或硫喷妥钠注射可降低脑的代谢，减少氧耗及增加脑对缺氧的耐受力，使颅内压降低。但可引起脑血流减少和血流动力学紊乱，需在有经验的专家指导下应用。在给药期间，应作血药物浓度监测。

8. **过度通气** 目的是使体内 CO_2 排出。当动脉血的 CO_2 分压每下降 1mmHg 时，可使脑血流量递减 2%，从而使颅内压相应下降。对颅脑损伤一般情况下不主张过度通气。

9. **抗生素治疗** 控制颅内感染或预防感染。可根据致病菌药物敏感试验选用适当的抗生素。预防用药应选择广谱抗生素，术中和术后应用为宜。

10. **对症治疗** 对疼痛者可给予镇痛剂，但应忌用吗啡和哌替啶等类药物，以防止对呼吸中枢的抑制作用，而导致患者死亡。有抽搐发作的患者，应给予抗癫痫药物治疗。烦躁患者给予镇静剂，但要避免影响病情观察。

二、头皮血肿

头皮血供丰富，遭受钝性打击或碰撞后，可使组织内血管破裂出血，而头皮仍然完整。头皮出血常在皮下组织中、帽状腱膜下或骨膜下形成血肿。

【临床特点】

1. **皮下血肿** 头皮的皮下组织层是头皮的血管、神经和淋巴汇集的部位，伤后易于出血、水肿。由于血肿位于表层和帽状腱膜之间，受皮下纤维隔限制而有其特殊表现：体积小、张力高；疼痛十分显著；触诊时中心稍软，周边隆起较硬，易被误为凹陷骨折。

2. 帽状腱膜下血肿 帽状腱膜下层是一疏松的蜂窝组织层，其间有连接头皮静脉和颅骨板障静脉以及颅内静脉窦的导血管。血肿范围宽广，严重时血肿边界与帽状腱膜附着缘一致，前至眉弓，后至枕外粗隆与上项线，两侧达颧弓部，像一顶帽子顶在患者头上。血肿张力低，波动明显，疼痛较轻，有贫血外貌。有时婴幼儿巨大帽状腱膜下血肿可引起休克。

3. 骨膜下血肿 出血来源多为板障出血或骨膜剥离所致，血液集积在骨膜与颅骨表面之间，其临床特征是：血肿边界止于骨缝，这是因为颅骨在发育过程中，骨膜夹嵌在骨缝之内，故少有骨膜下血肿超过骨缝者，除非骨折线跨越两块颅骨时，但血肿仍将止于另一块颅骨的骨缝。

【诊断】

1. 头部外伤史。

2. 临床表现。

3. 辅助检查 必要时可行头部 CT 检查排除其他损伤。

【治疗】

皮下血肿无需特殊治疗，早期给予冷敷以减少出血和疼痛，24~48 小时之后改为热敷以促其吸收。

帽状腱膜下血肿的处理，对较小的血肿亦可采用早期冷敷、加压包扎，24~48 小时后改为热敷，待其自行吸收。若血肿巨大，则应在严格皮肤准备和消毒下分次穿刺抽吸后加压包扎，尤其对婴幼儿患者须间隔 1~2 天穿刺 1 次，并根据情况酌情给予抗生素，必要时尚需补充血容量之不足。

骨膜下血肿的处理，早期仍以冷敷为宜，但忌用强力加压包扎，以防血液经骨折缝流向颅内，引起硬脑膜外血肿，应在严格备皮和消毒情况下施行穿刺，抽吸积血 1~2 次即可恢复。若反复积血则应及时行 CT 扫描或其他辅助检查。对较小的骨膜下血肿，亦可采用先冷敷，后热敷待其自行吸收的方法；但对婴幼儿骨膜下血肿，往往为时较久即有钙盐沉着，形成骨性包壳，难以消散。对这种血肿宜及时穿刺抽吸，在密切观察下小心加压包扎。

【预后】

头皮血肿预后良好。

三、头皮裂伤

头皮裂伤可为头皮单纯裂伤，亦可为头皮复杂裂伤。前者多为锐器直接作用于头皮所致，创缘整齐无缺损，大多仅限于头皮；后者多为钝器损伤所致，裂口多不规则，常伴有其他损伤。

【临床特点】

头皮单纯裂伤创缘整齐没有缺损，颅骨完整，没有脑伤。如果帽状腱膜完整仅浅层裂伤，常因断裂血管不能随皮下组织收缩，故反比全层裂伤（累及帽状腱膜层）出血多；头皮复杂裂伤裂口多不规则，常伴有颅骨骨折和脑损伤，属于开放性颅脑损伤。

【诊断】

1. 头部外伤史。

2. 临床表现。

3. 辅助检查　必要时可行头部 CT 检查排除其他损伤。

【治疗】

要迅速控制活动性出血，及早施行清创缝合。由于头面部血液循环良好，即使伤后超过 24 小时，如果没有明显的感染迹象，仍可行彻底清创一期缝合。对于发生严重感染的皮肤裂伤患者，应开放伤口，加强换药，做细菌培养，待炎症控制后再行伤口清创二期缝合；对于有头皮缺损者，一般通过头皮移位即可解决，如附加切口、皮下松解等，头皮缺损应在无张力下缝合；对于较大的缺损常需要整形外科医师协助处理。对头皮复杂裂伤，如果伴有开放性脑损伤，需按开放性脑损伤处理。

【预后】

如果无感染发生一般预后良好。

四、头皮撕脱伤

多由于长发被卷入快速旋转的机器中，造成头皮从帽状腱膜下层甚至连同颅骨骨膜剥离。

【临床特点】

头皮自帽状腱膜下层或连同颅骨骨膜剥离，少数整个头皮甚至连同额肌、颞肌、耳朵或骨膜一并被撕脱，颅骨裸露，出血量比较多。

【诊断】

1. 头部外伤史。

2. 临床表现。

3. 辅助检查　必要时可行头部 CT 检查排除其他损伤。

【治疗】

1. 首先用无菌敷料覆盖创面，加压包扎止血；并将撕脱头皮用无菌布巾包好冷藏，速送医院。

2. 对伤后 2~3 小时以内，最长不超过 6 小时，头皮挫伤污染较轻的患者，可将撕脱的头皮清创后行血管吻合，原位植回。

3. 对伤后 6~8 小时以内，若撕脱头皮的挫伤和污染不严重，骨膜较完整，可将撕脱头皮的皮下层切除，作为全厚或中厚皮片重新植回；若皮片不足，可从腹壁或大腿切取中厚皮片植皮。

4. 对晚期头皮创面已经发生感染的，则需待创面出现健康肉芽组织时，再行邮票植皮；若骨膜层被撕脱，可考虑将颅骨外板钻多个骨孔深达板障出血，覆盖敷料，待肉芽长出后再植皮。

5. 常规注射 TAT，植皮后同时要预防感染，加强护理，注意观察皮瓣或皮片有无坏死感染。

【预后】

如果无感染发生一般预后良好。

五、颅骨骨折

颅骨骨折比较常见，根据骨折的部位和形状可分为线形骨折、凹陷骨折和颅底骨折。

1. 线形骨折　骨折线部位与受力部位多一致，常伴有局部骨膜下血肿。如果是单纯性的颅骨骨折，患者除自感头痛外无明显的其他神经系统症状，其诊断靠 X 线检查或 CT 检查骨窗像来确诊。线性骨折本身无太多的临床意义，也不需特殊处理，重要的是骨折所致颅内血肿的危险。特别是对后颅窝骨折的儿童要高度警惕迟发性血肿的可能。故对有颅骨骨折的患儿应收住院密切观察，及时复查 CT，早期发现、及时处理颅内并发症。

2. 凹陷骨折　常发生在打击面较小、局部压强较大的损伤，如锤击伤或撞桌角受伤等。将近一半的凹陷骨折发生在儿童，尤其是未满 6 个月的婴儿。此类骨折多见于顶骨和颞骨。如果凹陷骨折的深度不深，没有造成脑损伤，患者可无明显的症状，治疗也存在较大差别。婴幼儿凹陷性骨折如无神经系统症状，生长中可自行复位，一般不需手术。手术指征为：①闭合性凹陷骨折深度>1.0cm；②闭合性凹陷骨折位于脑功能区、压迫导致神经功能障碍；③闭合性凹陷骨折压迫静脉窦导致血液回流障碍、出现颅高压患者；④美容需要；⑤开放性凹陷骨折。

开放性凹陷骨折容易并发感染，因此要及时清创。污染不重者，可予彻底清创，骨片经生理盐水反复冲洗及庆大霉素溶液（1∶1000）浸泡 30 分钟后一期回植，一般不会增加感染，且伤口愈合不伴有骨片吸收。污染较重的开放性凹陷骨折，应将碎骨片全部清除，后期再行颅骨成形术。

3. 颅底骨折 颅底骨折多为线形骨折，属于隐性开放性骨折，颅底骨折绝大多数是由颅盖部骨折线延伸至颅底所致，根据暴力作用的部位和方向不同，颅底骨折线的走向具有一定规律，对诊断具有一定的参考价值。

【临床特点】

一般表现为脑脊液的鼻漏和耳漏，其中前颅窝底骨折还可表现为"熊猫眼征"和嗅觉减退，若累及视神经管，可致视神经损伤；中颅窝底骨折偶可出现外伤性颈内动脉海绵窦瘘，后颅窝骨折常于伤后 2~3 小时出现乳突部瘀血。

颅底骨折的诊断主要依靠临床症状和体征，即脑脊液漏、局部皮下黏膜迟发性瘀血斑、邻近脑神经及脑组织损伤。颅底骨折的 X 线检查显示率不到 50%。CT 扫描可了解脑挫裂伤和颅内血肿情况，以及骨折部位和类型。如发现有外伤性颅内积气，亦是诊断颅底骨折的重要依据。高分辨薄层 CT 扫描、放射性核素扫描等，对脑脊液漏口位置的确定有重要意义。

【诊断】

1. 头部外伤史。

2. 临床表现。

3. 辅助检查。

【治疗】

颅底骨折的治疗主要是针对骨折引起的并发症和后遗症。脑脊液漏一般不需要填塞，多数可以在 2 周内自愈，早期可酌情给予抗生素预防感染。如果脑脊液漏无法自愈，需行手术修补。部分颅中窝骨折患者可出现突眼，伴有颅内血管杂音，需警惕颈内动脉海绵窦瘘的发生，应尽早治疗；伤后立即出现严重大量鼻出血者，可因休克或窒息而死，应立即气管内插管，保持呼吸道通畅，然后填塞鼻腔止血。同时快速补充血容量，压迫患侧颈总动脉，必要时实施手术结扎颈总动脉或介入治疗，以挽救患者生命；颅后窝骨折常累及枕骨大孔区和脑干，易合并高位颈椎骨折或脱位，如有呼吸功能紊乱，应尽早行气管切开或机械通气、颅骨牵引，必要时行颅后窝、颈椎椎板减压术。

【预后】

颅底骨折如果脑脊液漏自愈、无感染多数预后良好。

六、脑 震 荡

脑震荡是由轻度脑损伤所引起的临床综合征，其特点是头部外伤后短暂意识丧失，随即清醒，除有近事遗忘外，无任何神经系统功能损害表现。

【临床特点】

伤后短暂意识丧失，一般不超过半小时。醒后有逆行遗忘，患者常有头疼、恶心、呕吐、眩晕、畏光及乏力等症状。有自主神经调节紊乱的表现：心率减慢、血压下降、面色苍白、出冷汗等。头部 CT 检查未见异常。

【诊断】

1. 外伤史。

2. 临床表现。

3. 辅助检查 头颅 CT 检查无异常。

【治疗】

脑震荡无需特殊治疗，一般只需卧床休息 5~7 天，酌情给予镇痛、镇静、神经营养对症治疗。减少外界刺激，做好解释工作，消除患者对脑震荡的恐惧心理，多数患者在 2 周内恢复正常。

【预后】

脑震荡预后良好。

七、脑挫裂伤

脑挫裂伤是脑挫伤和脑裂伤的统称，因为脑挫伤和裂伤发生的机制是相同的，通常是两者同时发生，是常见的脑原发性损伤。严重的脑挫裂伤可形成脑内血肿或硬膜下血肿。国外已经提出了创伤性脑实质损伤的概念，包括了我们传统上说的脑挫裂伤、脑内血肿、外伤性脑梗死、脑水肿、大脑半球肿胀等，约占全部创伤性脑损伤的 8.2%，占重型创伤性脑损伤的 13%~35%。

【临床特点】

脑挫裂伤的临床表现因损伤的原因、部位和损伤程度的不同而各不相同，轻者昏迷时间短程度轻，恢复良好；而重者可致深昏迷，严重神经功能损害，甚至死亡。

1. 生命体征　一般伤后早期由于脑功能受抑可有一过性的血压下降、脉搏细弱及呼吸浅快。如果持续低血压，应注意有无胸腹内脏损伤、脊柱四肢骨折等合并伤。如果生命征恢复正常后，出现血压升高、脉压差增大、心跳减慢和呼吸减慢，即出现库欣反应，应警惕颅内高压、颅内血肿。脑挫裂伤患者体温，亦可轻度升高，一般约 38℃，若持续高热则多伴有丘脑下部损伤。

2. 意识障碍　是脑挫裂伤典型的临床表现之一，多数伤后立即昏迷。由于损伤程度不同，昏迷时间长短不一，昏迷时间一般超过 30 分钟，严重者可昏迷数月甚至长期昏迷。长期昏迷者多有广泛脑皮质损害或伴有弥漫性轴索损伤。

3. 头痛、呕吐　患者清醒后可能有头痛、头晕、恶心或呕吐等症状，如果伤后持续剧烈头痛、频繁呕吐，同时伴有进行性意识障碍，要警惕颅内高压、颅内血肿的可能。

4. 伤灶症状　根据损伤的部位和程度而有不同的神经局灶症状，如果仅伤及额极、颞极等非功能区，可无任何神经功能障碍；如果损伤累及功能区，可出现相应的瘫痪、失语、视野缺损、精神障碍、感觉障碍以及癫痫等神经功能障碍表现。部分患者后期可出现脑积水。

5. 脑膜刺激征 脑挫裂伤后多有蛛网膜下腔出血，患者常有脑膜刺激征象，表现为畏光、蜷曲而卧，颈项强直，Kerning 征阳性，Brudzinski 征阳性，早期的低热和恶心呕吐亦与此有关。颈项强直于 1 周左右逐渐消失，如果持久无好转，应注意有无颈椎损伤或颅内感染。

【诊断】

1. 外伤史。

2. 临床表现。

3. 辅助检查

（1）X 线检查：在 CT 检查基本普及的情况下，X 线颅骨平片检查仍有其重要价值，可发现 CT 检查没有显示的线性骨折，能了解有无骨折及具体情况，有助于分析致伤机制和判断伤情。

（2）CT 检查：能清楚地显示脑挫裂伤的部位、程度和有无继发损害，中线有无偏移，有助于手术决策，是首选的检查方法。

（3）MRI 检查：由于 MRI 成像时间较长，患者躁动不能配合或病情危重，一般很少用于急性颅脑损伤的诊断。但在某些特殊情况下，MRI 检查优于 CT 检查，如对脑干、胼胝体、脑神经的显示；对微小脑挫伤灶、轴索损伤及早期脑梗死的显示；以及对受伤早期血肿的显示和鉴别诊断，MRI 检查能够更好地发现病变。

（4）腰椎穿刺：能够测定颅内压，了解是否有血性脑脊液，可以与脑震荡鉴别，还可以引流血性脑脊液有助于治疗。但对有明显颅内高压的患者，应禁忌腰穿检查，以免诱发脑疝。

【治疗】

1. 一般处理 主要是防治脑水肿、对症治疗、预防并发症，密切观察病情，复查 CT。对损伤严重者可送入重症监护病房，进行连续生命监测和神经系统监测治疗。患者宜保持气道通畅，必要时行气管插管，预计患者于短期内（3～5 天）不能清醒时，应及早行气管切开，以便排痰，减少气道阻力及死腔，必要时呼吸机辅助呼吸，避免低氧血症。酌情镇痛、镇静减少患者挣扎躁动，但不能影响到意识观察和呼吸。同时应抬高床头 15°～30°以利于颅内静脉回流、降低颅内压。严重脑挫裂伤患者可因中枢性高热、癫痫、应激性溃疡、肺部感染、高血糖和水电解质紊乱等各种并发症致病情加重，应及时查明原因给予对症处理。对伤后早期就出现中枢性高热、频繁去大脑强直、间脑发作或癫痫持续发作者，宜行亚低温或巴比妥治疗。

2. 控制颅内高压　有头痛、呕吐等明显颅内高压者用 20%甘露醇 0.25～1g（kg·次），每 4～6 小时 1 次。无明显颅内高压者不用脱水剂，特别是伤后 6 小时，伤后早期有"填塞效应"可防止出血，脱水可能加重出血。对重型者［格拉斯哥评分（GCS）3～8 分］应进行颅内压监护，对 GCS 9～12 分、脑内多发挫裂伤者也提倡行颅内压监护。重症者最好在颅内压监护下进行脱水治疗，可进行亚低温治疗减轻脑水肿及降低颅内压，如果病情无好转出现恶性颅内高压应行手术治疗。目前不推荐采用激素（地塞米松等）改善颅脑创伤患者预后和控制颅内压，大剂量甲基泼尼松龙会增加中、重型颅脑创伤患者死亡率，禁止使用。

3. 促神经功能恢复治疗　在颅脑外伤急性期治疗中就应注意保护脑神经功能，尽量减少损伤，可给予神经功能恢复的药物。当危险期度过后，病情较为稳定时，开始功能锻炼，针对伤后的各种并发症与后遗症进行康复治疗，如理疗、高压氧治疗、针灸、中医药、运动、心理治疗，加速康复进程，减轻疾病和损伤所致的残疾的程度，促进患者早日回归社会。

4. **手术治疗** 脑挫裂伤一般不需要手术治疗，但当有继发性损害引起颅内高压甚至脑疝形成时，则需要手术治疗。目前国内专家共识的手术指征为：①如果出现进行性意识障碍和神经功能损害，药物无法控制高颅压，CT出现明显占位效应，应该立刻行外科手术治疗；②GCS 6~8分的额颞叶挫裂伤体积>20ml，中线移位>5mm，伴基底池受压，或任何损伤大于50ml，应该立刻行外科手术治疗；③通过脱水等药物治疗ICP≥25mmHg，脑灌注压≤65mmHg，应该行外科手术治疗。如果患者无意识改变和神经损害表现，药物能有效控制高颅压，CT未显示明显占位，可在严密观察意识和瞳孔等病情变化下，继续药物保守治疗。有手术指征时要及时手术，根据病灶选择额颞顶大骨瓣开颅或恰当的手术入路，清除挫裂伤灶及血肿，必要时行内、外减压术，如果去骨瓣减压要同时扩大修补硬膜。

【预后】

轻型脑挫裂伤患者预后良好，重型患者死亡率高，存活者多伴有不同程度的神经功能障碍，影响预后的因素很多，但主要的因素有年龄、GCS、损伤灶的体积及部位、脑室脑池受压和中线偏移程度、颅内压等，患者是否发生脑疝、瞳孔散大的时间也是影响预后的重要因素。一般情况下，年龄大、原发损伤重、已发生脑疝者预后比较差。

八、原发性脑干损伤

原发性脑干损伤是指在头部受到外力时，由外力直接引发脑组织移位使脑干撞击在坚硬的颅底斜坡或小脑幕游离缘；或由旋转的剪切应力导致脑干本身的扭曲、牵拉造成的损伤。目前认为脑干损伤属于弥漫性轴索损伤的一种特殊形态。小儿以坠落伤和较重的挤压伤多见，而成人以车祸伤多见。有时尚不足以对成人造成损伤的挤压力作用于幼儿时，可因颅骨严重变形，导致脑室内脑脊液产生强烈的冲击波，造成中脑导水管或第四脑室底的液压冲击伤而损伤脑干，但这种损伤相对不重，因此小儿发生轻型脑干损伤的机会多。

【临床特点】

脑干是生命中枢，受到损伤可出现一系列威胁患者生命的临床症状和体征。

1. 意识障碍　伤后多呈持续性昏迷，可达数日、数周甚至长期植物生存，但在特殊情况下，无持续昏迷的患者也不能否定脑干损伤的存在。

2. 生命体征变化

（1）呼吸功能紊乱：脑干损伤早期常有呼吸节律的紊乱，多为先浅快继而深慢，最后出现病理性呼吸如陈氏呼吸或抽泣样呼吸。

（2）循环功能障碍：脑干损伤特别是脑桥和延髓受损可出现血压明显波动，先升后降、心率增快或减缓，晚期可出现心律不齐、搏动微弱甚至停止。

（3）脑干损伤引起自主神经系统功能障碍时，可出现中枢性高热、消化道应激性溃疡及顽固性呃逆。

3. 瞳孔和眼球运动异常　脑干损伤后常有瞳孔时大时小、形态不整，或两侧不等大及光反射消失；眼球位置异常，表现为眼球分离、双眼偏斜或凝视麻痹；脑干不同节段损伤有其不同的眼征表现，如中脑损伤后双瞳孔时大时小多变，脑桥损伤出现针尖样瞳孔。

4. 去大脑强直　是中脑损伤的重要体征，表现为阵发性四肢强直性伸直，双上肢内收前旋，双足过度跖屈，颈后仰呈角弓反张，外界稍有刺激即可诱发，重者呈持续强直。

5. 锥体束征　脑干内锥体束损伤可出现一侧或双侧肢体瘫痪、肌张力增高、腱反射活跃、病理征阳性；严重者呈弛缓状态，出现一切生理反射消失、肌张力松弛。需注意的是，正常小儿锥体束要在出生后 9 个月才发育完成，因此新生儿、婴幼儿颅脑损伤时锥体束损害症状和体征常不典型。

【诊断】

1. 外伤史。

2. 临床表现。

3. 辅助检查

（1）X线检查：显示颅骨骨折特别是后颅窝骨折，寰椎、枢椎骨折、脱位，均有助于脑干损伤的判断。

（2）CT检查：对较重脑干损伤可以诊断，但不能显示细微的脑干挫裂伤改变，有时可见脑干被盖部或导水管周围小的斑点状高密度影，周围有低密度水肿区，脑干肿胀、脑池闭塞，从而推测脑干损伤的情况。

（3）MRI检查：脑干损伤宜采用MRI检查，对脑干细微损伤显示优于CT检查，但急性期很少行此项检查。

（4）脑干听觉诱发电位（BAEP）：对脑干损伤有一定的诊断价值，能准确地反映脑干损伤的平面和程度，多数表现为损伤平面以上的听觉波传导异常或消失；且能进行动态监测，以了解脑干损伤的预后。

【治疗】

脑干损伤一般不需要手术治疗，与脑挫裂伤治疗相似。

【预后】

脑干损伤预后比较差。

九、急性硬脑膜外血肿

硬膜外血肿位于颅骨内板与硬脑膜之间，多数由于硬脑膜血管主干及其分支损伤出血、硬脑膜静脉窦撕裂伤出血和骨折处板障出血所致。硬膜外血肿的临床表现可因出血速度、血肿部位及年龄的差异而有所不同。

【临床特点】

典型表现为伤后昏迷-清醒-再昏迷。受伤当时，因常伴有轻度原发性脑损伤，如单纯脑震荡或轻度脑挫伤，故伤后立即出现短暂的意识障碍，而清醒后，除自感头痛外，神经系统检查可能无明显阳性体征，随着血肿的不断增大压迫脑功能区时，出现相应的阳性体征，出现头痛、呕吐等颅内压增高症状，患者表现进行性意识障碍，嗜睡、意识模糊而再度昏迷。

【诊断】

1. 外伤史。

2. 临床表现。

3. 辅助检查：

（1）X线平片：在CT检查基本普及的情况下，X线颅骨平片检查仍有其重要价值，可发现CT检查没有显示的线性骨折，能了解有无骨折及具体情况，有助于分析致伤机制和判断伤情。

（2）CT检查：典型的硬膜外血肿表现为颅骨内板下梭形高密度灶，可显示颅骨骨折，是首选的检查方法。

（3）MRI检查：由于MRI检查时间较长，患者躁动不能配合或病情危重，一般很少用于急性颅脑损伤的诊断。

【治疗】

有意识障碍、神经功能障碍，幕上血肿量大于30ml的患者需要手术治疗。后颅窝血肿量大于10ml的患者需要手术治疗。无手术指征者给予神经营养、对症、支持治疗，有颅内高压表现者酌情给予20%甘露醇脱水治疗。

【预后】

硬膜外血肿预后相对较好。

十、急性硬脑膜下血肿

血肿位于硬脑膜与脑皮质之间，出血来源为脑实质血管损伤或者桥静脉损伤。急性者大多伴有脑挫裂伤，故临床表现类似脑挫裂伤。

【临床特点】

1. 意识障碍 患者伤后意识障碍较为突出，常表现为持续性昏迷，并有进行性恶化，较少出现中间清醒期，即使意识障碍程度曾一度好转，也为时短暂，随着脑疝形成迅速又陷入昏迷。

2. 颅内压增高症状 急性者，主要表现为意识障碍加深，生命体征变化突出，同时，较早出现小脑幕切迹疝的征象；亚急性者，则往往表现头疼、呕吐加剧、躁动不安及意识进行性恶化，至脑疝形成时即转入昏迷。

3. 局灶性体征 伤后早期可因脑挫裂伤累及某些脑功能区，伤后即有相应的体征，如偏瘫、失语、癫痫等；若是在观察过程中有新体征出现，系伤后早期所没有的或是原有的阳性体征明显加重等，均应考虑颅内继发血肿的可能。

【诊断】

1. 外伤史。

2. 临床表现。

3. 辅助检查

（1）X线平片：可了解有无骨折及具体情况，有助于分析致伤机制和判断伤情。

（2）CT检查：典型的硬膜下血肿表现为颅骨内板下新月形高密度灶，可伴有脑挫裂伤，可显示颅骨骨折。

【治疗】

有意识障碍、神经功能障碍、幕上血肿量大于 30ml 的患者需要手术治疗。无手术指征者给予神经营养、对症、支持治疗，参见脑挫裂伤的治疗。

【预后】

硬膜下血肿预后相对比较差。

十一、脑内血肿

脑内血肿是指脑实质内的血肿，可发生在脑组织的任何部位，在闭合性颅脑损伤中，其发生率为 0.5%～1.0%，占颅内血肿的 5%左右，好发于额叶及颞叶前端，占全部的 80%，其次是顶叶和枕叶占 10%左右，其余则分别位于脑深部、基底节、脑干及小脑内等处。外伤性脑内血肿绝大多数均属急性，少数为亚急性，特别是位于额、颞前份和底部的浅层脑内血肿，往往与脑挫裂伤及硬脑膜下血肿相伴发，临床表现急促。深部血肿，多位于脑白质内，系因脑受力变形或剪切力作用致使深部血管撕裂出血而致，出血较少、血肿较小时，临床表现亦较缓。血肿较大时，位于脑基底节、丘脑或脑室壁附近的血肿，可向脑室溃破造成脑室内出血，病情往往较重，预后不良。

【临床特点】

脑内血肿的临床表现依血肿的部位而定，位于额、颞前端及底部的血肿与对冲性脑挫裂伤、硬脑膜下血肿表现相似，除颅内压增高外，多无明显定位症状或体征。若血肿累及重要功能区，则可出现偏瘫、失语、偏盲、偏身感觉障碍以及局灶性癫痫等征象。因对冲性脑挫裂伤所致脑内血肿者，伤后意识障碍多较持久，且有进行性加重，多无中间意识好转期，病情转变较快，容易引起脑疝。因冲击伤或凹陷骨折所引起的局部血肿，病情发展较缓者，除表现局部脑功能损害症状外，常有头疼、呕吐、眼底水肿等颅内压增高的征象，尤其是老年患者因血管脆性增加，较易发生脑内血肿。

【诊断】

1. 外伤史。

2. 临床表现。

3. 辅助检查

（1）X 线平片：在伤情允许的情况下，X 线颅骨平片检查仍有其重要价值，不仅能了解骨折的具体情况，并对分析致伤机制和判断伤情亦有其特殊意义。

（2）CT 检查：对脑内血肿、脑挫裂伤与硬膜下血肿可以作出明确的鉴别诊断，并能清楚地显示脑挫裂血肿的部位。

（3）MRI 检查：一般少用于急性颅脑损伤的诊断。MRI 检查时间较长，某些金属急救设备不能进机房，躁动患者难以合作，故多以 CT 检查为首选检查项目。

【治疗】

对急性脑内血肿的治疗与急性硬脑膜下血肿相同，均属脑挫裂伤复合血肿，两者还时常相伴发。手术方法多采用骨瓣开颅术，清除硬脑膜下血肿及挫碎糜烂脑组织后，应随即探查额、颞叶脑内血肿，予以清除。如遇有清除血肿后颅内压缓解不明显，或仍有其他可疑之处，如脑表面挫伤、脑回膨隆变宽，触之有波动时，应行穿刺。对疑有脑室穿破者，尚应行脑室穿刺引流，必要时须采用术中脑超声探测，以排除脑深部血肿。病情发展较急的患者预后较差，死亡率高达 50% 左右。对单纯性脑内血肿，发展较缓的亚急性患者，则应视颅内压增高的情况而定，如为进行性加重、有形成脑疝之趋势者，仍以手术治疗为宜。有少部分脑内血肿虽属急性，但脑挫裂伤不重，血肿较小，不足 30ml，临床症状轻，神志清楚，病情稳定，或颅内压测定不超过 3.33kPa（25mmHg）者，亦可采用非手术治疗。对少数慢性脑内血肿，已有囊变者，颅内压正常，则无需特殊处理，除非有难治性癫痫外，一般不考虑手术治疗。

【预后】

因病情发展速度而预后各异。较急重的患者死亡率可高达 50%。对于疾病发展较缓，颅内高压症状较轻的患者预后可相对较好。降低死亡率的关键在于加强临床观察，尽早复查 CT，争取在发生脑疝前及时诊断、迅速手术清除血肿，防治并发症。

十二、开放性颅脑损伤

因坠落或被锐器打击而造成头皮、颅骨和硬脑膜均损伤，颅腔与外界相通，导致局部脑组织挫裂伤、出血，伤后容易发生感染。致伤物通常有金属锐器、木棍和石块等。致伤机制多为加速伤，也可是减速伤，前者见于钝器打击伤和锐器；后者见于坠跌伤，常合并有对冲性伤或旋转性致伤的弥漫性轴索损伤。颅底骨折实际上也属于开放性脑损伤。

【临床特点】

致伤部位多在颅脑部，可见头部有明显的伤口流血，有较多血性脑脊液和碎裂脑组织自伤口流出。可出现昏迷、瘫痪、癫痫、失语、感觉障碍等脑损害局灶症状以及贫血、失血性休克。创口有大量出血者，应考虑有静脉窦破裂或较大血管损伤。意识障碍取决于脑损伤的情况，锐器伤所致局限性穿透伤，未伤及重要部位、无急性高颅压者，可无意识障碍；钝器伤或坠落伤致广泛脑损伤时，可有不同程度的意识障碍；如患者出现进行性意识障碍或出现再昏迷，应考虑有颅内血肿形成。有的患者为经眶或经鼻穿透伤，致伤物经眶或鼻穿入，可出现眼睑或结膜淤血肿胀、视力、眼球运动障碍及脑脊液漏等。

【诊断】

1. 外伤史。

2. 临床表现。

3. 辅助检查 头颅X线平片、CT检查等放射学检查明确脑损伤程度、伤道位置范围、碎骨片、颅内血肿、异物及污染情况，对选择适当手术方法、手术入路及治疗都很有帮助。但木头、竹质等异物能透过X线，有时很难被发现，因此诊断时有延迟，直到发生了感染才被发现，要引起重视。

【治疗】

开放性颅脑损伤首先应保持呼吸道通畅，积极抗休克，控制活动性出血，快速补液、补足血容量，必要时输血；保护外露脑组织。所有开放性颅脑损伤均需尽早彻底清创，清创操作应由外至内、由浅入深，逐层清除血肿、挫碎及失活组织和异物，闭合创口，变开放伤为闭合伤。由于颅脑开放伤的特殊性，早期清创缝合的时限可以延长到 48 小时，如无明显污染，在强有力的抗生素控制下，可延长到伤后 72 小时或更长。否则应先行伤灶清创引流术，待感染控制后再彻底清除，修补硬脑膜。非手术治疗包括抗生素控制感染、注射 TAT、抗癫痫治疗、支持疗法、维持水电解质酸碱平衡以及积极防治全身并发症等。

【预后】

如果无感染发生预后相对尚好。

十三、脑室穿刺外引流术

【目的】

释放脑脊液，缓解颅内高压；引流血性脑脊液或颅内感染的脑脊液，为后续的治疗创造条件。

【适应证】

1. 因脑积水引起严重颅内压增高的患者，病情重危甚至发生脑疝或昏迷时，先采用脑室穿刺外引流，作为紧急减压抢救措施，为进一步检查治疗创造条件。

2. 对于脑室内有出血的患者，穿刺引流血性脑脊液可减轻脑室反应和防止脑室系统阻塞。

3. 开颅术中为降低颅内压，有利于改善手术区的显露，常穿刺侧脑室，引流脑脊液。开颅手术后，特别是颅后窝术后为解除反应性颅内高压，也常用侧脑室外引流。

4. 引流炎性脑脊液，或向脑室内注入抗生素治疗室管膜炎。

5. 抽取脑室液做生化和细胞学检查等。

【禁忌证】

1. 硬脑膜下积脓或脑脓肿患者,脑室穿刺可使感染向脑内扩散,且有脓肿破入脑室的危险。

2. 脑血管畸形,特别是巨大或高流量型或位于侧脑室附近的血管畸形患者,脑室穿刺可引起出血。

3. 弥散性脑肿胀或脑水肿,脑室受压缩小者,穿刺困难,引流也很难奏效。

4. 严重颅内高压,视力低于0.1者,穿刺需谨慎,因突然减压有失明危险。

5. 严重凝血功能障碍者。

6. 病情严重,濒死状态者。

【术前准备】

1. 剃去头发。

2. 除紧急情况外,术前应禁食4~6小时,肌内注射苯巴比妥0.1g(儿童酌减)。根据患者的状况采用局麻或全麻。

3. 将手术的必要性和手术风险告知患者家属,签署手术同意书。

【操作步骤】

以侧脑室额角穿刺外引流为例。

1. 全麻成功后取平卧位。以中线旁开2.5cm、冠状缝前2.5cm为穿刺点,作头皮直切口或弧形切口长约4cm。

2. 常规消毒铺巾,粘贴切口膜。全层切开头皮及骨膜,用骨膜剥离器向两侧分离后,以乳突牵开器牵开暴露颅骨。用手摇钻或电钻在穿刺点颅骨钻孔。电凝硬膜,"十"字形切开,电凝脑皮质。

3. 用脑室穿刺针或带芯引流管经电凝过的皮质按与矢状面平行、两外耳道连线垂直的方向穿刺入侧脑室。针头或引流管穿过脑室壁时可感到阻力突然减小,拔出针芯可见脑脊液流出。用镊子固定引流管,另外作皮下隧道导出引流管,以丝线将引流管结扎固定于头皮上。

4. 间断缝合帽状腱膜和皮肤切口。引流管接消毒过的脑室引流瓶。切口及引流管各连接处以消毒纱布妥善包扎，防止污染。

【注意事项】

1. 正确选择穿刺部位　前角穿刺常用于脑室造影、脑室引流或分流术。经枕穿刺常用于脑室造影、脑室-枕大池分流和颅后窝手术中及术后持续引流。颞角穿刺多用于分流术。穿刺部位的选择应考虑病变部位，还应考虑脑室移位或受压变形缩小，两侧侧室是否相通等情况，以决定最佳穿刺部位及是否需双侧穿刺。

2. 穿刺失败最主要的原因　是穿刺点和穿刺方向不对，应严格确定穿刺点，掌握穿刺方向。

3. 需改变穿刺方向时，应将脑室穿刺针或导管拔出后重新穿刺，严禁在脑内转换方向，以免损伤脑组织。

4. 穿刺不应过急过深，以防损伤脑干或脉络丛而引起出血。

5. 进入脑室后放出脑脊液要慢，以防减压太快引起硬脑膜下、硬脑膜外或脑室内出血。

【并发症及处理】

1. 常见并发症

（1）穿刺道、脑室内、硬脑膜下或硬脑膜外出血。

（2）急性脑水肿及颅内压突然增高。

（3）视力突然减退甚至失明。

（4）局部或颅内感染。

2. 处理措施

（1）术后应密切观察患者的意识、呼吸、脉搏、血压、体温和颅内压等情况。

（2）持续引流者，应注意保持引流管通畅，引流装置应保证无菌，定时更换，记录引流液量和性质。

（3）要通过调节引流瓶高度或引流管流量开关控制引流量。

（4）严重颅内高压，术前视力明显减退者应注意观察视力改变。

（5）一旦患者意识、瞳孔等有变化怀疑颅内出血者要及时复查头颅 CT。

十四、腰椎穿刺术

【目的】

测定颅内压；了解脑脊液的生化改变及细胞数；有无颅内感染征象；作脑脊液动力学检查；引流脑脊液；及经椎管给药（鞘内注射抗生素、造影剂或放射性核素检查）。

【适应证】

1. 中枢神经系统炎症性疾病的诊断与鉴别诊断 如化脓性脑膜炎、病毒性脑膜炎等。

2. 脑血管意外的诊断与鉴别诊断 包括脑出血、脑梗死、蛛网膜下腔出血等。

3. 肿瘤性疾病的诊断与治疗 用于诊断脑膜白血病，并通过腰椎穿刺鞘内注射化疗药物治疗脑膜白血病。

4. 测定颅内压力和了解蛛网膜下腔是否阻塞。

5. 椎管内给药。

【禁忌证】

1. 可疑颅内高压、脑疝。

2. 可疑颅内占位病变。

3. 休克等危重患者。

4. 穿刺部位有炎症或脊柱畸形。

5. 有严重的凝血功能障碍患者，如血友病患者。

【术前准备】

1. 将手术的必要性和手术风险告知患者家属，签署手术同意书。

2. 准备好腰穿包、测压计、利多卡因、注射器等各种用品。

【操作步骤】

1. 患者侧卧于硬板床上，背部与床面垂直，头向前胸部屈曲，两手抱膝紧贴腹部，使躯干呈弓形；或由助手在术者对面用一手抱住患者头部，另一手挽住双下肢腘窝处并用力抱紧，使脊柱尽量后凸以增宽椎间隙，便于进针。

2. 以髂后上棘连线与后正中线的交会处为穿刺点，一般取第3~4腰椎棘突间隙，有时也可在上一或下一腰椎间隙进行。

3. 常规消毒皮肤后戴无菌手套，铺巾，用2%利多卡因自皮肤到椎间韧带逐层作局部浸润麻醉。

4. 术者用左手固定穿刺点皮肤，右手持穿刺针以垂直背部的方向缓慢刺入，成人进针深度为4~6cm，儿童则为2~4cm。当针头穿过韧带与硬脑膜时，可感到阻力突然消失有落空感。此时可将针芯慢慢抽出（以防脑脊液迅速流出，造成脑疝），即可见脑脊液流出。

5. 在放液前先接上测压管测量压力。正常侧卧位脑脊液压力为0.69~1.764kPa或40~50滴/min。若了解蛛网膜下腔有无阻塞，可做Queckenstedt试验。即在测定初压后，由助手先压迫一侧颈静脉约10秒，然后再压另一侧，最后同时按压双侧颈静脉；正常时压迫颈静脉后，脑脊液压力立即迅速升高一倍左右，解除压迫后10~20秒，迅速降至原来水平，称为梗阻试验阴性，示蛛网膜下腔通畅。若压迫颈静脉后，不能使脑脊液压力升高，则为梗阻试验阳性，示蛛网膜下腔完全阻塞；若施压后压力缓慢上升，放松后又缓慢下降，示有不完全阻塞。凡颅内压增高者，禁作此试验。

6. 撤去测压管，收集脑脊液2~5ml送检；如需作培养时，应用无菌操作法留标本。

7. 术毕，将针芯插入后一起拔出穿刺针，覆盖消毒纱布，用胶布固定。

8. 术后去枕平卧 4~6 小时，以免引起术后低颅压头痛。

【注意事项】

1. 进针过程中针尖遇到骨质应将针退至皮下待纠正角度后再进行穿刺。

2. 若初压超过 2.94kPa（300mmH$_2$O）时则不宜放液，仅取测压管内的脑脊液送细胞计数及蛋白定量即可。

【并发症及处理】

1. 常见并发症

（1）蛛网膜下腔出血。

（2）神经损伤。

（3）诱发脑疝或颅内出血。

（4）局部或颅内感染。

（5）脑脊液漏造成低颅压。

2. 处理措施

（1）术后应密切观察患者的意识、呼吸、脉搏、血压、体温等情况。

（2）术后去枕平卧。

（3）严重颅内高压者给予甘露醇脱水。

（4）一旦患者意识、瞳孔等有变化，怀疑颅内出血者，要及时复查头颅 CT。

（杨朝华）

第二十五节　骨科急救的处理技术及相关知识

一、急救的优先项目及手术时机选择

1. 对于多种伴有神经创伤的骨折患者，救治的首要目标

是挽救认知功能 首先要进行复苏术以保证重要器官的血液和氧供应,早期评估、生命支持及急诊手术流程图见图2-80。这一点采用插管、通气、容量置换等保守措施通常能实现。如果这些措施不能奏效,就需要进行急诊手术以抢救生命。

(1)脏器及体腔减压(张力性气胸、心脏压塞、硬膜外血肿)。

(2)控制出血,预防休克(大量血胸或腹腔积血、压碎性骨盆骨折、整个肢体截除、远端压碎)。

2. 在下列两种不同情况下,可以选择创伤控制性急诊手术。

(1)生理学标准:体温过低、凝血障碍、酸中毒。

(2)严重损伤的复杂性:不稳定的患者手术而预期会有大量血液流失、手术重建时间较长。

3. 创伤控制可以用于以下两种情况:

(1)属于被动性的:意味着对于有极大死亡危险的患者放弃一些治疗目标,全力挽救生命。

(2)属于预先性的:由于生理情况恶化、手术风险高,对最终需要行手术治疗的患者先进行阶段性处理。

创伤控制措施包括出血的源头控制,例如灌洗、压迫、长骨干的外固定、使用骨盆环、伤口或体腔的临时闭合等,这些措施有助于患者生理情况的稳定。患者在ICU恢复了生理状况后,可以进行阶段性的手术治疗,这样手术更安全。对于骨折手术,伤后有5~10天的窗口期。创伤控制性手术对约1/3的多发伤患者都能适用。

如果患者对复苏治疗反应积极,在二次检查过程中病情仍维持稳定,就可以按照骨折治疗的总体要求进行早期全面护理。

4. 骨折固定必须优先考虑以下情况。

(1)危及肢体或可能致残的损伤(包括开放性骨折)至

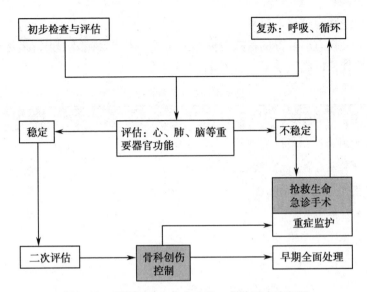

图 2-80　早期评估、生命支持、急诊手术流程图

少要采取创伤控制措施:清创缝合术、筋膜切开术、复位术、固定术、重建血运。

（2）长骨骨折（特别是股骨干骨折）、不稳定的骨盆损伤、严重不稳定的大关节损伤、脊柱损伤,至少需要进行临时的复位固定。最终的固定手术需要等一段时间进行。更好的选择方案是用外固定架进行临时固定,经过周密计划,在 5～10 天的窗口期内再进行最终的内固定手术（髓内钉）。

无论是临床经验还是文献资料都证明,多发伤患者早期行骨折固定有助于降低死亡率和发病率。

5. 支持对股骨骨折和不稳定的骨盆环损伤进行早期固定的数据和经验是:

（1）减少了急性呼吸窘迫综合征（ARDS）、脂肪栓塞、肺炎、MODS、败血症以及血栓性疾病的发病率。

（2）便于护理和监护:胸部向上直立体位,早期活动,还能减少镇痛药用量。

只有当复苏的各项指标都达标后，才建议在第1天行最终的骨科内固定手术（表2-3、表2-4）。

表2-3 成功复苏的指标

复苏最终目标
血流动力学稳定
无低氧血症，无高碳酸血症
乳酸盐浓度<2mmol/L
凝血时间正常
体温正常
尿量<1ml/（kg·h）
不需要使用活血管药物或强心剂

表2-4 依据生理状态的处理顺序及手术时机

生理学情况		手术处理	时机
对复苏反应	无反应	生命支持手术	第1天
	部分反应	创伤控制	第1天
	反应正常	早期全面护理	第1天
炎症反应增高		继续观察	第2~3天
窗口期		根治性手术	第5~10天
免疫抑制		不手术	第12~21天
恢复		二期重建手术	3周以上

（3）在创伤后5~10天存在一个免疫反应的窗口期，这时炎症反应逐渐减轻并进入免疫抑制阶段，而新生细胞增多，新的蛋白质开始合成。在这个窗口期，进行长骨骨折手术较为安全。这段免疫抑制期持续约2周，所以二期重建手术可以安排

在伤后 3 周进行。

二、多发伤时骨折处理的原则和策略

1. 骨折对机体创伤反应影响很大，原因包括以下方面。

（1）出血：开放骨折、严重不稳定的骨盆环损伤和股骨干骨折时患者会出现长时间的休克和大量出血。

（2）污染：开放骨折应该视为污染伤口。如果伤后清创延迟或清创不彻底，伤口内就会有细菌繁殖，可能需要 2 次或 3 次清创。

（3）缺血坏死组织及挫伤缺氧区：在不稳定的、有移位的骨折，特别是受过高能量冲击伤的病例，应尽快行软组织彻底清创，控制炎症反应的源头。

（4）缺血-再灌注损伤：长时间低血容量休克和筋膜室综合征容易诱发缺血-再灌注损伤和氧自由基引起的微血管损伤。组织钝性挫伤可以启动黄嘌呤脱氢酶，缺血可以产生底物黄嘌呤/次黄嘌呤，再灌注可以产生协同底物氧，于是形成了一个危险三联体。

（5）疼痛和应激：骨折不稳定可以使患者产生疼痛和应激，经传入机制到达中枢神经系统，引起神经内分泌、神经免疫和代谢方面的反应。

（6）对护理的影响：不稳定骨折使患者不能被安置于合理的体位（胸部正立），因而不能进行无痛操作处理。

2. 骨折处理的总体目标和策略

（1）控制出血。

（2）控制污染源，清除坏死组织，预防缺血-再灌注损伤。

（3）镇痛。

（4）便于护理。

这些目标可以通过止血、清创、筋膜切开、骨折固定、伤口无张力包扎来实现。对于长骨的固定，可以根据具体情况采用内固定、外固定、钢板或螺钉。

三、不同固定方法的优缺点

从生物力学的角度看，髓内钉是治疗股骨干、胫骨干骨折的首选方法。然而，不管是扩髓还是不扩髓，行股骨髓内钉手术都有肺栓塞的风险。其主要原因是手术时开口、放置导针、扩髓、置入髓内钉都会涉及髓腔内容物，使髓腔内压力增高，由骨髓内容物、纤维蛋白凝块、组织碎屑形成的栓子进入肺循环。栓塞也导致凝血及其他相关系统反应启动。

肺内皮组织原本具有强大的清理能力，但由于肺挫伤、大量输血、伤口坏死组织渗出大量细胞因子和介质、休克复苏不完全等原因可能会使清理功能受损。在这种情况下，再加上医源性栓塞的影响就可能严重破坏肺功能。此外，做髓内钉手术时，对于髓腔狭窄、周围肌肉包绕结实的年轻患者而言，简单骨折（横断或短斜行）比复杂的粉碎骨折更容易出现肺栓塞，老年患者因为肌肉松弛、髓腔宽大，发生肺栓塞的风险也比较小，现在没有证据表明不扩髓髓内钉比扩髓的风险小。

钢板固定需要较大的手术切口，对技术要求也更高。但做钢板固定手术可同时行清创术和筋膜切开术。

外固定的手术损伤最小，操作简单有效，有助于预防筋膜室综合征的发生。缺点是要想作为最终治疗其稳定性不够，易引起针道感染，妨碍软组织修复。

总之，每一种固定方法都有其优点和缺点，在考虑手术时机和内植物选择上不宜做硬性规定。

四、特殊情况下的骨折处理

1. 骨盆骨折引起的大出血　无论是否开放，粉碎性、有移位的骨盆骨折（翻书样损伤、垂直剪切力损伤）都会有大量出血流进腹膜后腔、腹腔或其他腔隙。对这样的患者，除补充血容量外，要用外固定架或骨盆挤压钳（C型钳）进行骨折复位固定。只要患者的血流动力学情况良好，就可以完成检查工作，作为阶段性措施行骨盆重建固定。

但如果患者的情况持续不稳定，就需要进行剖腹探查来止血。在这种情况下，要使用骨盆带或者用内、外固定来维持骨盆环的稳定，然后进行手术止血、加压填塞、暂时关闭腹腔。此时也可以使用介入栓塞术。要注意腹腔间室综合征的发生。患者在ICU恢复后，还要再进行2~3次检查，然后进行最终的骨盆固定手术并关闭腹腔。

2. 严重脑外伤患者的早期骨折固定 在治疗脑外伤时，要注意预防低血压和低氧血症引起的继发性脑组织损伤，维持合适的颅脑灌注压。硬膜外或硬膜下血肿需要行急诊手术止血。格拉斯哥评分（GCS）小于9的脑外伤患者，在行颅脑切开术后需要行颅内压监测。如果患者对复苏治疗反应良好（血流动力学稳定、无缺氧），应早期行骨折固定，这样可以方便护理，减少疼痛刺激，减少镇静药和止痛药物的使用。尚无证据表明，在上述情况下进行早期骨折固定，会使死亡率增高。

耗费时间的骨折重建手术应推迟到用外固定架进行最初的创伤控制之后第5~10天的窗口期进行。

3. 严重多发伤或胸部损伤患者股骨干骨折的早期固定 有些研究已经表明，对多发伤患者的长骨骨折，特别是股骨干骨折，进行早期固定有好处。

（1）便于护理。

（2）早期翻身活动，改善肺功能。

（3）缩短呼吸机使用时间。

（4）降低死亡率和并发症发生率。

无论是否为开放骨折，带锁髓内钉都是治疗股骨干骨折的标准方法。然而有大量试验和临床证据表明，在手术过程中会使髓腔内压力增高，特别是简单的 A 型和 B 型骨折。这会引起介质释放和肺栓塞。后者可以通过经食管行超声心动图检查来证明。如果说这些副作用在单纯骨折的患者身上可以被忽略的话，在多发伤患者身上却可以导致肺功能的快速恶化。

其他固定方法如钢板和外固定架也可以引起介质释放，但程度要轻得多。为了保护肺功能，医生不应该为了追求生物力学稳定而使用髓内钉。使用外固定架对原本受损的免疫系统和肺内皮系统干扰较小。

只有无明显胸外伤的多发伤患者才推荐使用髓内钉治疗股骨骨折（特别是 A 型和 B 型骨折）。如果胸外伤严重，也要进行骨折固定，但应该使用外固定架。

对于严重粉碎的 C 型骨折患者，因为不会使髓腔压力明显增高，髓内钉的适应证可以放宽。临床和试验数据都表明，使用直径小的不扩髓髓内钉，也会造成一定程度的肺功能损害，相对于扩髓髓内钉并无明显优势。

因此髓内钉主要用于开放性骨折（无死腔），特别是在将来打算把外固定改为内固定的情况下。要想改做生物力学更稳定的骨折固定手术，应该早期进行，最好在伤后 5~10 天的窗口期内做手术（表 2-4）。

对严重多发伤患者进行分阶段手术的观念在欧洲已被大多数学者所接受。但北美的很多学者认为，无论患者的情况如何，都应该对股骨干骨折进行髓内钉固定。这些回顾研究在病例选择和可比性上有很大差别。最近进行的一项前瞻性随机对照研究表明，对于大多数多发伤患者，无论有无胸部损伤，都能安全地进行髓内钉手术。所有分组中 ARDS 的发病率都降低。

4. 保肢与截肢 吻合血管游离组织移植的显微外科技术发展，增加了挽救残缺不全或几乎截断肢体的机会。但在多发伤中，这样的保肢措施却很少有指征，因为那样做会增加系统的炎症负荷。肢端残缺严重程度的评分有助于确定治疗方案。这种英雄式的保肢尝试只有很少的指征。这需要有分期手术的理念，包括早期清创、重建血运、筋膜切开术、骨折固定，随后反复清创，在窗口期内实施早期软组织重建。如果决定截肢，需要在健康组织平面离断，伤口行开放处理。

五、小 结

多发伤的处理需要整体考虑，包括：

（1）对病理生理学情况的正确理解。

（2）积极进行复苏治疗。

（3）正确分类和选择时机。

（4）创伤评分。

创伤评分将尽可能完善患者在挽救生命的手术之前的生理状态，提供一些安全、简单、迅速、能够很好实施的治疗措施。

治疗的首要目标是挽救患者的生命。在合适的情况下，对一些主要骨折进行早期固定对完成这一目标非常重要。

（王贝宇 蒲国蓉）

第二十六节 运动系统理学检查法
相关知识与技术

一、运动系统理学检查原则

1. 一般应先做健侧的运动检查，除非需要同时做两侧的运动时。检查者可以通过检查健侧了解患者关节的正常状况，同时还可了解患者对患侧治疗的预期效果，增加患者的信心，减少患者在检查患侧时的恐惧感。

2. 先做主动活动检查，后做被动活动检查。被动活动后做等长运动。通过这个方法，检查者在做完所有检查前就对患者的活动能力有了一个较完整的印象。

3. 所有可能引起疼痛的活动都要放在最后检查，尽可能避免过度的疼痛症状，将可疑的检查放于后面，虽然它们也许不会引起疼痛。

4. 每一个主动活动、被动活动、等长活动都应重复多次或维持一定时间，同时观察症状的变化，是否出现不同的运动模式，是否有活动无力的加重，以及是否会出现血供不足。这项检查很重要，特别是当患者在重复活动之后或关节固定于某个位置一定时间后出现症状改变时，这项检查更有意义。

5. 等长收缩运动要在关节处于中立位或休息位时进行，此时肌肉止点处的张力最小。这时候出现的所有症状多是由此位置下可收缩肌肉的病变引起的。

6. 在被动的关节活动范围检查或韧带检查时，不仅要检查活动度的大小，还应检查活动的质量（终末感觉）如何。

7. 当检查韧带时，按压要轻柔，逐渐增加压力，压力大小以不引起疼痛为宜，并要重复多次，这样就可以在不引起肌肉痉挛的前提下检查出关节不稳定。

8. 检查肌力（被同一神经支配的肌群）时，肌力随时间延长而减弱，每个收缩最少维持 5 秒，以观察肌力是否明显减弱。

9. 通常一个细致的查体要按压不同组织，所以检查结束时要提醒患者，查体后有可能加重病情，防止患者误以为经过初步治疗加重了病情，而不敢进行后续治疗。

10. 如果检查出一些异常的症状和体征，或者检查结果超出自己的专业范围，检查者应建议患者去找相应科室的专家。

二、运动系统理学检查基本项目

运动系统理学检查应该按照下列顺序进行：视诊（inspec-

tion）、触诊（palpation）、听诊（auscultation）、测量（measure-
ment）、肌力检查（muscle testing）、神经学检查（neurological
examination）、日常动作相关的综合功能（comprehensive function
related to daily activity）。

（一）视诊

多数的视诊都包含正常站立姿势的评估。正常站立位视角
范围大，容易发现身体的非对称情况，关键是判断这些情况与
病变是否有关系。检查者应记录患者的姿势和活动方法、外
观、表情、对检查的配合程度及明显的疼痛表征。

1. 步态　首先观察患者的步态，出现跛行可能有以下
几种：

（1）疼痛跛行（antalgic gait）：负重期明显缩短的步行。

（2）下肢短缩步态（limp due to short leg）：身体明显高低
起伏的步态。

（3）关节变形挛缩步态（limp due to joint deformity or con-
tracture）：关节固定在某一位置上的异常步态。

（4）关节不稳定步态（limp due to joint instability）：关节
破坏或韧带断裂造成的异常步态。

（5）肌无力步态（limp due to muscle weakness）：典型的
肌营养不良的摇摆步态（waddling gait）和臀中肌麻痹的臀肌
步态（Trendelenburg grit）。

（6）末梢神经麻痹性步态（limp due to peripheral nerve
palsy）：典型的如腓总神经麻痹造成下垂足的高抬腿步态、跨
越步态（steppage gait）。

（7）弹性下坠性步态（elastic falling limp）：股骨头脱位
后在肌肉内移动的步态。

（8）痉挛性步态（spastic gait）：高位中枢神经损伤的步
态。典型的剪刀步态（scissoring gait）。

（9）失调性步态（ataxic gait）：如同醉酒样的步态，典型

的有小脑性步态（cerebellar gait）、脊髓痨样步态（tabetic gait）。

2. 体型 从前面看，鼻、胸骨剑突和脐应该在一条直线上。从侧方看，耳的外缘、肩峰的尖部、髂棘的最高点及外踝尖（从前方看）应该在一条直线上。胖瘦高矮和有无特殊体态很重要，比如肥胖可能容易造成骨性关节炎和小儿股骨头滑脱症。短颈可能会颈椎畸形，过瘦可能出现骨质疏松症等。

3. 姿势 是否有驼背，还要观察驼背的形态，比如圆背（round back）可能是Scheuermann病或骨质疏松症。角状后凸可能是结核性后凸畸形或先天性畸形。

4. 四肢及躯干畸形 要观察粗细长短和畸形。畸形可能出现在受限的关节活动范围上（如屈曲畸形）、排列顺序错误（如膝内翻）、骨形状的改变（如骨折）或两个关节面的结构关系改变（如半脱位和完全脱位）。结构性的异常在休息时也会存在，如斜颈、脊柱侧弯和脊柱后凸。功能异常是在某个姿势出现的前提下发生的，而在该姿势消失后就不存在了。例如，如果是短腿症引起的脊柱侧弯，在直立时明显，而在弯腰时就消失了。扁平足在负重时出现而在不负重时就消失了。由肌肉活动引起的动力性畸形在肌肉收缩时出现，而在肌肉休息时就不明显了。动力性畸形多在查体过程中发现。

5. 皮肤异常

（1）颜色：苍白、红肿、色素斑等。

（2）光泽：肿胀会使光泽增加，神经麻痹时皮肤发干，无光泽。

（3）静脉怒张：下肢静脉曲张，下肢血栓。

（4）异常毛发：腰骶部毛发可能是脊柱裂。

（5）肿瘤：可能是脂肪瘤，迅速增长的可能是恶性肿瘤，耳后的肿瘤也可能是痛风结节。

（6）瘢痕和窦道（scar and sinus）：烧伤史，或外伤后的瘢痕，有时是瘢痕体质。窦道可能是慢性感染的表现，特别要注意结核。有时借此发现髋关节或脊柱畸形的原因是感染。

（7）肿胀（swelling）：肿胀一般说明局部或是外伤或是炎症。

在一些病例中，瘀斑可以因重力作用而移动。神经损伤后的营养改变包括皮肤弹性减低、无光泽、毛发脱落以及皮肤易受损伤且不易愈合，指甲干燥、脆硬。皮肤疾病如银屑病会影响关节（银屑病性关节炎）。皮肤青紫色提示皮肤血供差，红色提示皮肤血流增加或炎症反应。

（二）触诊

触诊是一项很重要的检查技术，只有经过专业训练才能做得准确有效。触痛检查可以帮助检查者确定受累韧带的部位甚至撕裂或挫伤的位点。要想得到准确的结果，必须保证在检查时患者尽可能地放松，这就要求患者的身体处于一个很舒适和放松的位置。在做触诊之前，检查者要求做到以下几点。

1. 辨别肌肉的张力（如渗出和痉挛）和肌肉的状况（如痉挛状态、僵硬状态、软弱无力） 痉挛状态指在查体时肌肉有撕裂伤；僵硬状态指肌肉无撕裂伤但在被动活动检查中肌肉处于一种非自主的抵抗状态；软弱无力指肌肉完全断裂。

2. 分辨组织质地的不同 如在一些病例中检查者应能够触摸出纤维的走向和纤维束的存在情况。

3. 能够识别组织的类型、形状和结构，从而能够发现异常 如骨化性肌炎应该能够触诊清楚。

4. 明确组织厚度和质地 判断其是否柔韧、柔软、有弹性。是不是有明显的肿胀。

5. 通过对关节施以强的压力来检查压痛。特别是在急性期，施压时一定要小心（表2-5）。

表 2-5 触诊中对于触痛的分级

分级	内容
一级	患者主诉疼痛
二级	患者主诉疼痛并害怕检查
三级	患者害怕检查并在检查时缩回关节
四级	患者拒绝对关节进行触诊检查

6. 触诊皮温的不同 最后用手背或手指来检查，并要对比两侧。在急性期、存在感染时、有血肿时、关节锻炼后及肿胀处被覆盖（如塑料绷带）后关节皮温都会增高。

7. 触诊脉搏、震颤和肌束震颤 肌束震颤是由单运动神经轴突支配的一些肌细胞收缩引起的，收缩都很局限，多为无意识的，而且不涉及整个肌肉。震颤的非主动运动是通过收缩肌与拮抗肌同时收缩而出现的有节律的关节活动。脉搏反映血液循环情况，如果怀疑有循环问题，就应该对其进行检查，主要检查脉搏的节律和强弱。表 2-6 列出了正常的脉搏，有助于判断血供好坏及定位。

表 2-6 正常脉搏的检查位置

动脉	定位
颈动脉	胸锁乳突肌前
肱动脉	上臂内侧肩肘连线正中处
桡动脉	腕部，桡侧腕屈肌外侧
尺动脉	腕部、指浅屈肌与尺侧屈腕肌间
股动脉	股三角（缝匠肌、内长收肌、腹股沟韧带间）
腘动脉	膝关节后（很深，难以触及）
胫后动脉	内踝后方
足背动脉	第 2、3 跖骨间的浅面

8. 判断关节内及关节周围的组织病理状态　检查者应当记录所有的压痛、组织增厚或其他有病理意义的症状和体征。

9. 检查皮肤的干湿情况　如痛风的关节会较干，而细菌感染的关节会较湿，对于较紧张的患者通常他的手会变得越来越湿。

10. 记录异常的感觉如感觉减弱、感觉过敏、感觉缺失或捻发音　轻柔的不令人难受的捻发音提示关节软骨受损不平，而粗糙的令人难受的捻发音则意味着严重的关节软骨或骨的损伤。有时会在肌腱上感觉到那种有咯吱声如皮革摩擦的声音（或称握雪感），这也提示有病理改变。肌腱在滑过其他肌腱或骨突时会发出"啪"样的弹响。在关节内大的不伴有疼痛的"噼啪"的声音多是由于关节内形成空泡，在关节活动出现负压时空泡突然破碎而出现的声音。

11. 关节及其周围的触诊必须系统地进行，防止有漏检　首先应确定一个检查的起始点，然后向周围评估是否有病变。检查要求仔细而缓慢，先轻柔、后深压的原则来判断病变情况及组织的张力。还应注意先查对应的健侧，这样患者就会先告诉你患侧是什么样的，并通过健侧检查弄清楚正常时的情况。任何异常和畸形都应该记录，这对以后的诊断都会有帮助。

要分别观察主动和他动的关节运动情况。如果两者活动范围有区别称为自主运动不全，一般是麻痹造成。如果他动受限为关节挛缩（contracture），多数是关节外软组织的原因造成；关节运动消失称为关节强直（ankylosis），一般是关节内的原因，关节活动完全消失称为骨性强直，有一点活动称为纤维性强直。每个关节都有活动的正常范围和最容易发挥功能的体位。如果关节活动范围过大称为关节松弛（joint laxity），全身性关节松弛可能是特殊的疾病，如 Ehlers-Danlos 综合征、Marfan 综合征等。可以由几个动作看出，如肘关节、膝关节、腕关节、指关节的过伸动作。正常结构损伤造成超过正常的活动范围称为动摇关节（flail joint）。韧带损伤造成的异常活动为关节不稳定（joint instability）。

当患者活动关节时出现弹响或其他声音，其实本身不一定是病理状态，如果在活动时声音很明显，并与症状的出现有关时才有意义。捻发音可以表现为从大的碾磨的声音到吱吱的声音。劈啪声不伴有疼痛多是由肌腱滑过骨突引起的，咔嚓声多是在膝关节半月板损伤中听到，多提示早期无症状的病变。

（三）听诊

关节运动时要注意听局部是否发生异常响声。臀肌挛缩时，髂胫束在大转子部位可以形成弹响。盘状半月板也可以发生膝关节的弹响。骨折断端也可以听到骨摩擦音。腱鞘炎时手指活动可以听到摩擦声音。

（四）测量

主要测量肢体长度和周径以及关节活动度。

1. 四肢长度 肢体一定要放在中立位，两侧按照同样的标准点进行测量。

（1）上肢：为肩峰到桡骨茎突的距离。

（2）前臂：肱骨外上髁到桡骨茎突或者尺骨鹰嘴到尺骨小头的距离。

（3）上臂：肩峰到肱骨外上髁的距离。

（4）下肢：髂前上棘到内踝的距离（spina malleolar distance，SMD），这和下肢位置关系很大，两侧一定放在相同位置。或者大转子到外踝的距离（trochanter malleolar distance，TMD），但是没有包括股骨颈和股骨头，很多人就是因为这部分异常产生下肢不等长的。

2. 四肢周长 上臂在肱二头肌腹部位，前臂在最粗的部位，大腿在髌骨上 10cm，小儿在髌骨上 5cm。小腿在近心端1/3 的最粗部位。

3. 关节活动度 关节活动度（range of motion，ROM）的

测定标准使用中立位 0°法进行测量，就是将关节的中立位设定为 0°，在此位置开始的活动为实际测量度数。如膝关节伸展为 5°，屈曲为 135°。如果达不到中立位则标为"−"值，如膝关节不能伸直到中立位，差 20°，则标为伸展−20°。

（五）肌力检查

肌力使用徒手肌力测量法（manual muscle testing，MMT）。肌力分为 10 级（表 2-7）。

表 2-7　肌力检查分级

等级	质量	活动
5	正常（100%）	关节活动度（ROM）正常，能对抗重力和最大阻力
4	好（75%）	ROM 正常，能对抗重力和适度阻力
3+	一般+	ROM 正常，能对抗重力和较小阻力
3	一般（50%）	ROM 正常，能对抗重力
3−	一般−	ROM 减小，能对抗重力
2+	差+	对抗重力可以做轻微活动
2	差（25%）	在无重力下可以有正常 ROM
2−	差−	在无重力下可以做轻微活动
1	很差	有轻度肌收缩，但无关节活动
0	无	不能触及肌收缩

（六）神经学检查

1. 感觉检查

（1）浅表知觉：包括触觉、痛觉和温度觉。主要在脊髓丘脑侧束传导。检查时应该按照解剖书的感觉分布图进行感觉检查，注意从正常部位向异常部位逐步进行，注意进行左右对比。可以以正常为 10，异常部分让患者评价为十分之几。

1）触觉（sense of touch）：使用柔软的毛笔或脱脂棉片进行检查，分为触觉迟钝（hypesthesia）、触觉消失（anesthesia）和触觉过敏（hyperesthesia）。

2）痛觉（pain sensation）：使用专用检查针或磨钝的针头进行检查，交界区可能会不清楚。结果分为痛觉迟钝（hypalgesia）、痛觉消失（analgesia）、痛觉过敏（hyperalgesia）。对检查结果进行记录。

3）温度觉（temperature sensation）：使用42℃的温水和10℃的凉水分别装在试管里进行测试，分别接触皮肤3秒。通过和正常部位对比得出结果。分为温度觉迟钝、温度觉消失、温度觉过敏。对检查结果进行记录。

4）错感觉（paresthesia）：浅表感觉障碍，感觉到和实际外界刺激不同的感觉，如麻酥酥的感觉（tingling）或烧灼感（burning）。

（2）深感觉：不用视觉感知关节运动方向和位置的感觉。主要走行在脊髓后索。通过位置觉和震动觉来检查。

1）位置觉（sense of position）：患者闭目状态下，检查者使用拇指和示指从侧面把持被检查者的患指，使患指被动进行屈伸运动，嘱患者说明运动方位。

2）震动觉（vibratory sense）：使用音叉在骨突的部位进行检查，主要观察患者能够感觉到震动的持续时间并和正常部位对比。

3）深部痛觉（deep pain）：对于睾丸或跟腱的压力，一般可以有强烈的痛感。脊髓结核可以引起感觉减退，神经炎可以引起感觉过敏。

（3）复合感觉：手拿物体不用视觉也能分辨形态和质地，在皮肤上写字也能感知字的内容属于复合感觉，主要和大脑前叶相关。常用的检查法是两点识别法（two point discrimination，TPD），一般用两点间最小距离表示。正常指尖部3~5mm，手掌 7~10mm。

为进一步理解并确保筛选查体的价值，检查者必须清楚地了解脊柱、神经根和外周神经受累的各种症状和体征，扫描检查有助于明确是神经根还是外周神经受累引起受支配组织出现症状。

神经根是指外周神经连接脊髓的部分，有些神经根通过形成神经丛（颈丛、腰丛、腰骶丛）来发出外周神经。这就形成单一神经根可支配多个外周神经，如正中神经就是从 C_6、C_7、C_8 和 T_1 神经根发出（表 2-8）。因此，如果单个神经根受压，则可能引起多个外周神经的感觉和运动受累（表 2-9~表 2-11）。尽管神经根病变和外周神经受累的体征可能相似，但其具体症状如感觉减退范围、疼痛部位、肌肉力量减退位置等却往往不同。检查者必须区分皮节（神经根）和神经分布与肌节（神经根）和某个外周神经支配肌肉之间的差别。此外，受神经支配的小关节、棘上韧带或者其他组织的炎症和刺激也可以引起相应症状和体征，并在某一神经根支配的皮节、肌节或者骨节表现出来。

表 2-8　外周神经的神经根支配

外周神经	神经根支配	外周神经	神经根支配
腋神经	C_5、C_6	股后皮神经	$S_{1~3}$
肩胛上神经	C_3、C_4	股神经	$L_{2~4}$
肩胛下神经	C_5、C_6	闭孔神经	$L_{2~4}$
胸长神经	$C_{5~7}$	坐骨神经	L_4、L_5、$S_{1~3}$
肌皮神经	$C_{5~7}$	胫神经	L_4、L_5、$S_{1~3}$
前臂内侧皮神经	C_8、T_1	腓总神经	L_4、L_5、S_1、S_2
前臂外侧皮神经	C_5、C_6	腓浅神经	L_4、L_5、S_1

续表

外周神经	神经根支配	外周神经	神经根支配
前臂后侧皮神经	$C_{5\sim8}$	腓深神经	L_4、L_5、S_1、S_2
桡神经	$C_{5\sim8}$、T_1	小腿外侧皮神经	L_4、L_5、S_1、S_2
尺神经	$C_{7\sim8}$、T_1	隐神经	L_3、L_4
阴部神经	$S_{2\sim4}$	腓肠神经	S_1、S_2
股外侧皮神经	I_2、L_3	足底内侧皮神经	L_4、L_5
股内侧皮神经	L_2、L_3	足底外侧皮神经	S_1、S_2
股中间皮神经	L_2、L_3		

表 2-9 颈段神经根的皮肤支配、肌节、反射和感觉障碍区域

神经根	皮节	肌节	受累的反射弧	感觉障碍区
C_1	颅盖骨	无	无	无
C_2	颞部、前额、枕部	颈长肌、胸锁乳突肌、头直肌	无	无
C_3	颈部、颊部后方、颞区、上腭下向前伸出的部分	斜方肌、头夹肌	无	颊部,颈部两侧
C_4	肩部、锁骨部、肩胛骨上部	斜方肌、肩胛提肌	无	沿锁骨及肩胛部的水平区
C_5	三角肌区域,整个上肢至拇指根部的前面	冈上肌、冈下肌、三角肌、肱二头肌	肱二头肌、肱桡肌	无

续表

神经根	皮节	肌节	受累的反射弧	感觉障碍区
C_6	臂的前侧，手掌的桡侧和拇、示指	肱二头肌、旋后肌、腕伸肌	肱二头肌、肱桡肌	拇指和示指
C_7	臂和前臂至中、环、小指的外侧	肱三头肌、腕屈肌（偶尔见腕伸肌）	肱三头肌	示、中、环指
C_8	臂和前臂至中、环、小指的内侧	尺偏肌、拇伸肌、拇收肌（偶尔见三角肌）	肱三头肌	小指或者其周围两个相邻手指

表 2-10 胸段神经根的皮肤支配、肌节、反射和感觉障碍区域

神经根	皮节	肌节	受累的反射弧	感觉障碍区
T_1	前臂至小指根部的内侧		上两个阶段的椎间盘疾病不会引起根性无力，手内肌的无力是由其他疾病引起的（如胸廓下口处受压、肺肿瘤和尺神经损伤）。硬膜外或神经根部受压出现于 T_1 会有伸前臂时屈肘无力，出现于 T_1 和 T_2 会有肩胛部在胸部前后活动无力，任何胸段都会出现屈颈无力	
T_2	上臂到肘的内侧、胸部和肩胛骨中部			
$T_3 \sim T_{12}$	$T_3 \sim T_6$，上胸部；$T_5 \sim T_{12}$，肋缘；$T_8 \sim T_{12}$，腹部和腰部		小关节和硬膜征及根性痛较常见，根性症状（皮肤麻木）很少且定位不准确，肌无力较难检查	

表 2-11　腰骶段神经根的皮肤支配、肌节、反射和感觉障碍区域

神经根	皮节	肌节	受累的反射弧	感觉障碍区
L_1	背部、粗隆上、腹股沟	无	无	腹股沟
L_2	后背，大腿至咳的前部	腰大肌、内收肌	无	偶见于大腿前侧
L_3	后背、臀部上方，大腿至膝的前部，小腿的内侧	腰大肌、股四头肌、大腿变细	膝反射慢，PKB阳性，SLR阳性	膝关节内侧，小腿前侧
L_4	臀的内侧、大腿外侧、小腿内侧、足背、蹈趾	胫前肌、蹈伸肌	SLR阳性，屈颈痛，膝反射无力或消失，侧屈身受限	小腿内侧及踝内侧
L_5	臀部、大腿后外侧，小腿外侧，足背，足底内侧，第1、2、3趾	蹈伸肌、臀中肌、足背伸肌、腘绳肌、腓肠肌变细	一侧SLR阳性，屈颈痛，踝阵挛减轻，交叉腿抬高疼痛	小腿外侧
S_1	臀部、大腿和小腿后部	腘绳肌、腓肠肌、臀肌萎缩，腓骨肌、跖屈肌	SLR阳性，跟腱反射无力或消失	外侧两脚趾、足外侧及足跖小腿至膝的外侧
S_2	与 S_1 一样	除腓骨肌同 S_1	与 S_1 相同	小腿外侧、膝、足跟
S_3	腹股沟，大腿至膝内侧	无	无	无
S_4	会阴部、生殖器、骶骨尾部	膀胱、直肠	无	鞍区、会阴区、肛门、阳痿

PKB：俯卧屈膝试验；SLR：直腿抬高试验

牵涉痛是运动系统的常见症状，疼痛感往往在远离病变部位的组织，进而可成为一种错误的感觉信息，它提示被某一神经根支配的组织因为受同一神经根支配的另一组织发生病变而产生症状和体征。例如，L_5 皮节的疼痛可以由 L_5 神经根受压引起，也可由 $L_4 \sim L_5$ 小关节突受累引发 L_5 神经根激惹引起，也可为任何 L_5 神经根支配的肌肉组织引起，同时也可由任何 L_5 神经根支配的内脏组织引起。牵涉痛往往层次较深、边界模糊、节段性放射，且不过中线。根性痛或放射痛是牵涉痛的一个类型，是由于脊神经或者神经根直接受累引起的皮节、肌节、骨节的疼痛。髓内症状是脊髓或者大脑受累引起的神经疾病，引起上位运动神经元病变，疼痛形式或者体征与放射痛形式明显不同，上下肢往往同时受累。

2. 反射

（1）腱反射：肌肉放松状态，被检肌腱轻度牵拉状态下快速敲打肌腱。引发的肌肉瞬间收缩。一般分为正常（+）、低下（+-）、消失（-）、轻度亢进（++）、亢进（+++）、显著亢进（++++）。脊髓损伤平面以下的反射会出现亢进，马尾和末梢神经损伤会出现低下或消失。反射一般可以用图示的方法进行标示（表2-12）。

表2-12　常用深反射检查

反射	刺激位置	正常反射	相应的中枢神经系统节段
下颌	下颌骨	闭嘴	第Ⅴ对脑神经
肱二头肌	肱二头肌腱	肱二头肌收缩	$C_5 \sim C_6$
肱桡肌	肱桡肌或在肌肉与腱性连接部以远	屈肘/前臂旋前	$C_5 \sim C_6$
肱三头肌	肱三头肌腱远端，鹰嘴突上	伸肘/肌收缩	$C_7 \sim C_8$

续表

反射	刺激位置	正常反射	相应的中枢神经系统节段
髌韧带	髌韧带	伸直小腿	$L_3 \sim L_4$
内侧腘绳肌腱	半膜肌腱	屈膝/肌收缩	L_5，S_1
外侧腘绳肌腱	股二头肌腱	屈膝/肌收缩	$S_1 \sim S_2$
胫后肌	胫后肌腱，内踝后方	足内翻跖屈	$L_4 \sim L_5$
跟腱	跟腱	足跖屈	$S_1 \sim S_2$

Hoffmann 反射和 Wartenberg 反射属于腱反射的一种，虽然它们的出现常常预示着脊髓功能障碍，但并不是病理反射。

（2）浅表反射：刺激皮肤或黏膜引起瞬间可见的肌肉收缩。多数见于锥体束障碍，也可见于感觉障碍。常用的反射有腹壁反射（$T_{7\sim9}$，$T_{11\sim12}$），提睾反射（T_{12}，L_1），肛门反射（$S_{2\sim4}$），足底反射（L_5，$S_{1\sim2}$）（表2-13）。

表2-13 常用浅反射检查

反射	正常反应	相应的中枢神经系统节段
上腹壁	肚脐向上向划过的方向运动	$T_7 \sim T_9$
下腹壁	肚脐向下向划过的方向运动	$T_{11} \sim T_{12}$
提睾反射	阴囊收缩	T_{12}，L_1
足底反射	足趾屈曲	$S_1 \sim S_2$
臀反射	臀部皮肤紧张	$L_4 \sim L_5$，$S_1 \sim S_3$
肛门反射	肛周肌肉收缩	$S_2 \sim S_4$

（3）病理反射：皮肤表面刺激引起的异常足趾运动。Babinski 反射：划足底外侧引发足趾背伸动作；Chaddock 反射：

划足背外侧出现同样的足趾运动。病理反射标记为阳性（+）或阴性（-），阴性为正常，阳性反映锥体束障碍（表2-14）。

表2-14 常用病理反射检查

反射	诱发方法	阳性反应	病理
Babinski *	划足底外侧	蹬趾背伸，其他四趾如扇形张开（新生儿为正常）	锥体束损伤，器质性偏瘫
Chaddock	在外踝下划足背外侧	同上	锥体束损伤
Oppenheim	划胫前内侧皮肤	同上	锥体束损伤
Gordon	用力捏腓肠肌	同上	锥体束损伤
Piotrowski	叩胫前肌肉	足背屈和外旋	中枢神经系统器质性疾病
Brudzinski	被动屈曲一侧下肢	对侧肢体出现同样的运动	脑脊髓膜炎
Hoffman	轻弹示、中或环指的远指间关节	拇指和除被弹之外的手指反射性屈曲	在手足抽搐时的感觉神经过度敏感，锥体束损伤
Rossolimo	轻叩足趾的跖侧面	足趾跖屈	锥体束损伤
Schaeffer	捏中1/3跟腱	足和足趾的屈曲	器质性偏瘫

双侧的阳性反应提示上运动神经元损伤；单侧的阳性反应提示下运动神经元损伤

（4）阵挛：肌腱快速被动伸展时，肌肉出现节律性连续收缩。反映锥体束障碍。常用为髌阵挛和踝阵挛。

（七）日常动作相关的综合功能的判断

1. 上肢 手是否能触摸口唇，能否自己洗脸洗头，是否可以自己梳头，是否可以穿衣服，是否可以系扣子，是否可以手摸到后腰，可否搬动椅子，可否双手支撑身体，可否捧碗，可否握拳，可否用手指捏东西，可否使用筷子，可否闭眼拿和识别东西，以及是否可以做手指屈伸运动。

2. 下肢 可否不用支撑从椅子上站立，可否单足站立，可否足尖站立和行走，可否足跟站立和行走，可否下蹲，可否上下台阶，可否盘腿、可否做二郎腿，可否脱袜子，可否伸膝抬腿。

3. 躯干和四肢的综合功能 可否翻身，可否不用手支撑起床，可否从地上捡东西，可否排便后进行擦拭。

三、关节痛和关节肿胀的检查

1. 关节检查的特点 表浅关节疼痛肿胀是脊柱外科最常见的表现之一，在体检时有一些特殊要注意的地方。从关节疼痛肿胀的一些特征可以找到诊断的重点方向。

（1）单关节还是多关节：单关节发病首先考虑局部因素，如局部关节的骨、软骨或滑膜、韧带损伤、剥脱性骨软骨炎等。另外一些代谢性疾病也可能首先表现在单关节发病，如痛风、假性痛风等。关节化脓性感染也多是单关节发病，包括血源性感染。而多关节发病可能首先要考虑类风湿关节炎。另外病毒性感染、白血病也可能是多关节发病。如果化脓性关节炎是多发的，一定要考虑有免疫功能不全的可能，如艾滋病等。

（2）是否双侧发生：类风湿关节炎、病毒性关节炎、骨性关节炎可能常常是左右双侧性发病，虽然不一定是对称性的。

（3）是否伴有发热：关节炎一般不伴有发热，但是有些是伴有发热的。比如急性化脓性关节炎会引起发热。类风湿关节炎可能会发热，如果38℃以上要考虑 SLE、成年人 Still 病、青年性类风湿关节炎，后两个疾病有 spiking fever 的特点，上午低热，下午和晚上高热，可以相差 3~4℃。而风湿病一般不会超过 37℃。其他要考虑的如败血症、病毒感染、胶原病等。特别要注意的是免疫功能不全的患者即使发生化脓性关节炎也不一定发热。

（4）是否伴有皮疹：儿童的关节炎有时候要靠皮疹来鉴别，比如青少年性类风湿和风疹都可以造成关节炎，但是一旦出现特殊的环状皮疹可以断定是青少年性类风湿造成。另外成人的关节炎也可能会先出现皮疹，比如掌跖脓疱症（pustulotic arthro-osteitis）和干癣性关节炎（psoriatic arthritis）就是先有皮疹再有关节痛。

（5）关节痛和关节周围组织痛需要鉴别：关节周围常常有滑囊，也是常发生炎症的地方。比如膝关节后内侧痛可能是鹅足滑囊炎，40 岁以下肩关节痛可能是非交通性肩峰下滑囊炎，而腘窝的腓肠肌内侧头附近的半膜肌滑囊炎的 50% 和膝关节有交通。肘关节处的淋巴结肿胀也要注意和关节炎鉴别。可能是局部软组织肿瘤；如果有猫饲养史，也可能是猫抓病（cat scratch disease）。

（6）关节肿胀和肿瘤的鉴别：关节周围是肿瘤的好发部位，如腱鞘囊肿（ganglion）、血管瘤（hemangioma）、外生性骨软骨瘤（exosteosis）、嗜酸性肉芽肿（sarcoidosis），以及比较少见的滑膜肉瘤（synovial sarcoma）和寄生虫病都要注意鉴别。

2. 关节肿胀的触诊 关节肿胀只能在比较浅表的关节触摸到，比如膝关节、腕关节、踝关节等，而肌肉包裹较多的关节就很难通过触诊发现。触诊是检查关节肿胀的重要方法。首先要注意的是鉴别一般的关节痛还是已经到了关节炎的状态。如果是单纯的关节痛，一般不会出现关节局部的热感，如果发现触诊关节明显比其他关节热度高，应该考虑关节炎。检查时注意进行两侧的对比。另外关节炎会出现关节滑膜的肿胀肥厚，指间关节会出现梭形肿胀，关节四周会有明显的压痛。如果只是手指的肌腱滑膜的炎症，只会在肌腱走行的部位有压痛，而其他关节部位如两侧不会出现压痛。

关节发炎时可能出现关节内积液。有的可以通过触诊检查，积液明显者可以触及液体压力的传导。膝关节有特殊的检查方法：浮髌征（floating patella，ballottement of patella）。检查方法是通过一只手的示指和拇指形成一个 U 形压迫，在髌骨的上方和侧方压迫关节囊，另一只手反复按压髌骨触查是否有浮动的感觉，有积液者会有明显得浮动感，即为阳性。

3. 关节穿刺检查 关节穿刺是对关节肿胀的一项重要的辅助检查。关节穿刺必须在严格的消毒灭菌操作条件下进行。操作时首先要认真确认包装是否完整、消毒日期是否合格，注意操作时不要用手触摸针头和针管的接合处。一般穿刺时没有必要进行局部麻醉。刺入部位的消毒可以使用碘伏或其他规定的消毒液，但是涂布消毒液后要静候 30~60 秒，这样细菌才能有效杀灭，非常重要。关节穿刺比较有经验时可以感觉到针头穿过关节囊时的突破感。抽吸关节液时要固定针头不动。抽吸完成后要用无菌纱布压迫 3 分钟以免关节液和血液进入关节腔。

4. 关节液检查 一般能够抽出关节液，说明关节内有一定问题。如果关节液混浊，说明关节液内含有白细胞，混浊的程度和白细胞的含量有一定正比关系。通常骨性关节炎的关节液是黄色透明的，混浊的关节液可能是类风湿关节炎、假性痛风、细菌感染。如果有外伤史，关节液为血性带有脂肪滴则提示有骨软骨的骨折。类风湿关节炎和关节结核时关节液可为白色或淡黄色，因为含有纤维素会产生凝固（表 2-15）。

表 2-15 关节滑液分类

类型	表现	意义
一型	黄色清亮	非感染，外伤
二型	浑浊	感染性关节炎；排除大多数骨性关节炎
三型	脓性渗出液，褐色	化脓性关节炎，偶尔见于痛风患者
四型	血性液	外伤、出血性功能紊乱、肿瘤、骨折

（王贝宇 蒲国蓉）

第二十七节 骨科基本操作技术

一、石膏绷带固定

【准备工作】

1. 物品准备 适当大小石膏绷带卷、温热水（40℃左右）、石膏刀、剪、针、线、衬垫物、颜色笔。

2. 患者准备 向病者及家属交待包扎注意事项及石膏固定的必要性；用肥皂水洗净患肢，有伤口者先行换药。

【注意事项】

1. 先将肢体置于功能位，用器械固定或专人扶持，并保持该位置直至石膏包扎完毕、硬化定型为止。扶持石膏时应用手掌，禁用手指。

2. 缠绕石膏时要按一定方向沿肢体表面滚动，切忌用力抽拉绷带，并随时用手抹平，使各层相互黏合。

3. 在关节部位应用石膏条加厚加固，搬动时要防止石膏折断，过床后要用枕头或沙袋垫平。

4. 石膏包扎后应注明日期及诊断。

5. 石膏未干涸以前，注意凸出部分勿受压，以免凹陷压迫皮肤，引起压迫性溃疡。

6. 为加速石膏凝固，可在温水中加放少许食盐，天气潮湿可用电炉、电吹风等方法烘干。

7. 石膏固定应包括骨折部位的远近端两个关节。肢体应露出指（趾）端以便于观察。

8. 术后应密切观察，尤其最初 6 小时。如有下列情况，应及时切开或拆除石膏。

（1）肢体明显肿胀或剧痛（可能坏疽及缺血性挛缩）。

（2）肢体有循环障碍或神经受压。

（3）不明原因的高热（怀疑压疮、化脓性皮炎、坠积性肺炎）。

9. 石膏松动、变软失效，应及时更换。

10. 应鼓励患者活动未固定的关节并抬高患肢，固定部位的肌肉应作主动收缩、舒张的锻炼，以促进血液循环，防止肌肉萎缩及关节僵硬。

二、牵 引 术

【适应证】

1. 长骨干骨折复位后不稳定，需要维持对位者，如股骨干大斜形骨折。

2. 骨折脱位，需要持续牵引方能复位，如颈椎骨折脱位。

3. 需要矫正或预防肌肉痉挛所致的关节畸形。

4. 软组织挛缩引起的畸形。

5. 某些腰痛、坐骨神经痛患者。

【操作步骤】

1. 骨牵引 小孩易损伤骨骺，应慎用。

穿针部位可选：①胫骨结节，由胫骨外侧，自腓骨头和胫骨结节连线的中点（自胫骨结节下 1cm 画一条与胫骨结节纵轴垂直的横线，在纵轴两侧各 3cm 左右处，与垂线的交点）

由外向内侧穿入，注意勿损伤腓总神经；②跟骨，踝关节置于中立位，自内髁尖端和足跟后下缘连线中点，由内向外穿入，注意勿损伤胫后动脉及胫神经；③股骨髁上，内上髁内收肌结节上方一横指处进入（画髌骨上缘 1cm 处与股骨垂直的横线，画沿股骨内髁隆起最高点与髌骨上缘横线相交的垂线，两线交点）由内向外，注意勿损伤动脉。

操作步骤如下：

（1）放好体位，划标记线，常规消毒，铺无菌巾。

（2）手术者在牵引针进出口处，采用局部浸润麻醉方法，由皮肤直至骨膜下，助手固定患肢，皮肤轻向近心端牵拉。

（3）术者用骨钻，将牵引针直接穿入皮肤，按进出口位置，垂直于骨干钻入。

（4）用酒精纱块保护牵引针与皮肤的接触点。

（5）安装牵引弓、牵引架，按所需重量进行牵引，床脚抬高。

2. 颅骨牵引

（1）剃头，仰卧，颈部沙袋固定。

（2）连两乳突间画冠状线，沿鼻尖到枕骨粗隆画矢状线，颅骨牵引弓交叉点处对准上述交点，两端钩尖在冠状位线上落点标记。

（3）局麻后颅骨钻钻孔入颅骨骨板 4mm，安装牵引弓。床头抬高 20cm，牵引重量一般为 6~8kg。关节突交锁者可加到 12.5~15kg。

3. 皮肤牵引

（1）清洁皮肤，在牵引区贴上弹力胶布。

（2）贴于身体之胶布应先备妥，粘贴时要平坦无皱褶，胶布末端分 2~3 块，以使牵引力均匀分布在患肢上。

（3）在骨隆起处用纱块或棉垫保护，可用长条胶布大螺旋形将两侧牵引胶布连接，但切忌环形缠绕肢体。

（4）再用绷带缠绕两层，但胶布近端留 1cm 露出，以利日后观察胶布是否脱落。

（5）牵引端用宽窄适宜的扩张板。

（6）放置牵引架，加适当重量，下肢牵引时要抬高床尾。

【注意事项】

1. 注意胶布有无松脱，扩张板是否在适合角度，有否折断。

2. 经常检查牵引架的位置，如有错位或松动，应及时纠正。

3. 注意牵引绳是否受阻，注意牵引重量是否合适。重锤应离地面 26cm 左右。

4. 注意牵引针出入口处有无感染，有否移位，每天用75%酒精滴在纱布上，以防感染。

5. 患肢牵引轴线是否符合要求，有否旋转，成角畸形。

6. 注意肢体皮温、色泽，有否血液循环变差或神经受压现象。

7. 骨折或脱位病例，除上述各项外，还应注意以下几点。

（1）每天测量，并记录肢体长度变化情况。

（2）应按患者具体情况、不同类型骨折，及时调整牵引重量。

（3）视情况有规律地指导患者作肌肉运动及关节功能锻炼。

（4）按术前或术后要求，及时调整牵引角度。

三、小夹板固定术

【适应证】

四肢闭合性骨折，如肱骨、尺桡骨、胫腓骨、桡骨远端以及踝部骨折。但关节骨折、股骨骨折等多不适宜小夹板固定。骨折不稳定型者，应配合应用皮牵引或骨牵引。

【注意事项】

1. 所选择夹板长短、宽窄应当合适。太宽不能固定牢靠，太窄容易引起皮肤坏死。夹板应占肢体周径五分之四。

2. 应合理放置固定垫，并且位置要准确。

3. 多数夹板固定治疗骨折不包括骨折邻近关节，仅少数近关节部位骨折使用超关节固定。

4. 应用夹板前应准确判断患者神经、血管等损伤情况，以利于观察。

5. 先扎骨折端，然后向两端等距离捆扎。缚带要松紧合适，要求缚紧后所打的结可以上下移动 1cm。

6. 有计划指导患者做功能锻炼，并嘱患者随时复诊。每周 X 线检查复查及调整布带松紧度，直到骨折愈合。

7. 开放性骨折，皮肤广泛擦伤，骨折移位严重，肥胖不易固定，局部加压可加重神经症状者禁用。

四、清 创 术

【适应证】

1. 6~8 小时以内的伤口，应行清创术。

2. 8~24 小时之间的伤口仍可行清创术，但一期缝合与否应依伤口情况而定。

【禁忌证】

1. 超过 24 小时的伤口，通常不宜做清创术。

2. 伤口已有严重炎症，则不应作清创术。

【操作步骤】

1. 刷洗

（1）良好的麻醉，必要时上充气止血带。

（2）用肥皂水刷洗伤肢及伤口创缘皮肤，生理盐水冲洗，反复 3 遍。

（3）依次用过氧化氢、苯扎溴铵液及生理盐水清洗创面。

（4）擦干伤肢，常规皮肤消毒、铺巾。

2. 清创 用刀、剪等器械清除污染和失活组织，按方向、层次循序进行。

3. 冲洗

（1）用无菌生理盐水清洗创面。

（2）伤口时间较长或某些特殊类型的创伤，再次用过氧化氢清洗。

（3）更换手术台最上层无菌单，更换用过的器械，术者更换手套。

五、关节腔穿刺术

【目的】

1. 检查关节腔内积液，以明确诊断。

2. 抽出关节腔内积液、积血或积脓，以达到减压。

3. 关节腔内注入某些药物进行治疗。

【术前准备】

常规消毒治疗盘 1 套；无菌关节穿刺包（内有穿刺针头、5ml 和 20ml 注射器、洞巾、纱布）；其他用物（无菌手套、1%利多卡因等）；按需要准备标本瓶、培养瓶或注射药物、绷带。

【操作步骤】

1. 向患者做好解释，消除顾虑，取得合作。

2. 按穿刺部位选择体位，铺好橡皮巾和治疗巾，避免污染床单。

3. 协助术者进行常规皮肤消毒，戴无菌手套，铺好洞巾，穿刺点进行浸润麻醉。

4. 施行关节腔穿刺，抽出积液或注入药物。

5. 穿刺完毕，拔出针头，再次消毒穿刺部位，覆盖纱布，穿刺减压者局部需用加压包扎并适当固定。

6. 取积液做细菌培养和常规化验。

7. 整理用物，安置患者，及时将标本送检。

【注意事项】

常见关节的穿刺要点介绍如下：

1. 肩关节穿刺　从肩峰前、外或后向肩峰下刺入，均可进入关节腔。肩关节积液波动多在前面较明显，故可从肩峰前面波动最明显处刺入。

2. 肘关节穿刺

（1）后侧穿刺：屈肘 90°，在尺骨鹰嘴和肱骨外髁之间刺入；或屈肘 45°，自尺骨鹰嘴突近端穿过肱三头肌腱刺入鹰嘴窝。

（2）外侧穿刺：前臂被动旋转，触到桡骨小头，在其近端与肱骨头之间自外侧刺入。

3. 腕关节穿刺

（1）背侧穿刺：在伸拇指长肌肌腱的尺侧，桡骨下缘的凹陷处垂直刺入。

（2）尺侧穿刺：在尺骨茎突下尺侧屈腕肌和尺侧伸腕肌之间刺入。

4. 髋关节穿刺

（1）前侧穿刺：取仰卧位，双下肢尽量伸直，在腹股沟韧带稍下方，触及股动脉搏动后，在外侧 1cm 处垂直刺入可达股骨头，稍后退即可抽出关节液。

（2）后侧穿刺：自股骨大粗隆中央与髂后上棘连线的中外 1/3 交界处刺入。

5. 膝关节穿刺　取仰卧位，膝略弯曲，自髌骨上缘内外侧或髌骨下缘内外侧刺入。

6. 踝关节穿刺

（1）前外侧穿刺：在伸趾肌腱外缘与外踝之间的凹陷处，刺向下内后方向可达关节腔。

（2）前内侧穿刺：在内踝前刺向下外后方向。

（王贝宇）

第二十八节　血管疾病临床检查法及相关知识

一、血管疾病临床检查法

（一）动脉疾病检查

1. 体表动脉搏动触诊

（1）颈动脉：检查者以指尖置于甲状软骨水平胸锁乳突肌内侧可摸到颈动脉搏动，触之并比较双侧搏动。严禁双侧同时触诊，避免大脑缺血。

（2）肱动脉：检查者以指尖于肱二头肌内侧沟可摸到搏动（肘窝内侧以上 2~3cm 处），触之并比较双侧搏动。

（3）桡动脉：检查者以指尖于腕上方桡侧腕屈肌腱外侧可摸到搏动，触之并比较双侧搏动。

（4）尺动脉：检查者以指尖于腕上方尺侧腕屈肌腱外侧可扪到搏动，触之并比较双侧搏动。

（5）股动脉：患者平躺，检查者以指尖在腹股沟中点稍下方可摸到股动脉搏动，触之并比较双侧搏动。对于肥胖者，需加压指尖方可扪及搏动。

（6）腘动脉：患者平躺且屈膝，检查者手指于腘窝处加压可扪到搏动，触之并比较双侧搏动。由于位置相对较深，需加压指尖或双手配合。

（7）足背动脉：患者平躺，检查者以指尖于踝关节前方，内、外踝连线中点、踇长伸肌腱和趾长肌腱之间可触知其搏动，触之并比较双侧搏动。

（8）胫后动脉：患者平躺，检查者以指尖在内踝与跟结节之间可摸到搏动，触之并比较双侧搏动。

2. 体位性色泽改变（Buerger 试验） 先抬高下肢 70°~80°，或高举上肢过头，持续 60 秒，肢体远端皮肤保持淡红色或稍微发白，如呈苍白或蜡白色，提示动脉供血不足；再将下肢下垂于床沿或上肢下垂于身旁，正常人皮肤色泽可在 10 秒内恢复，如恢复时间超过 45 秒，且色泽不均匀者，进一步提示动脉供血液障碍。

3. 毛细血管搏动征 用手指轻压被检者指甲末端或以玻片轻压被检者口黏膜，可使局部发白，发生规律的红、白交替改变即为毛细管壁搏动征象。

4. 雷诺综合征 皮肤受到寒冷刺激后顺序出现苍白、青紫、潮红的变化。

（二）静脉疾病检查

1. 大隐静脉瓣膜功能试验（Trendelenburg 试验） 患者平卧，抬高患肢使静脉排空，于大腿根部扎止血带，阻断大隐静脉，然后让患者站立，迅速释放止血带，如出现自上而下的静脉逆向充盈，提示瓣膜功能不全。应用同样原理，在腘窝部扎止血带，可以检测小隐静脉瓣膜的功能。如在未放开止血带前，止血带下方静脉 30 秒内已充盈，则表明交通静脉瓣膜关闭不全。

2. 深静脉通畅试验（Perthes 试验） 用止血带阻断大腿浅静脉主干，嘱患者用力踢腿或作下蹲活动连续 10 余次，迫使静脉血液向深静脉回流，使曲张静脉排空。如在活动后浅静脉曲张更为明显，张力增高，甚至胀痛，则表明深静脉不通畅。

3. 交通静脉瓣膜功能试验（Pratt 试验） 患者平卧，抬高患肢，大腿根部扎止血带，先从足趾向上至腘窝缚缠第一根弹力绷带，再自止血带处向下，扎上第二根弹力绷带，一边向下解开第一根弹力绷带，一边向下继续缚缠第二根弹力绷带，如果在两根弹力绷带之间的间隙内出现曲张静脉，即提示该处有功能不全的交通静脉。

4. 直腿伸踝试验（Homans 征）　患者仰卧，膝关节伸直，小腿略抬高。检查者手持足部用力使膝关节呈背屈，牵拉腓肠肌。提示小腿深静脉血栓形成。

5. 压迫腓肠试验（Neuhof 征）　患者仰卧，膝关节伸直，小腿略抬高。检查者手持足部用力使膝关节呈背屈，压迫腓肠肌。

（三）动静脉瘘检查

1. 杂音和震颤　肢体血管病变区听诊闻粗糙而持续隆隆声杂音或扪及震颤感，提示动静脉瘘，其中征象最强烈处为瘘口位置。

2. 指压瘘口检查（Branham 征）　指压瘘口阻断分流后，出现血压升高和脉率变慢。

二、相关知识

周围血管疾病从病理角度分为狭窄、闭塞、扩张、破裂及静脉瓣膜功能关闭不全等，根据动脉和静脉血流方向，可通过症状体征诊断疾病。

1. 疼痛

（1）间歇性疼痛（claudication）：慢性动脉阻塞或静脉功能不全时，步行时可以出现小腿疼痛，迫使患者止步，休息片刻后疼痛缓解，因此又称为"间歇性跛行"。疼痛程度不一，表现为沉重、乏力、胀痛、钝痛、痉挛痛或锐痛。从开始行走到出现疼痛的时间，称为跛行时间，其行程称为跛行距离。如行走速度恒定，跛行时间和距离愈短，提示血管阻塞的程度愈严重。

（2）静息状态持续疼痛：即静息痛（rest pain）。①动脉性静息痛，无论急性或慢性动脉阻塞，都可因组织缺血及缺血性神经炎引起持续性疼痛；②静脉性静息痛，急性主干静脉阻塞时，肢体远侧因严重淤血而有持续性胀痛，伴有静脉回流障碍的其他表现，如肢体肿胀及静脉曲张等；③炎症及缺血坏死性静息痛，动脉、静脉或淋巴管的急性炎症，局部有持续性疼痛。

2. 感觉异常　主要有肢体沉重、浅感觉异常或感觉丧失等表现。

（1）沉重：行走不久，患肢出现沉重、疲倦，休息片刻可消失，提示早期动脉供血不足。静脉疾病时，常于久站、久走后出现倦怠，平卧或抬高患肢后消失。

（2）感觉异常：动脉缺血影响神经干时，可有麻木、麻痹、针刺或蚁行等异样感觉。小动脉栓塞时，麻木可以为主要症状。慢性静脉功能不全而肿胀时间较久者，皮肤感觉往往减退。

（3）感觉丧失：严重的动脉狭窄继发血栓形成，或急性动脉阻塞时，缺血肢体远侧浅感觉减退或丧失。如病情进展，深感觉随之丧失，足（上肢为腕）下垂及主动活动不能。

3. 色泽改变

（1）正常和异常色泽：正常皮肤温暖，呈淡红色。皮色呈苍白色或发绀，伴有皮温降低，提示动脉供血不足。皮色暗红，伴有皮温轻度升高，是静脉淤血的征象。

（2）指压性色泽改变：如以手指重压皮肤数秒后骤然放开，正常者受压时因血液排入周围和深部组织而呈苍白色，放开后迅速复原。动脉缺血时，复原时间延缓。在发病区指压后不出现暂时性苍白，提示局部组织已发生不可逆的缺血性改变，将发生浅层或深部组织坏死。

（3）运动性色泽改变：静息时正常，但在运动后肢体远侧皮肤呈苍白色者，提示动脉供血不足。

（4）体位性色泽改变（Buerger 试验）：提示动脉供血液障碍。肢体持续下垂，正常人至多仅有轻度潮红，凡出现明显潮红或发绀者，提示为静脉逆流或回流障碍性疾病。

4. 皮肤温度改变 动脉阻塞性疾病时，血流量减少，皮温降低；静脉阻塞性疾病时，由于血液淤积，皮温高于正常；动静脉瘘时，局部血流量增多，皮温明显升高。小动脉强烈痉挛致指（趾）冷感，过度舒张则感潮热。用指背比较肢体两侧对称部位，可以感觉出皮温差别，或在同一肢体不同部位可以查出皮温改变的平面。

5. 营养性改变 包括皮肤及附件的营养障碍性改变、溃疡或坏疽、增生性改变三类。

（1）营养障碍性改变：由动脉缺血引起的表现为皮肤松弛、汗毛脱落、趾（指）甲生长缓慢、变形发脆。较长时间的缺血可引起肌萎缩。静脉淤血性改变好发于小腿足靴区，表现为皮肤光薄、色素沉着，伴有皮炎、湿疹、皮下脂质硬化及皮肤萎缩。

（2）溃疡或坏疽：动脉缺血性溃疡好发于肢体远侧、趾（指）端或足跟。溃疡边缘常呈锯齿状，底为灰白色肉芽组织，挤压时不易出血。由于溃疡底部及其周围神经纤维缺血，因而有剧烈疼痛。静脉性溃疡好发于足靴区，即小腿下 1/3，尤以内侧多见。初期溃疡浅，类圆形，单个或多个，以后可以较大且不规则。底部常为湿润的肉芽组织覆盖，易出血，周围有皮炎、水肿和色素沉着等，愈合缓慢且易复发。

（3）增生性改变：在先天性动静脉瘘的患者，肢体出现增长、软组织肥厚、皮温升高，并伴有骨骼增长、增粗及浅静脉扩张或曲张等改变。

6. 血管形态改变 动脉和静脉可出现扩张或狭窄及肿块等形态改变，并引起临床症状。

（1）动脉形态改变：①动脉搏动减弱或消失，见于管腔狭窄或闭塞性改变；②杂音，动脉狭窄或局限性扩张，或在动静脉间存在异常交通，血液流速骤然改变，在体表位置听到杂音，扪及震颤；③形态和质地，正常动脉富有弹性，当动脉有粥样硬化或炎症病变后，扪触动脉时，可以发现呈屈曲状、增硬或结节等变化。

（2）静脉形态改变：主要表现为静脉曲张。浅静脉曲张因静脉瓣膜破坏或回流障碍引起。如动静脉瘘，常伴有皮肤温度升高、杂音及震颤。曲张静脉炎症时，局部出现硬结、压痛，并与皮肤粘连。急性血栓性浅静脉炎时，局部可扪及伴触痛的索状物。

（3）肿块：①搏动性肿块，单个、边界清楚的膨胀性搏动性肿块，提示动脉瘤或假性动脉瘤；肿块边界不甚清楚者，可能为蔓状血管瘤；②无搏动性肿块，浅表静脉的局限性扩张，透过皮肤可见蓝色肿块，常见于颈外静脉、肢体浅静脉及浅表的海绵状血管瘤；深部海绵状血管瘤及颈内静脉扩张，肿块部位深，边界不清；静脉性肿块具有质地柔软，压迫后可缩小的特点；淋巴管瘤呈囊性，色白透亮。

7. "5P"征 急性动脉栓塞发生于肢体时，最突出临床表现即为"5P"征：无脉（pulselessness）、缺血肢体的疼痛（pain）、肢体苍白（pallor）、感觉异常（paresthesia）和肢体的运动障碍（paralysis）。

8. 动脉搏动触诊判断疾病 触诊动脉搏动减弱或消失，提示上段动脉狭窄或闭塞。股浅动脉病变表现为股总动脉搏动扪及，腘动脉搏动减弱或消失；胫前动脉病变表现腘动脉搏动扪及，足背动脉搏动减弱或消失，而胫后动脉搏动可扪及。如果双上肢搏动差异，或血压测量明显差异除考虑上肢动脉病变外，也要考虑主动脉夹层累及头臂干或左锁骨下动脉，或者头臂干或左锁骨下动脉狭窄或闭塞。

9. 毛细血管搏动征 毛细血管搏动征阳性是由于脉压差

增大引起，常见疾病如动脉导管未闭、主动脉瓣关闭不全、甲状腺功能亢进及重症贫血等。

（袁 丁）

第二十九节　急腹症的诊治及相关知识

一、急腹症的诊断

急腹症（acute abdomen pain）是以急性腹痛为突出表现需要紧急处理的腹部疾病，常涉及内、外、妇、儿等多学科。外科急腹症泛指需要手术治疗的腹部非创伤性急性病变，约占综合性医院普通外科患者的 1/4，共同特点是发病急、进展快、变化多、病情重，需要紧急处理。急腹症的诊断应力求详细确切，包括病因、病变部位和范围、病变发展程度等。详细准确的病史、全面细致的体格检查、必要的实验室检查和特殊检查是正确诊断急腹症的基础。尽早鉴别诊断急腹症的病因，对于尽早治疗急腹症，及时适当手术治疗外科急腹症，降低并发症和病死率，提高疗效具有十分重要的意义。

（一）病史

1. 腹痛　腹痛根据接受痛觉的神经分为内脏神经痛、躯体神经痛和牵涉痛。内脏神经痛主要感受胃肠道膨胀等机械和化学刺激，通常腹痛定位模糊，范围大，不准确。躯体神经属于体神经，主要感受壁层和脏腹膜的刺激，其特点为定位清楚、腹痛点聚焦准确。牵涉痛也称放射痛，是腹痛时牵涉到远隔部位的疼痛，如胆囊疼痛放射至肩部，泌尿系统结石疼痛放射至会阴部，是因为两者的痛觉传入为同一神经根。

（1）年龄与性别：胆道和肠道先天性疾病多见于婴幼儿，如肠套叠、胆道蛔虫、蛔虫性肠梗阻等；急性胃十二指肠溃疡穿孔、急性胰腺炎、急性阑尾炎多见于青壮年；胆囊炎、胆石症、消化道肿瘤多见于中老年；异位妊娠破裂主要见于生育期女性。

（2）发病诱因：腹痛的发生常与饮食因素有关，如急性胃肠炎多与不洁饮食有关；胆囊炎、胆石症常在进食油腻食物后发作；急性胰腺炎常在暴饮暴食或饮酒后发病；饱食后剧烈活动可发生肠扭转；驱虫不当常是胆道蛔虫的发病诱因。

（3）腹痛发生的缓急：开始时腹痛较轻，以后逐渐加重，多为炎症性病变。腹痛突然发生，情况迅速恶化者，多见于实质性脏器破裂、空腔脏器穿孔或梗阻、脏器扭转、急性出血坏死性胰腺炎等。

（4）开始腹痛至就诊的准确时间：应准确地以小时计算。例如溃疡病急性穿孔出现上腹痛后很快即可蔓延至全腹，可因消化道内容物沿右结肠旁沟波及右下腹引起疼痛，而急性阑尾炎发生转移性右下腹痛需数小时，合并穿孔一般在 24 小时之后。

（5）腹痛开始和之后部位的变化：腹痛开始部位或最严重部位往往为病变所在部位，如胃十二指肠溃疡穿孔疼痛开始于上腹部，后波及全腹；腹痛由下腹部开始并迅速波及全腹者常为肠穿孔。也有的随着病变的发展，腹痛逐渐移向病变部位，最终以病变部位腹痛最明显，如急性阑尾炎转移性右下腹痛。

（6）腹痛性质：阵发性绞痛是空腔脏器痉挛或梗阻的表现，如肠梗阻、胆石症和泌尿系统结石。持续性腹痛一般为脏器炎性渗出物、空腔脏器内容物或出血等刺激腹膜所致，如阑尾炎、胃十二指肠溃疡穿孔、肠穿孔、肝或脾破裂内出血等。持续性腹痛阵发性加重多为空腔脏器梗阻与炎症并存，如肠梗阻发生绞窄、胆石症并发胆道感染等。腹痛性质的变化反映了病变的发展情况，如阵发性腹痛发展为持续性腹痛或伴阵发性加剧，说明肠梗阻已由单纯性发展为绞窄性；右下腹钝痛变为锐痛表示急性阑尾炎已由单纯性发展成蜂窝织炎，甚至发生穿孔导致局限性腹膜炎。某些部位的特殊牵涉痛对诊断也有意义，如急性胆囊炎牵涉右肩部疼痛、输尿管结石牵涉大腿内侧或会阴部疼痛等。

（7）腹痛程度：腹痛程度可反映腹内病变的轻重，但并不完全一致，并因对疼痛的敏感性和机体状态的不同而有较大个体差异。引起腹膜炎的各种病因中，细菌性腹膜炎疼痛最重，消化液导致的化学性腹膜炎次之，出血性腹膜炎疼痛最轻。胃十二指肠液对腹膜的化学刺激较严重，胆汁和小肠液的刺激较轻。

（8）影响腹痛的因素：患者常感觉在某种情况下腹痛加重或减轻。空腔脏器痉挛性疼痛，患者常辗转翻身或按摩腹部，甚至喜欢放置热水袋以减轻腹痛。如为脏器或腹膜炎症，上述动作反而使腹痛加重。急性阑尾炎时患者有便意，但便后腹痛不减，而急性肠炎则便后觉轻松。

2. 腹痛伴随症状　急腹症的病变部位主要在消化道，其病理改变也常会影响消化道功能，因而急腹症往往伴有食欲缺乏、恶心、呕吐、腹胀、腹泻、大便性状或习惯改变等消化道症状。如急腹症不伴有任何消化道症状，应考虑腹腔以外病变产生腹痛的可能，如胸膜炎或肺部感染。其他伴随症状如发热、排尿情况等也应加以注意。

（1）恶心、呕吐：早期呕吐多为反射性，如急性阑尾炎、卵巢囊肿蒂扭转、高位肠梗阻等，可频繁呕吐，但量不多。肠梗阻后消化道内容物大量积聚发生逆流，导致呕吐，发生较晚，但呕吐量多，梗阻部位越低，呕吐越晚，呕吐量越大。呕吐物性状和内容也应观察，如吐出蛔虫并有上腹钻顶样疼痛，应想到胆道蛔虫症；呕血或咖啡样物为有上消化道出血；腹胀，呕吐频繁并有血性内容物可能有肠绞窄；呕吐物为粪便样物，常为低位肠梗阻。

（2）排便情况：腹痛患者应注意有无排便、便秘或腹泻、大便颜色和性状。如腹痛后停止排气、排便，常为机械性肠梗阻。腹泻常见于肠炎，也可见于盆腔炎、盆腔脓肿、肠系膜血管栓塞。果酱样便是小儿肠套叠的特征；如为柏油样便则为上消化道出血。

（3）发热：外科急腹症一般先有腹痛，后出现发热，但急性梗阻化脓性胆管炎腹痛后很快就有高热，常伴有寒战。如腹痛以前即有发热，应更多考虑内科疾病。

（4）其他伴随症状：梗阻性黄疸见于肝、胆、胰疾病；泌尿系疾病可有尿频、尿急、尿痛、血尿、排尿困难等；宫外孕破裂有月经规律改变、阴道流血等。

3. 既往史 溃疡病急性穿孔患者多有溃疡病史；胆石症常有反复发作的类似腹痛史；粘连性肠梗阻常有腹部手术史。

4. 月经史 女性患者应询问月经史。宫外孕破裂有近期停经史，卵巢滤泡破裂约发生于月经周期的中间，黄体破裂多发生于下次月经之前。急性盆腔炎常有月经量过多，卵巢囊肿蒂扭转可有阴道少量出血史。

（二）体格检查

首先对患者全身情况作一般检查，然后对腹部情况作重点检查。

1. 一般检查 注意神志、表情、体位以及生命体征的变化。有无脱水、失血、休克征象，巩膜有无黄疸。患者通常为急性病容，但体质弱、反应差的患者，尤其是老年、晚期肿瘤患者或急性腹膜炎已发生休克时，患者可能腹痛不显著或自觉减轻。腹膜炎患者常采取屈膝弯腰、静卧不动等保护性体位；胆道蛔虫、胆石症、肠扭转或肠梗阻患者在发作时辗转不安，在间歇期则安静。腹腔内出血患者面色苍白；胆道疾病可有巩膜、皮肤黄染。

2. 腹部检查 范围应上至两乳，下至腹股沟，按视、触、叩、听顺序进行。

（1）视诊：注意有无手术切口瘢痕，轮廓是否对称，有无隆起、包块、肠型、蠕动波等。全腹弥漫性膨胀见于腹水、低位肠梗阻、肠麻痹。不对称性腹胀或局限性隆起见于胃扩张、腹腔脓肿、肿瘤、肠扭转、肠套叠、嵌顿疝、卵巢囊肿蒂扭转等。急性腹膜炎时，腹式呼吸减弱或消失。肠型和蠕动波常为机械性肠梗阻的体征。怀疑肠梗阻时，应检查腹股沟部，排除嵌顿性疝引起的肠梗阻。

（2）触诊：患者应仰卧屈膝使腹肌放松，应由可疑病变部位或患者自觉疼痛最重处的对侧开始，逐渐移向病变部位，注意双侧对比和患者表情变化。检查时应与患者谈话或嘱患者平静呼吸，以避免患者的自主性肌紧张。触诊先浅后深，触摸腹部各区域有无压痛、反跳痛和肌紧张非常重要，即检查腹膜刺激征，轻度肌紧张在按压时出现肌抵抗，为内脏痛的防卫机制。明显的肌紧张在未按压时已经存在，触诊时稍加按压即感到此处肌肉僵硬，甚至呈木板样，为腹膜反射，表明壁腹膜已受炎症累及，是腹膜炎的可靠体征。通常细菌性腹膜炎时腹肌紧张最显著，急性胃肠穿孔、消化液流入腹腔引起的化学性腹膜炎次之，血性腹膜炎肌紧张程度较轻。值得注意的是幼儿、老年人或极度衰弱的患者，腹肌紧张可以很轻微，甚至被忽视。年老体弱以及腹部脂肪较厚或肌肉不发达者，腹肌紧张通常不明显。触诊时还应注意肝、胆囊、脾可否扪及，其硬度及表面性状，有无触痛；可否扪及异常包块或肠袢等。触及腹部包块时，应注意其部位、大小、硬度、活动度、边界、表面情况、压痛反应等。男性患者还需要注意腹股沟区有无嵌顿疝、睾丸是否正常，以及有无睾丸扭转。

（3）叩诊：重点了解有无肝浊音界变化，在胃、十二指肠溃疡穿孔，约75%患者叩诊可发现肝浊音界缩小或消失。有无移动性浊音，有则提示有腹腔积液，可能为腹膜炎或腹腔内出血引起。肝、肾区深叩痛提示相应器官病变，包括肝脓肿或胆道感染以及肾结石；腹壁浅叩痛有助于确定有无反跳痛存在，轻叩全腹常以原发病灶部位叩痛最为显著，也有助于定位诊断。

（4）听诊：主要了解肠鸣音变化，应至少听诊2个部位，每一部位至少2~3分钟。肠鸣音亢进或伴有气过水声、金属音，为机械性肠梗阻特征。肠鸣音减弱或消失见于麻痹性肠梗阻和腹膜炎。幽门梗阻、急性胃扩张或低位肠梗阻可闻及振水音。腹腔外疾病表现为急腹症者，肠鸣音一般不会出现异常改变。闻及血管杂音提示腹内血管病变。

3. 直肠指诊　急腹症患者诊断困难者应常规作直肠指诊，怀疑妇产科疾病时应作双合诊或三合诊。老年人结肠梗阻如摸到坚实粪块者，可考虑为粪块阻塞。指套带有黏液或血迹者，可能为肠套叠、直肠癌或肠炎。盲肠后位阑尾炎右侧直肠壁可有触痛。盆腔脓肿或积血时，直肠膀胱陷凹饱满，有波动感和触痛。直肠癌时多可触及肿物。女性患者宫颈触痛、饱满，后穹隆穿刺见不凝血时，应疑为异位妊娠破裂。

（三）实验室检查和特殊检查

1. 实验室检查　包括血常规、尿常规、粪便常规、血生化、电解质、肝功能、肾功能、血淀粉酶、尿淀粉酶，以及血气分析等。白细胞（WBC）计数和分类有助于诊断炎症及其严重程度；C反应蛋白（CRP）常作为细菌感染的早期指标；血红蛋白下降可能有腹腔内出血；血小板进行性下降，应考虑有无合并DIC，提示需进一步检查；尿中有大量红细胞提示泌尿系结石、肿瘤或肾损伤；血尿淀粉酶增高提示急性胰腺炎；严重水、电解质和酸碱平衡紊乱提示病情严重；血直接胆红素升高，伴转氨酶升高，提示胆道阻塞性黄疸；尿素氮、肌酐增高可能是原发病合并急性肾功能障碍或尿毒症性腹膜炎。人绒毛膜促性腺激素（HCG）测定有助于判断异位妊娠。

值得注意的是，CRP和WBC计数不足以区分紧急和非紧急状态。当怀疑为非紧急状态，但CRP高于100mg/L或者白

细胞计数高于 $15×10^9$/L 时，临床怀疑紧急状态的概率将增加，而且需要增加影像学检查。可根据病史和体检，个体化检测除 CRP 和 WBC 外的其他实验室指标。

2. 诊断性腹腔穿刺 对于诊断不明确且腹腔有积液时，可行诊断性腹腔穿刺。一般选择脐与髂前上棘连线中外 1/3 交点为穿刺点（图 2-81），女性患者也可以选择经阴道后穹隆穿刺。穿刺液混浊或为脓液提示腹膜炎或腹腔脓肿，如有胃肠内容物，提示消化道穿孔；不凝血液多为实质脏器破裂，如外伤性肝、脾破裂，或肝癌自发性破裂，也可能穿刺到腹膜后血肿；淡红色血液，可能是绞窄性肠梗阻或缺血性肠病，如血、尿、腹水淀粉酶高多为出血坏死性胰腺炎。对于已经明确诊断或肠梗阻患者不宜采用腹腔穿刺。

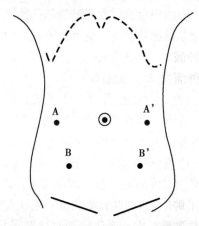

图 2-81 诊断性腹腔穿刺术的进针点

A、A'经脐水平线与腋前线交点；

B、B'脐与髂前上棘连线中外 1/3 交点

3. 影像学检查 包括腹部 X 线检查、B 超、CT、MRI 及选择性动脉造影等。

（1）X 线检查：胸部透视或平片检查可帮助确定有无肺

炎或胸膜炎。腹部 X 线检查如发现膈下游离气体，一般可确定有上消化道穿孔，50ml 气体溢出即可显示。肠梗阻时可看到积气的肠管和液平面，包括结肠在内的广泛肠管胀气为麻痹性肠梗阻的特点，孤立性肠管扩张伴有液平面应考虑闭袢性肠梗阻。尽管腹部平片可以准确诊断肠梗阻，但对其病因的明确并无明显的益处。虽然加用造影剂有利于明确肠梗阻的梗阻平面，但应避免使用钡剂，以免加重肠梗阻。腹部平片可显示有无泌尿系统结石和部分胆结石。钡灌肠在肠套叠和乙状结肠扭转时有典型的杯状或鸟嘴状改变。对于吻合口瘘或消化道穿孔，使用水溶性造影剂行腹部 X 线检查可以提高诊断的准确性。

（2）B 超：对肝、胆、胰、脾、肾、盆腔肿块、宫外孕破裂、卵巢囊肿蒂扭转等有较大价值，对脓肿、积液等液性病变的诊断、定位和指引穿刺，具有决定性意义。如对急性胆囊炎、梗阻性胆管炎、肝脓肿、肝恶性肿瘤破裂、肝寄生虫性和非寄生虫性囊肿破裂、急性胰腺炎、肾周围感染、腹腔脓肿、腹腔内实质性肿瘤以及动脉瘤并发症等，都具有诊断意义。B 超对典型急性阑尾炎的诊断也有帮助。尽管正常阑尾 B 型超声不易显示，而有急性阑尾炎时则能显示肿胀的阑尾和阑尾周围渗出所致的液性暗区，还可发现阑尾腔内的肠石和钙化，但有时也需要 CT 进一步明确。

（3）CT 和 MRI：CT 和 MRI 已成为急腹症常用的诊断方法，可以帮助了解病变的部位、性质、范围以及与周边脏器的关系。如对急性胰腺炎的诊断、了解其坏死范围和胰腺周围侵犯，都具有重要意义，还可动态观察坏死的发展。腹脂线及腰大肌影模糊或消失、腹腔脂肪密度增加、筋膜及腹膜增厚均提示有腹膜炎。对于膈下、盆腔以及肠间等部位的脓肿、积液等液性病变的指引穿刺，CT 的安全性优于超声。

超声和 CT 具有相似的阳性预测值。超声对肝、胆道、肾、输尿管、子宫、附件疾病以及腹腔有无腹水、脓肿有较大诊断价值。超声多普勒检查还有助于对腹主动脉瘤、动静脉瘘、动静脉血栓形成或栓塞以及血管畸形等的诊断。虽然 CT 具有较高的诊断特异性和敏感性，但其缺点（如对比剂引发的肾病、暴露射线的危险）致使超声成为首要的影像学检查。当超声结果为阴性时，可考虑施行 CT；当患者病情极度严重，可直接施行 CT（无需首先施行超声）。

（4）选择性动脉造影：在怀疑腹腔内血管性疾病，如肠系膜、缺血性小肠或结肠炎时可采用。主动脉瘤破裂、脾动脉瘤破裂引起的急腹症也可采用。胆道出血伴发急性腹痛时，这种检查对诊断也很有帮助。对于确定有腹腔内大出血、情况危重的患者，不宜做血管造影来诊断和定位，以免延误病情，应直接手术探查。

4. 特殊检查

（1）内镜检查：是消化道病变常用的诊断和治疗方法。在消化道出血时，它可判断出血的部位和性质。也可以进行注射硬化剂、喷洒止血粉、上血管夹等止血处理。在急性胆管炎时它可以经十二指肠乳头放置经鼻胆管引流管或支架，进行胆管减压，避免急诊手术，是急性胆管炎首选的治疗方法。上腹部疼痛而无全身和腹部感染迹象的患者，在各项常规检查后仍不能明确诊断时，可考虑做逆行性胰胆管造影，以排除胆道和胰腺疾病。

（2）腹腔镜检查：近年来腹腔镜已经应用于疑难急腹症的诊断，特别是不能排除妇科急症时。然而根据现今文献，腹腔镜检查对增加急性腹痛患者诊断的价值尚无定论。由于需要相应的仪器设备，患者需要麻醉和腹腔内充气，使其应用受到一定限制。与影像学检查相比较，诊断性腹腔镜检查具有较高的并发症。只有高度怀疑患者处于紧急状态或者影像学对诊断没有价值时，才可考虑施行诊断性腹腔镜检查。腹腔镜不仅能发现病变，除外某些可疑病变，还可对部分有适应证的疾病如急性胆囊炎、急性阑尾炎、宫外孕破裂等同时进行腹腔镜手术治疗。

二、急腹症的鉴别诊断

急腹症鉴别诊断时首先要求对常见疾病的特点有基本的了解，在肯定和排除的过程中遵循一定的步骤和程序，才能全面考虑，不至于遗漏重要的病史、体征和有意义的辅助检查结果。

首先应排除内科疾病引起的腹痛，其不同点见下表 2-16。

表 2-16　内外科急腹症症状鉴别要点

鉴别要点	内科疾病	外科疾病
腹痛与其他症状的关系	多先有其他症状，如发热、咳嗽、呕吐	先腹痛后出现其他症状
腹痛部位	不固定	固定
按压腹部	喜按，按压疼痛减轻	拒按，按压腹部疼痛加重
体位改变对腹痛的影响	减轻	加重
腹痛程度	随时间延长减轻	一般随时间延长加重

其次排除妇产科疾病引起的腹痛。仔细询问女患者的月经史，有无停经、月经量及白带情况，必要时请妇产科医师协助作妇科检查以确诊。妇产科急腹症的鉴别诊断包括异位妊娠破裂、卵巢黄体破裂、急性附件炎及盆腔炎、卵巢肿瘤等。最后进行外科急腹症之间的鉴别。外科急腹症约有 30 余种，最常见的为急性阑尾炎、急性肠梗阻、急性胆囊炎或胆管炎、溃疡病急性穿孔和急性胰腺炎。这几种病几乎占全部外科急腹症的 80% 以上。外科急腹症的诊断应尽量确定具体疾病，如急性肠梗阻为肠扭转、肠套叠或肠粘连所致。外科急腹症之间的鉴别诊断可按照炎症性疾病、空腔脏器破裂或穿孔性疾病、梗阻或扭转性疾病、脏器破裂出血性疾病、血管性病变等几大类别进行。急腹症的诊断流程见图 2-82。

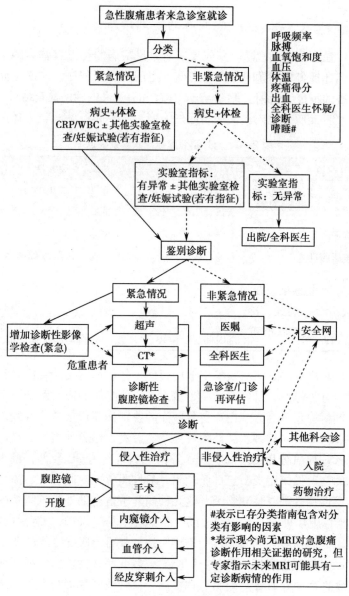

图 2-82 急腹症的诊断流程

三、急腹症的处理原则

在作出诊断同时，应对患者全身情况做一估计，系统地考虑和处理各项问题。如患者是否处于危重情况，有无急诊手术探查的指征，暂时不需要手术者如何观察及是否需要中转手术，手术切口选择、术中和术后处理等。

（一）病情估计

以下情况表明病情较严重。

1. 婴幼儿和老年患者病死率较高　婴幼儿因不能及时发现病情、抵抗力差、不能耐受脱水，病情多较严重，发展变化迅速。65 岁以上老人对急剧的病理生理变化常不能耐受，又常伴有心、肺等疾病，因此病情也多较危重。

2. 患者出现感染中毒性休克　急性弥漫性腹膜炎或胆道系统严重感染，出现高热（体温≥39℃）、脉搏细速（>130 次/min）、烦躁、冷汗等严重感染中毒症状；WBC 计数>20×10^9/L，或症状严重，WBC 计数不升甚至降低者。

3. 患者因呕吐、腹膜炎、肠梗阻等出现脱水、少尿者（<25ml/h）。

4. 有明显电解质或酸碱失衡　血钠<130mmol/L，血钾<3.5mmol/L，CO_2 结合力<18mmol/L 或>30mmol/L，剩余碱绝对值>4mmol/L。

5. 血氧分压<60mmHg（8kPa）　说明患者有发生 ARDS 的倾向。

6. 慢性消耗性疾病和严重营养不良、低蛋白血症的患者发生急腹症者。

7. 急腹症伴有重度失血表现的患者。

8. 妊娠患者因盆腔充血，使腹部特别是下腹部炎症易于扩散，并且由于增大的子宫的影响，不易得到准确的体征，使诊断延误和病情进展。

9. 腹部手术后近期发生的急腹症 绝大多数与手术本身有关，如出血、吻合口漏、肠梗阻等，少数为腹腔内暴发性感染、术后急性胰腺炎、动脉栓塞导致脏器梗死等。病情多严重复杂，患者多较衰弱，对有关腹部症状的叙述也常不明确，导致治疗处理十分棘手。

（二）一般处理

需要急诊手术的患者按常规备皮，禁忌灌肠，无论手术与否均应禁食。不可使用强力镇痛剂，但阿片类药物可降低疼痛程度，而不会影响体检准确性。怀疑消化道穿孔、肠梗阻或准备进行上腹部手术，应放置鼻胃管进行胃肠减压。患者有脱水时应给予补液。抗生素应用是一项重要措施。在确认败血症后第 1 个小时就应该开始给予抗生素治疗。得到细菌培养药敏结果时应及时调整用药。危重患者可能需要监测血流动力学、呼吸功能、血气、肝肾功能等。估计术中可能失血较多或已有失血表现时，应准备输血。对短时间内不能经口进食者应早期给予胃肠道外营养支持。患者有休克表现时，应尽快抢救。但不去除病因进行单纯性抗休克治疗，休克常不能根本好转或有反复。如腹腔内活动性出血、急性梗阻性化脓性胆管炎和绞窄性肠梗阻，必须在抢救休克的同时急诊手术止血、引流胆道、或切除坏死肠段，才能稳定病情。

（三）诊断明确的急腹症处理

1. 需要进行急诊手术的疾病 常见的有急性阑尾炎、急性梗阻性化脓性胆管炎、化脓性或坏疽性胆囊炎、溃疡病急性穿孔伴有弥漫性腹膜炎、绞窄性肠梗阻、肝癌破裂出血等。

2. 暂时采用非手术治疗、密切观察病情发展，以后无需手术治疗或择期手术治疗或中转急诊手术治疗的疾病 如急性单纯性胆囊炎、空腹溃疡病急性穿孔而腹膜炎局限者、单纯性肠梗阻等。急性水肿性胰腺炎不需要手术治疗；急性坏死性胰腺炎可暂时不手术，但经严格的非手术治疗包括腹腔灌洗等，病情继续恶化，并出现感染者，应及时手术。急性单纯性阑尾炎病情较轻、患者又不愿意手术时，可行保守治疗。消化性溃疡穿孔病程长（>1周），且腹膜炎局限者，可考虑超声或CT引导下穿刺引流。这些患者在积极进行内科治疗的同时，应密切观察全身情况和腹部体征的变化，必要时行手术治疗。

（四）诊断不明确的急腹症处理

1. 患者有弥漫性腹膜炎或麻痹性肠梗阻表现、伴严重感染中毒症状、血压不稳定，或者有腹腔内活动性出血表现，应在妥善准备下进行手术探查。

2. 患者腹膜炎症状较轻，一般情况较好，可行密切观察，给予输液、抗炎、胃肠减压等处理，同时完善必要的辅助检查。应避免给予强力镇痛剂、泻剂或灌肠，以免掩盖病情或促进病变进展。一般观察24小时，如病情未见好转或反而恶化、腹膜炎加重者，应考虑手术探查。

（五）手术切口的选择

诊断明确者选用常规手术切口；诊断不明确的探查手术，除非肯定病变在左侧，如左腹部触到包块或压痛十分明显，一般建议采用正中切口，这样不但可以兼顾左、右侧腹腔，且便于根据情况向上或向下延长切口。急性阑尾炎诊断不完全肯定时，最好不采用麦氏切口，宜采用右下腹直切口，以免处理阑尾以外病变发生困难。

（六）手术方式的选择

原则上是进行较为彻底的手术，一次为患者解决问题。但患者一般情况较差、麻醉后血压不稳、或腹腔内感染严重、或恶性肿瘤切除困难，则不宜做复杂的手术，如溃疡病穿孔只作简单缝合、化脓性胆管炎只作切开引流、肠坏死只作外置造瘘、阑尾周围脓肿只行单纯引流等。腹腔镜手术已经较为广泛地应用到腹腔探查和急腹症手术，如阑尾切除术、胆囊切除术、肠切除术等。腹腔镜较开腹手术具有手术创伤小、恢复快等优势。

（七）腹腔的处理

腹腔内炎性渗液或脓液一定要吸引干净，如感染已经扩散到全腹，可用温生理盐水反复冲洗后再吸净；如为局限性腹膜炎，则不宜广泛冲洗，以免感染扩散。手术区有渗血或渗液，胃肠道、胆道切开或吻合口处可能发生瘘时，应放置引流。腹腔内一般不局部使用抗生素，感染严重时可用稀释 10~20 倍的碘伏冲洗。年老体弱、营养不良、高度肥胖等容易发生切口裂开的患者，可加用减张缝合。

（八）术后处理

术后应注意观察患者生命体征、尿量、胃肠减压引流物的量和性状、各引流管引流物的量和性状、患者全身情况和腹部体征的变化等，以预防、及时发现和妥善处理各种术后并发症。一般来说，腹腔内感染、空腔脏器的各种瘘、老年患者的肺部感染等，都是应该注意的问题。

（孟文建）

第三十节 淋巴结穿刺术及活组织检查术

淋巴结分布于全身，其变化与许多疾病的发生、发展、密切相关。各种类型的感染、淋巴造血系统肿瘤、转移癌等多种原因均可使淋巴结肿大。淋巴结穿刺术（lymph node puncture）可以采集淋巴结抽取液，制备涂片进行细胞学或病原生物学检查，以协助临床诊断。

（一）淋巴结穿刺术

【适应证】

1. 用于浅淋巴结肿大的病因诊断与鉴别诊断 急慢性感染、淋巴结结核、恶性淋巴瘤、肿瘤转移至淋巴结、白血病、恶性组织细胞病、结节病等。

2. 肿大淋巴结抽脓及治疗。

【术前准备】

1. 准备穿刺所需物品器械。

2. 对严重感染，全身情况衰弱者，应注意改善全身情况，提高身体抵抗力，糖尿病患者需控制血糖，必要时预防性使用抗生素。

3. 完善术前凝血常规、血常规检查，确认凝血功能正常。

4. 沟通以取得患者合作并签署手术知情同意书。

【物品准备】

碘酒、酒精或聚维酮碘、5ml 空针、10ml 或 20ml 空针、注射用生理盐水、无菌手套、纱布、胶布、玻片。

【操作步骤】

1. 选择穿刺部位 选择适于穿刺、并且明显肿大的可疑性较大的淋巴结作为穿刺目标。

2. 消毒 常规消毒（穿刺部位周围 30cm，由内向外），操作者左手示指和拇指消毒。

3. 穿刺 操作者左手示指和拇指固定肿大淋巴结，右手持一次性注射器（10ml 或 20ml），自淋巴结顶部将针垂直刺入淋巴结中心，用左手固定注射器，右手将针栓抽成负压，如无内容物吸出，可改变针头在淋巴结内的方向，抽出内容物即可。此时左手用纱布按压针眼，在保持针管负压状态下将注射器连同针头迅速拔出，局部覆盖无菌纱布，胶布固定。

4. 涂片 将注射器内的抽吸物推于玻片上，均匀涂片、染色，进行细菌和细胞学检查，如吸出液量少，则可将针头内液体推出，制成涂片。

5. 包扎固定　穿刺完毕，穿刺部位敷以无菌纱布，并用胶布固定。

【注意事项】

1. 选择可疑性较大的淋巴结进行穿刺。治疗性穿刺应选择波动明显的淋巴结，要选择易于固定、不宜过小和远离大血管的淋巴结。

2. 穿刺时，若未能获得抽取液，可将穿刺针由原穿刺点刺入，并在不同方向连续穿刺，抽取数次，直到获得抽取液为止（但注意不能发生出血）。也可选择其他肿大淋巴结穿刺。

3. 穿刺针不可刺入太深，以免伤及深部组织，做锁骨上淋巴结穿刺时，注意勿伤及肺尖。

4. 淋巴结穿刺结果阳性有诊断价值；阴性不能排除疾病诊断。

5. 制备涂片前要注意抽取液的外观和性状。炎性抽取液为淡黄色，结核性病变的抽取液为黄绿色或污灰色黏稠样液体，可见干酪样物质。

6. 最好于餐前穿刺，以免抽取液中脂质过多，影响检查结果。

（二）淋巴结活检术

【适应证】

1. 性质不明的淋巴结肿大，经抗感染和抗结核治疗效果不明显，或可疑的淋巴结转移癌，需做病理组织学检查以明确诊断者。

2. 孤立的淋巴结结核，病情稳定，无其他活动性结核病灶，长期抗结核治疗无效，与周围无粘连，无急性感染与破溃者。

【术前准备】

1. 准备操作所需物品器械。

2. 对严重感染、全身情况衰弱者，应注意改善全身情况，提高身体抵抗力，糖尿病患者需控制血糖，必要时预防性使用抗生素。

3. 完善术前凝血常规、血常规检查，确认凝血功能正常。

4. 沟通以取得患者合作并签署手术知情同意书。

【物品准备】

1. 治疗车　车上载有以下物品：切开缝合包（含治疗盘、治疗碗、无菌巾、洞巾、布巾钳、刀片、刀柄、小血管钳、组织钳、有齿镊、组织剪、3-0 号线、4-0 号线、中圆针、三角针、持针器、纱布、弯盘）；消毒用品：碘酒、酒精或聚维酮碘；局麻药：2%利多卡因 10ml 或 1%普鲁卡因 10ml。

2. 其他物品　口罩、帽子、5ml 或 10ml 注射器 1 个、无菌标本瓶 1 个、无菌手套 2 副、胶布、90%乙醇或 5%甲醛溶液、生理盐水、抢救车。

【操作步骤】

1. 体位　对于颈部淋巴结活检，患者应采取平卧体位，术侧肩部稍垫高，头转向对侧。对于腋窝淋巴结活检，患者可采取健侧卧位或半卧位，嘱患者将患侧前臂上举抱于枕部。腹股沟区域淋巴结活检可直接取仰卧位。

2. 操作者戴口罩和帽子，清洗双手，常规消毒局部皮肤（消毒皮肤区域直径应在 30cm 以上），戴无菌手套，铺置无菌洞巾。用局麻药在选定部位进行局部浸润麻醉。

3. 对于颈部淋巴结活检，于肿大淋巴结表面的皮肤作 3～5cm（根据淋巴结的大小）切口；取前斜角肌脂肪垫淋巴结时，于距锁骨上缘约 2cm，以胸锁乳突肌后缘为中点，作长约 5cm 的平行切口，切开颈阔肌并稍进行分离，向内牵拉胸锁乳突肌，使前斜角肌脂肪垫得以充分暴露。以手指触摸淋巴结，触及后摘取淋巴结，对未触及淋巴结者则切取脂肪垫。对于腋窝淋巴结及腹股沟区活检，应避开大血管和神经，作皮肤切口后，触摸淋巴结，进行摘取。

4. 活检完毕，仔细止血后，缝合切口皮肤，局部消毒，覆盖无菌纱布，以胶布固定。将所取得的标本及时送检。

5. 活检过程中，并应避免损伤大血管和神经，如前斜角肌脂肪垫活检过程中，有时可见肩胛舌骨肌斜越手术野，其内侧可有颈静脉，下侧可有颈横动脉，应避免将其切断；切取脂肪垫时应注意结扎止血，并观察其下有无颈深部淋巴结肿大。

【注意事项】

1. 颈部淋巴结周围多为神经、血管等重要组织，术中应做细致的钝性分离，以免损伤。

2. 锁骨上淋巴结切除时，应注意勿损伤臂丛神经和锁骨下静脉；还要避免损伤胸导管或右淋巴导管，以免形成乳糜漏。

3. 淋巴结结核常有多个淋巴结累及或融合成团，周围多有粘连。若与重要组织粘连，分离困难时，可将粘连部包膜保留，尽量切除腺体。对有窦道形成者，则应梭形切开皮肤，然后将淋巴结及其窦道全部切除。不能切除者，应尽量刮净病灶，开放伤口，换药处理。

4. 淋巴结结核切除术后，应继续用抗结核药物治疗。

5. 病理检查确诊后，应根据病情及时做进一步治疗，如根治性手术等。

（马　钦）

参考文献

1. 王忠诚. 王忠诚神经外科学. 湖北：湖北科学技术出版社，2005

2. 段国升，朱诚. 神经外科手术学. 2 版. 北京：人民军医出版社，2004

3. Alfredo Quiñones-Hinojosa. Schmidek and Sweet：Operative Neurosurgical Techniques：Indications，Methods and Results. 6th ed. Philadelphia：Saunders/Elsevier. 2012

4. 何俐，游潮. 神经系统疾病. 北京：人民卫生出版社，2011

5. Pape HC, Giannoudis P, krettek C. The timing of fracture treatment in polytranma patients—relevance of damage control orthopedic surgery. Am J Surg, 2002, 183（6）：622-629

6. Pape HC, krettek C. Management of fractures in the severely injured—influence of the principle of" damage control orthopaedic surgery". Unfallchirurg, 2003, 106（2）：87-96

7. Ertel W, Oberholzer A, Platz A, et al. Incidence and clinical pattern of the abdominal compartment syndrome after " damage control" laparotomy in 311 patients with severe abdominal and/or pelvic trauma. Crit Care Med, 2000, 28（6）：1747-1753

8. Brundage ST, McGhan R, Jurkovich GT, et al. Timing of femur fracture fixation：effect on outcome in patients with thoracic and head injuries. J Trauma, 2002, 52（2）：299-307

9. Scalea TM, Boswell SA, Scott JD, et al. External fixation as a bridge to intramedullary nailing for patients with multiple injuries and with femur frac-

tures：Damage control orthopedics. J Trauma，2000，48：613-621

10. Boulanger BR，Stephen D，Brenneman FD. Thoracic trauma and early intramedullary nailing of femur fractures：are we doing harm？ J Trauma，1997，43（1）：24-28

11. 冯传汉. 骨科诊查手册. 北京：北京医科大学中国协和医科大学联合出版社，1992

12. 王亦璁. 骨与关节损伤. 3 版. 北京：人民卫生出版社，2007

13. 胥少汀，葛宝丰，徐印坎. 实用骨科学. 4 版. 北京：人民军医出版社，2012

14. 王澍寰. 手外科学. 2 版. 北京：人民卫生出版社，2005

15. Donald Resnick. Diagnosis Of Bone and Joint Disorders. 4th ed. Philadelphia：W B. Saunders，2002

16. William C. Welch，George D. Jacobs，Roger P. Jack-sofl. Operative Spine Surgery. New York：McGraw-Hill Companies，lnc，2001

17. Garfin SR，Rydevik BL，Brown RA. Compressive neuropathy of spinal nerve roots. A mechanical or biological problem？ Spine，1991，16：162-166

18. R. C. C. Russell，Norman S. W，Christopher Jk. B. Bailey and Love's Short Practice of Surgery. 24th ed. London：Arnold，2004

19. Callanan M，Tzannes A，Hayes K，et al. Shoulder instability. Diagnosis management. Aust Fam Physician，2001，30（7）：655-661

20. Fulkerson JP. Diagnosis and treatment of patients with patellofemoral pain. Am J Sports Med JT，2001，30（3）：447-456

21. 陈孝平，陈义发. 外科手术基本操作. 北京：人民卫生出版社，2002

22. 周总光，赵玉沛. 外科学. 北京：高等教育出版社，2009

23. 陈孝平. 外科学. 8 版. 北京：高等教育出版社，2013

24. 郑树森. 外科学. 北京：高等教育出版社，2004

25. 黎介寿，吴孟超，黄志强. 普通外科手术学. 2 版. 北京：人民军医

出版社，2005

26. Gans SL，Pols MA，Stoker J，et al. Guideline for the diagnostic path-way in patients with acute abdominal pain. Dig Surg，2015，32（1）：23-31